明·龔居中 編輯

張志斌 校點

内科百效全書

（校點本）

人民衛生出版社
·北京·

圖書在版編目（CIP）數據

内科百效全書:校點本 /（明）龔居中編輯；張志斌校點. —北京：人民衛生出版社，2023.11
（醫典重光:珍版海外中醫古籍善本叢書）
ISBN 978-7-117-35549-0

Ⅰ. ①内… Ⅱ. ①龔… ②張… Ⅲ. ①中醫内科學－中國－明代 Ⅳ. ①R25

中國國家版本館 CIP 數據核字（2023）第 219165 號

醫典重光——珍版海外中醫古籍善本叢書
内科百效全書（校點本）

Yidian Chongguang——Zhenban Haiwai Zhongyi Guji Shanben Congshu
Neike Baixiao Quanshu（Jiaodian Ben）

編　　輯：明·龔居中
校　　點：張志斌
出版發行：人民衛生出版社（中繼綫 010-59780011）
地　　址：北京市朝陽區潘家園南里 19 號
郵　　編：100021
E - mail：pmph @ pmph.com
購書熱綫：010-59787592　010-59787584　010-65264830
印　　刷：北京雅昌藝術印刷有限公司
經　　銷：新華書店
開　　本：889×1194　1/16　印張：21　插頁：1
字　　數：333 千字
版　　次：2023 年 11 月第 1 版
印　　次：2024 年 3 月第 1 次印刷
標準書號：ISBN 978-7-117-35549-0
定　　價：159.00 元

打擊盜版舉報電話：010-59787491　E-mail：WQ @ pmph.com
質量問題聯系電話：010-59787234　E-mail：zhiliang @ pmph.com
數字融合服務電話：4001118166　E-mail：zengzhi @ pmph.com

珍版海外中醫古籍善本叢書

叢書顧問

王永炎

真柳誠 [日]

文樹德 (Paul Ulrich Unschuld)[德]

叢書總主編

鄭金生

張志斌

校點凡例

一、《内科百效全書》爲明・龔居中編輯，8卷，成書於明崇禎（1628—1644）末期。今以日本國立公文書館内閣文庫所藏明末藜光堂刻本（孤本）爲底本校點此書。

二、本書採用橫排、繁體，現代標點。繁體字以2021年版《古籍印刷通用字規範字形表》爲準（該字表中如無此字，則按原書）。原書豎排時顯示文字位置的"右""左"等字樣一律保持原字，不作改動。原底本中的雙行小字，今統一改爲單行小字。

三、本書原目錄甚簡，惟有各卷篇名。爲便檢索，今新編目錄（含方名）。原書目錄作爲資料保存於序言之後。

四、校點本對原書内容不删節、不改編，盡力保持原書面貌，因此原書可能存在的某些封建迷信内容，以及当今不合時宜的藥物（如瀕臨滅絶的動植物等）及不合適的用量用法，不便删除，請讀者注意甄别，切勿盲目襲用。但每卷後書名卷次重復（如"某某書卷第×終"之類）的文字，則徑删不出注。

五、本書校勘凡底本不誤而校本有誤者，不出注。底本引文雖有化裁，但文理通順，意義無實質性改變者，不改不注。惟引文改變原意時，方酌情修改，或仍其舊，均加校記。

六、凡底本的異體字、古今字、俗寫字，或筆劃有差錯殘缺，或明顯筆誤，均徑改作正體字，一般不出注，或于首見處出注。某些古籍中常見的極易混淆的形似字（如"已、己、巳""太、大"等），一概徑改不注。而在某些人名、書名、方藥名中，間有采用異體字者，則需酌情核定。或存或改，均在該字首次出現時予以注明。

七、原書的通假字，一般不予改動，或于首次出現時加注説明。避諱字一般
不改。古醫籍相關的中醫術語中習慣用法（如藏府、臟腑；元氣、原氣；
俞、腧、輸；傍、旁；蓄、畜；惟、唯；夾、俠、挾；紋、文；辨、辯；症、證；消
渴、痟渴；豆瘡、痘瘡；黏、粘；著、着；燥、躁；班、斑等），均各按原字，不
予統一。

八、凡屬難字、冷僻字、異讀字，以及少量疑難術語，酌情加以注釋。原稿漫
漶不清、脱漏之文字，若能通過考證得以解決，則補加注。若難以考出，
用方框“□”表示，首次出注，後同不另加注。若能揣測爲某字，然依據
不足，則在該字外加方框。

九、凡屬錯誤的醫藥術語名詞均改爲規範正名，可在該名首次出現時加注説
明。別名不改。異寫、俗寫名（如“薑”寫作“姜”）古今皆沿襲使用者，原
則上各依底本，必要時在該名首次出現時加注説明。

十、原書中用“一”作爲分隔符號的，一律改用圈號“○”。

目錄

序

家國之病，在外者易御，而在内者難制。人身亦然。精耗而未明，神弛而未覺，氣壞而不自知其然。迨其卽壞矣，發之形，動之脉，然後從而驚之、詫之，任人而理之。曰"此病時也"，而不知病非此時也，所致之則舊矣。是心理身者，非病之爲患，而所以致之之患，又非外者之亟拒，而内者之預閑。則内科之病源，與其方若效，不可不熟究也。且夫上醫醫未病之先，而先則莫先於内。使内者盡能先弗喪，而外者爲難入矣。雖然，使内者盡能先不喪，亦安所事醫？夫惟弗喪之甚難，而入之則最易也。是以就一家中，任舉一人身，悉身病也；就一國中，任舉一人家，悉家病也。就天地中，任舉一人國，悉國病也。其悉然病者，悉然而内也。曠而觀之天地病也，陰陽寒暑晦明迭運，而亢伏乘焉；五行百穀庶彙雜生，而疵癘伏焉。亦内也。惟虛空中，無内無所病之天地。故天地之心，不能不托命于萃中和、宣化育之聖人。惟天地中無内無所病之。若國、若家、若盡人之身，故盡此世之人，不能不托命於明剛柔，洞表里，知先務，續脉雜根，起弊還生之善士。此予友應圓龔先生《内科百效》之書所爲作也。先生撫人，與陸子靜先生同里，得山川之靈異而生。故於學有窺，善涉世，罔人不可相善，尤篤友誼。爵利艷煽，不入于心。惟讀書，尤耽醫家。始攻儒術未遂，則以此道旋乎物我之間，而盡調燮陰陽，裁成天地之略，併歸此道，于是乎著而爲書。

先生之書，前後數十萬言。布之海内，已户誦家傳之。此書則近以新得成。訖成，委文子序之。文子曰：余夢生在太古之時，其世遂遂，其物油油，其民容容。無甚寒太暑，無富貧貴賤，無凍餓匱乏，無甚勞苦，無物有病。居數十年，樂莫極焉。忽念斯等世界，醫人安所得用？自問之際，欠伸而寤。復自答：斯等世界，又安得有醫？啞然大笑。豈非所謂内無所喪，外無所入者耶？噫！夢耳。使天地得如余夢，則此書可無事，併無事先生。如余夢之爲果夢，而天地必不能如，則必不能無病，乃必不可無醫，乃必不可不先知乎内病之防。而《内科百效》之書必不可不讀。且先生者，必不可不用於斯世也。今國家方有大病，聖明旰宵。先生方抱忠悃，熟民故，學兵法，行將以醫人之心醫國，而寓意於此者。孰謂先生醫隱而已哉！

南州盟弟喻文子頓首拜撰

〔原目錄〕

五卷

喘　　　　　　　　　　　瘿瘤[1]

哮　　　　　　　　　　　結核[2]

嘔吐　　　　　　　　　　驚悸怔忡

噎膈翻胃　　　　　　　　健忘

嘈雜　　　　　　　　　　癇

吞酸　　　　　　　　　　顛狂

吐酸　　　　　　　　　　火證[3]

噯氣　　　　　　　　　　血症

咳逆

六卷

痔漏　　　　　　　　　　頭痛

脫肛　　　　　　　　　　眼目

淋閉　　　　　　　　　　耳聾耳鳴

白濁　　　　　　　　　　鼻病

夜夢遺精　　　　　　　　口舌

眩運

1　瘿瘤：原二字漫漶。據正文補正。
2　核：原作"挾"。據正文改。
3　火證：原二字漫漶。據正文補正。

卷 之 一

金溪　龔居中　應圓父編輯

潭陽　劉孔敦　若樸父參訂

持 脉 節 要

夫診脉之法，先須誠意正心，絶慮忘情，調和自己氣息，俟病人氣息亦定，先將病人男左女右手，以中指定于關部，卻齊下二指按寸尺二部。次手皆然。長人疏[1]下指，矮人密下指。卻以三指初候皮膚之上，次候肌肉之間，又次候肌肉之下，見在何處。如見肌肉間者，不浮不沉，不虚不實，大小左右尺寸相等，應於四時，合於五至，有自然委和之氣，此乃平人之脉。倘一不和則爲病。卻將浮沉遲數、弦緩滑澀[2]、長短促結、代散洪微、虚實等脉，逐一診候明白。何者？蓋脉無單見，若有一二樣兼見者，不可以一二樣斷之。如見浮沉之脉，則表里分矣。卻再尋他脉，俱仿前推之。推之已盡，仍將左上手大小之脉，定其內出外入之病。又以寸關尺盛衰，決其上中下三部之病。如浮，主表；沉，主里。虚，乃元氣不足；實，乃邪氣有餘。數，則爲熱；遲，則爲寒。弦，而氣血不舒；緩，爲氣血不斂。滑爲血滯，澀爲氣滯，長爲邪氣盛，短爲正氣虚。促實，乃熱盛而有滯；結實，乃寒盛而有聚。如病後元氣極虚，不能接續，若見結脉爲可治，若見促脉爲難痊，代者元氣已絶，散者真陽已散。凡察諸脉，必先以虚實爲本，浮沉爲標，餘脉定其寒熱、氣血、疼痛、積聚等證。如寸脉不和，主上部之病；關脉不和，主中部之病；尺脉不和，主下部之病。左脉不和，主左，主血；右脉不和，主上，主氣。男子寸脉虚而不及於尺，主氣不足。寸脉太過於尺，主氣有餘。女子尺脉虚而不及於寸，主血不足。尺脉太過於寸，主血有餘。凡診三部之中，浮沉之間脉不見者，則當委曲求之。若有若無，此爲陰陽伏匿，必以形氣神色相參看之。如形色神氣不懫，有無之脉不脱於中而滯澀[3]，此爲邪氣伏藏。若形氣神色已懫，中脉已離，浮沉微有，此乃天真絶矣。大凡外入之病，外入，謂風寒、暑濕、勞役、飲食、跌蹼[4]也。其脉左大於右，寸盛於尺。惟勞役飲食跌蹼所傷者，雖爲外入，亦屬內傷，故右手氣口大於人迎也。然勞役傷者，兩寸俱虚；飲食傷者，右關微盛；跌撲傷者，氣血皆滯，脉弦澀滑爲異，左脉不和傷其左，右脉不和傷其右。病如內出者，內出者，喜怒憂

1　疏：原作"踈"。同"疏"，據改。後同徑改。
2　澀：原作"濇"。同"澀"，據改。後同徑改。
3　澀：原作"澁"。同"澀"，據改。後同徑改。
4　蹼：通"撲"。後同此者，不另注。

思悲恐驚也。則右脉大於左。先天榮氣病者，其脉弦小而數，尺盛於寸。後天衛氣病者，其脉滑大而數，兩寸微盛，右寸大於左。外入有餘之病，見陽脉則爲易治；內出不足之病，見陰脉則爲可治。反者，則不救矣。如浮沉之間，中有脉者可生，無脉者必死。蓋中者，脾胃之候也，豈惟飲食賴其尅化，有病服藥，亦賴胃氣施布。胃氣卽失，其死決矣。再觀形色神氣病證，有餘不足，合脉察其表里、虛實、寒熱、氣血之病，如此則可以爲診脉規繩矣。

四言脉要

脉乃血脉，氣血之先。血之隧道，氣息應焉。

其象法地，血之府也。心之合也，皮之部也。

資始於腎，資生於胃。陽中之陰，本乎營衛。

營者陰血，衛者陽氣。營行脉中，衛行脉外。

脉不自行，隨氣而至。氣動脉應，陰陽之誼。

氣如橐籥，血如波瀾。血脉氣息，上下循環。

十二經中，皆有動脉。惟手太陽，寸口取決。

此經屬肺，上下吭嗌。脉之大會，息之出入。

一呼一吸，四至爲息，日夜一萬三千五百。

一呼一吸，脉行六寸，日夜八百十丈爲准。

初持脉時，令仰其掌。掌後高骨，是謂關上。

關前爲陽，關後爲陰。陽寸陰尺，先後推尋。

心肝居左，肺脾居右。腎與命門，居兩尺部。

魂魄穀神，皆見寸口。左主司官，右主司府。

左大順男，右大順女。本命扶命，男左女右。

關前一分，人命之主。左爲人迎，右爲氣口。

神門決斷，兩在關後。人無二脉，病死不愈。

男女脉同，惟尺則異。陽弱陰盛，反此病至。

脉有七診，曰浮中沉，上下左上，消息求尋。

又見九候，舉按輕重，三部浮沉，各候五動。

寸候胸上，關候膈下，尺候於臍，下至跟踝。

左脉候左，右脉候右，病隨所在，不病者否。

浮爲心肺，沉爲腎肝，脾胃中州，浮沉之間。

心脉之浮，浮大而散。肺脉之浮，浮澀而短。

肝脉之沉，沉而弦長。腎脉之沉，沉實而濡。

脾胃屬土，脉宜和緩。命爲相火，左寸同斷。

春弦夏洪，秋毛冬石。四季和緩，是謂平脉。

太過實強，病生於外。不及虛微，病生於内。

春得秋脉，死在金日。五臟准此，推之不失。

四時百病，胃氣爲本。脉貴有神，不可不審。

調停自氣，呼吸定息。四至五至，平和之則。

三至爲遲，遲則爲冷。六至爲數，數即熱證。

轉遲轉冷，轉數轉熱。遲數既明，浮沉當別。

浮沉遲數，辨内外因。外因于天，内因於人。

天有陰陽、風雨晦冥。人喜怒憂，思悲恐驚。

外因之浮，則爲表證，沉里遲陰，數則陽盛。

内因之浮，虛風所爲，沉氣遲冷，數熱何疑。

浮數表熱，沉數里熱。浮遲表虛，沉遲冷結。

表里陰陽，風氣冷熱，辨内外因，脉證參別。

脉理浩繁，總[1]括於四。既得提綱，引申觸類。

浮脉法天，輕手可得，泛[2]泛在上，如水漂木。

有力洪大，來盛去悠。無力虛大，遲而且柔。

虛甚則散，渙漫不收。有邊無中，其名曰芤。

浮小爲濡，綿浮水面，濡甚則微，不任尋按。

沉脉法地，近於筋骨，深深在下，沉極爲伏。

有力爲牢，實大弦長，牢甚則實，愊愊而強。

無力爲弱，柔小如綿，弱甚則細，如蛛絲然。

遲脉屬陰，一息三至。小快[3]于遲，緩不及四。

1　總：原作"揔"。同"總"，據改。後同徑改。

2　泛：原作"汜"。同"泛"，據改。後同徑改。

3　快：原作"駃"。同"快"，據改。後同徑改。

二損一敗，病不可治。兩息奪精，脉已無氣。

浮大虛散，或見芤革。浮小濡微，沉小細弱。

遲小爲濇，往來極難，易散一止，止而復還。

結則來緩，止而復來。代則來緩，止不能回。

數脉屬陽，六至一息。七疾八極，九至爲脱。

浮大者洪，沉大牢實。往來流利，是謂之滑。

有力爲緊，彈如轉索。數見寸口，有止爲促。

數見關中，動脉可候。厥厥動搖，狀如小豆。

長則氣治，過於本位，長而端直，弦脉應指。

短則氣病，不能滿部，不見於關，惟尺寸候。

一脉一形，各有主病。數脉相兼，則見諸證。

浮脉主表，表必不足，有力風熱，無力血弱。

浮遲風虛，浮數風熱，浮緊風寒，浮緩風濕。

浮虛傷暑，浮芤失血，浮洪虛大，浮微勞極。

浮濡陰虛，浮散虛劇，浮弦痰飲，浮滑痰熱。

沉脉主里，主寒主積。有力痰食，無力氣鬱。

沉遲虛寒，沉數熱伏。沉緊冷痛，沉緩水畜。

沉牢痼冷，沉實熱極。沉弱陰虛，沉細痹濕。

沉弦飲痛，沉滑宿食。沉伏吐利，陰毒聚積。

遲脉主臟，陽氣伏潛，有力爲痛，無力虛寒。

數脉主腑，主吐主狂，有力爲熱，無力爲瘡。

滑脉主痰，或傷於食，下爲畜血，上爲吐逆。

濇脉少血，或中寒熱，反胃結腸，自汗厥逆。

弦脉主飲，病屬膽肝。弦數多熱，弦遲多寒。

浮弦支飲，沉弦懸痛，陽弦頭痛，陰弦腹痛。

緊脉主寒，又主諸痛。浮緊表寒，沉緊里痛。

長脉氣平，短脉氣病。細則氣少，大則病進。

浮長風癇，沉短宿食，血虛脉虛，氣實脉實。

洪脉爲熱，其陰則虛。細脉爲濕，其血則虛。

緩大者風，緩細者濕，緩濇血少，緩滑內熱。
濡小陰虛，弱小陽竭。陽竭惡寒，陰虛發熱。
陽微惡寒，陰微發熱。男微虛損，女微瀉血。
陽動汗出，陰動發熱。爲痛爲驚，崩中失血。
虛寒相搏，其名爲革，男子失精，女子失血。
陽盛則促，肺癰陽毒。陰盛則結，疝瘕積鬱。
代則氣衰，或泄膿血，傷寒心悸，女胎三月。

脉之主病，有宜不宜，陰陽順逆，凶吉可推。
中風浮緩，急實則忌。浮滑中痰，沉遲中氣。
屍厥沉滑，卒不知人。入臟身冷，入臟身溫。
風傷于衛，浮緩有汗。寒傷于營，浮緊無汗。
暑傷於氣，脉虛身熱。濕傷於血，脉緩細濇。
傷寒熱病，脉喜浮洪，沉微濇小，證反必凶。
汗後脉靜，身涼則安；汗後脉躁，熱甚必難。
陽病見陰，病必危殆。陰病見陽，雖困無害。
上不至關，陰氣已絕。下不至關，陽氣已竭。
代脉止歇，臟絕傾危。散脉無根，形損難醫。
飲食內傷，氣口急滑。勞倦內傷，脾脉太弱。
欲知是氣，下手脉沉。沉極則伏，濇弱久深。
大鬱多沉，滑痰堅食，氣濇血芤，數火細濕。
滑主多痰，弦主留飲。熱則滑數，寒則弦緊。
浮滑兼風，沉滑兼氣。食傷短疾，濕留濡細。
瘧脉自弦，弦數者熱，弦遲者寒，代散者折。
洩瀉下痢，沉小滑弱，實大浮洪，發熱則惡。
嘔吐反胃，浮滑者昌；弦數緊濇，結腸者亡。
霍亂之候，脉代勿訝；厥逆遲微，是則可怕。
咳嗽多浮，聚肺關胃。沉緊小危，浮濡易治。
喘急息肩，浮滑者順，沉濇肢寒，散脉逆證。
病熱有火，洪數可醫，沉微無火，無根者危。

骨蒸發熱，脉數而虛。熱而澀小，必殆其軀。

勞極諸虛，浮耎微弱。土敗雙弦，火炎急數。

諸病失血，脉必見芤，緩小可喜，數大可憂。

瘀血內畜，卻宜牢大，沉小澀微，反成其害。

遺精白濁，微澀而弱，火盛陰虛，芤濡洪數。

三消之脉，浮大者生，細小微澀，形脫可驚。

小便淋閉[1]，鼻頭色黃，澀小無血，數大何妨。

大便燥結，須分氣血，陽數而實，陰遲而澀。

癲乃重陰，狂乃重陽，浮洪吉兆，沉急凶殃。

癇脉宜虛，實急者惡，浮陽沉陰，滑痰數熱。

喉痹之脉，數熱遲寒，纏喉走馬，微伏則難。

諸風眩運，有火有痰，左澀死血，上大虛看。

頭痛多弦，浮風緊寒，熱洪[2]濕細，緩滑厥痰。

氣虛弦耎，血虛微澀。腎厥弦堅，真痛短澀。

心腹之痛，其類有九。細遲從吉，浮大延久。

疝氣弦急，積聚在里，牢急者生，弱急者死。

腰痛之脉，多沉而弦，兼浮者風，兼緊者寒。

弦滑痰飲，濡細腎著，大乃䜈虛，沉實閃朒。

腳氣有四，遲寒數熱，浮滑者風，濡細者濕。

痿病肺虛，脉多微緩，或澀或緊，或細或濡。

風寒濕氣，合而為痹，浮澀而緊，三脉乃備。

五疸實熱，脉必洪數，澀微屬虛，切忌發渴。

脉得諸沉，責其有水。浮氣與風，沉石或里。

沉數為陽，沉遲為陰。浮大出厄，虛小可驚。

脹滿脉弦，土制于木。濕熱數洪，陰寒遲弱。

浮為虛滿，緊則中實。浮大可治，虛小危極。

五臟為積，六腑為聚。實強者生，沉細者死。

1　閉：原作"閦"。此處同"閉"，據改。後同逕改。

2　洪：原作"烘"，不通。據本篇上文"洪脉為熱"之意改。

中惡腹脹，緊細者生。脉若浮大，邪氣已深。
癰疽浮數，惡寒發熱，若有痛處，癰疽所發。
脉數發熱，而痛者陽。不數不熱，不疼陰瘡。
未潰癰疽，不怕洪大。已潰癰疽，洪大可怕。
肺癰已成，寸數而實。肺痿之形，數而無力。
肺癰色白，脉宜短澀，不宜浮大，唾糊嘔血。
腸癰實熱，滑數可知。數而不熱，關脉芤虛。
微澀而緊，未膿當下。緊數膿成，切不可下。

婦人之脉，以血爲本。血旺易胎，氣旺難孕。
少陰動甚，謂之有子。尺脉滑利，妊娠可喜。
滑疾不散，胎必三月。但疾不散，五月可別。
左疾爲男，右疾爲女，女腹如箕，男腹如斧。
欲產之脉，六至離經，水下乃產，未下勿驚。
新產之脉，緩滑爲吉，實大弦牢，有證則逆。

小兒之脉，七至爲平，更察色證，與虎口文。
奇經八脉，其診又別。直上直小，浮則爲督。
牢則爲衝，緊則任脉。寸左右彈，陽蹻可決。
尺左右彈，陰蹻可別。關左右彈，帶脉當決。
尺外斜上，至寸陰維。尺內斜上，至寸陽維。
督脉爲病，脊強癲癇。任脉爲病，七疝瘕堅。
衝脉爲病，逆氣里急。帶主帶下，臍痛精失。
陽維寒熱，目眩僵僕。陰維心痛，胸脅刺築。
陽蹻爲病，陽緩陰急。陰蹻爲病，陰緩陽急。
癲癇瘈瘲，寒熱恍惚。八脉脉證，各有所屬。
平人無脉，移於外絡，兄位弟乘，陽溪列缺。

病脉既明，吉凶當別。經脉之外，又有真脉。
肝絕之脉，循刀責責。心絕之脉，轉豆躁疾。

脾則雀啄，如屋之漏，如水之流，如杯之覆。

肺絕如毛，無根蕭索，麻子動搖，浮波之合。

腎脉將絕，至如雀啄，來如彈石，去如解索。

命脉將絕，蝦遊魚翔，至如涌泉，絕在膀胱。

真脉既形，胃已無氣。參察色證，斷之以臆。

本草五味

酸爲木化氣本溫，能收能澀味肝經。

若因火化氣終熱，能燥能堅心藏丁。

甘始土生氣化濕，能開緩滲泛脾行。

辛自金生氣帶燥，能散潤濡通肺竅。

鹹從水化氣生寒，下走耎堅足腎導。

淡之其爲五行本，運用須知造化要。

藥　性　纂　要

人參味甘，大補元氣，止渴生津，調榮養衛。肺中實熱，并陰虛火動，勞嗽吐血勿用。肺虛氣短，少氣虛喘，煩熱，去蘆用之。反蒢藜[1]。

黃芪性溫，收汗固表，托瘡生肌，氣虛莫少。得防風其功愈大。用綿軟箭幹者，蜜水浸，炒用之。

白术甘溫，健脾強胃，止瀉除濕，兼驅[2]痰痞。去蘆、油。

茯苓味淡，滲濕利竅。白化痰涎，赤通水道。去皮。

甘草甘溫，調和諸藥。炙則溫中，生則瀉火。解百藥毒。反甘遂、海藻、大戟、芫花。梢去尿管澀痛；節消癰疽、焮腫[3]；子除胸熱；身生炙隨用。

當歸性溫，生血補心，扶虛益損，逐瘀生新。頭止血上行，身養血中守，尾破血

---

1 蒢藜：當爲“藜蘆”之誤。據《證類本草》卷二《序例下·草藥上部》云：“人參：茯苓爲使，惡溲疏，反藜蘆。”

2 驅：原作“歐”。本書多處將“驅”誤作“歐”或“毆”，據文義改。後同徑改。

3 腫：原作“瘴”。瘴，與“腫”同音，本義爲足腫。古醫籍常用作“腫”字異寫，因改。後同徑改。

下流，全活血不走。酒浸洗淨。體肥痰盛，薑汁漬，曬乾用。

川芎味溫，能止頭痛，養新生血，開鬱上行。不宜單服，久服令人暴亡。

白芍酸寒，能收能補。瀉痢腹疼，虛寒勿與。下痢用炒，後重用生。

赤芍酸寒，能瀉能散。破血通經，產後勿犯。

生地微寒，能清濕熱。骨蒸煩勞，兼消瘀血。勿犯鐵器，忌三白，薑汁浸炒，不泥膈痰。

熟地微溫，滋腎補血，益髓填精，烏髭黑髮。酒浸蒸用，勿犯鐵器，忌三白。

麥門甘寒，解渴袪煩，補心清肺，虛熱自安。溫水漬，去心，不令人心煩。

天門甘寒，肺痿肺癰，消痰止嗽，喘熱有功。溫水漬，去心、皮。

黃連味苦，瀉心除痞，清熱明眸，厚腸止痢。去鬚生用，瀉心清熱。酒炒厚腸胃，薑制止嘔吐。

黃芩苦寒，枯瀉肝火，子清大腸，濕熱皆可。去皮、屑。枯飄者治上焦，條實者治下焦。

黃柏苦寒，降火滋陰，骨蒸濕熱，下血堪任。去粗皮，切片。蜜炒、酒炒、人乳炒、童便炒，或生用，隨病用之。

梔子性寒，解鬱除煩，吐衄胃痛，火降小便。清上焦鬱熱。用慢火炒黑，清三焦實火；生用，能清曲屈之火。

連翹寒苦，能消癰毒。氣聚血凝，濕熱堪逐。去心。

石膏大寒，能瀉胃火，發渴頭疼，解肌立妥。

知母味苦，熱渴能除，骨蒸有汗，痰咳皆舒。去皮毛，忌鐵器。生用瀉胃火，酒炒瀉腎火。

貝母微寒，止嗽化痰。肺癰肺痿，開鬱除煩。去心。

大黃苦寒，破血消瘀，快膈通腸，破除積聚。酒炒，上達巔頂；酒洗，中至胃脘[1]；生用下行。

芒硝苦寒，實熱積聚，蠲痰潤燥，疏通便閉。即朴硝用水煎煉，傾入盆內，結成芒硝也。

柴胡味苦，能瀉肝火，寒熱往來，瘧疾均可。去蘆。

---

1 脘：原作“腕”。此乃“脘”字之音訛。胃脘，爲常用中醫解剖名詞，不作“胃腕”，因改。後同徑改。

前胡微寒，寧嗽消痰，寒熱頭疼，痞悶能安。去蘆、毛，軟者佳。

升麻性寒，清胃解毒，升提下陷，牙疼可逐。

桔梗味苦，療咽痛腫，載藥上升，開胸利壅。去蘆。

紫蘇味辛，風寒發表，梗下諸氣，消除脹滿。

麻黃味辛，解表出汗，身熱頭疼，風寒發散。止汗用根。

葛根味甘，傷寒發表，溫瘧往來，止渴解酒。

薄荷味辛，最清頭目，祛風化痰，骨蒸宜服。

防風甘溫，能除頭暈，骨節痹痛，諸風口噤。去蘆。

荊芥味辛，能清頭目，表汗祛風，治瘡消瘀。

滑石沉寒，滑能利竅，解渴除煩，濕熱可療。白色者佳，雜色者有毒。

細辛辛溫，少陰頭痛，利竅通關，風濕 皆[1] 用。去上葉。

羌活微溫，祛風除濕，身痛頭疼，舒筋 治[2] 骨。

獨活甘苦，頸項難舒，兩足濕痹，諸風能除。

白芷辛溫，陽明頭痛，風熱瘙癢，排膿通用。

藁本氣溫，除痛巔頂，寒濕可除，風邪可屏。

香附味甘，快氣開鬱，止痛調經，更消宿食。忌鐵器，樁去毛。

烏藥辛溫，心腹脹痛，小便滑數，順氣通用。

枳實味苦，消食除痞，破積化痰，衝牆倒壁。水漬軟，切片，麵炒。

枳殼微溫，快氣寬腸，胸中氣結，脹滿堪嘗。水漬軟，去穰，麩炒。氣血弱者勿與枳殼，損氣也。

白蔲辛溫，能卻瘴[3]翳，益氣調元，止嘔翻胃。

陳皮甘溫，順氣寬膈。留白和脾，消痰去白。用溫水略洗淨，不可用水久泡，則滋味盡去。

蒼朮甘溫，健脾燥濕，發汗寬中，更祛瘴疫。米泔水浸二宿，搓去黑皮，切片。

青皮苦寒，能攻氣滯，消堅平肝，安脾下食。少用熱水浸透，去穰曬乾。

厚朴苦溫，消脹除滿，痰氣瀉痢，其功不緩。去粗皮，薑汁浸炒，亦有生用者。

---

1 皆：原字闕損。據《證類本草》卷六"細辛"引《神農本草經》主"風濕痹痛"意，補出此字。

2 治：原字闕損。據《證類本草》卷六"獨活"引《日華子本草》羌活治"筋骨拳攣"及"骨節酸疼"意，兼參殘餘筆畫，補出此字。

3 瘴：當爲"障"字音訛。

南星性熱，能治風痰，破傷跌打，風疾皆安。生薑湯泡透，切片，薑汁浸炒。用一兩研末，臘月黑牡牛膽，將末入攪勻，背風處陰乾，名牛膽[1]南星。

半夏味辛，健脾燥濕，痰癖頭疼，嗽吐堪入。生薑湯泡透，切片，再用薑汁浸炒用。如治風痰，用牙皂白礬、生薑煎湯泡透，炒乾用。

藿香辛溫，能止嘔吐，發散風寒，霍亂爲主。

檳榔辛溫，破氣殺蟲，逐水去痰，專除後重。

腹皮微溫，能下膈氣，安胃健脾，浮腫消去。此有鴆糞毒，用黑豆汁洗淨，曬乾。

香薷味辛，傷暑便澀，霍亂水腫，除煩解熱。

扁豆微涼，轉筋吐瀉，下氣和中，酒毒能化。

豬苓味淡，利水通淋，消腫除濕，多服損腎。去砂石。

澤瀉苦寒，消腫止渴，除濕通淋，陰汗自遏。

木通性寒，小腸熱閉，利竅通經，最能導滯。去皮。

車前氣寒，溺澀眼赤，小便能通，大便能實。

地骨皮寒，解肌退熱，有汗骨蒸，強陰涼血。

木瓜味酸，濕腫脚氣，霍亂轉筋，足膝無力。

威靈苦溫，腰膝冷痛，積痰疝癖，風濕通用。

牡丹苦寒，破血通經，血分有熱，無汗骨蒸。

玄參苦寒，清無根火，滑腫骨蒸，補腎亦可。肉堅黑者佳。

沙參味苦，消腫排膿，補肝益肺，退熱除風。

丹參味苦，破積調經，生新去惡，袪除帶崩。

苦參味苦，癰腫瘡疥，下血腸風，眉脫赤癩。

龍膽苦寒，療眼赤疼，下焦濕腫，肝經熱煩。

五加皮寒，袪痛風痺，健步堅筋，益精止瀝。

防己氣寒，風濕脚痛，熱積膀胱，消癰散腫。去皮，酒浸洗。

地榆沉寒，血熱堪用，血痢帶崩，金瘡止痛。胃弱者少用。

茯神補心，善鎮驚悸，恍惚健忘，除怒恚心。去皮、木。

遠志氣溫，能驅驚悸，安神鎮心，令人多記。用甘草湯漬一宿，透，去骨，曬乾用。

1　膽：原作"胋"。同"膽"，據改。後同徑改。

酸棗味酸，斂汗袪煩，多眠用生，不眠用炒。去殼。

菖蒲性溫，開心通竅，去痹除風，出聲至妙。

柏子味甘，補心益氣，斂汗扶陽，更除驚悸。

益智辛溫，安神益氣，遺溺遺精，嘔逆皆治。去殼。

甘松味香，善除惡氣，浴體香肌，心腹痛已。

小茴性溫，能除疝氣，腹痛腰疼，調中暖胃。鹽湯浸炒。

大茴味辛，疝氣脚氣，腫痛膀胱，止嘔開胃。

乾薑味辛，表解風寒，炮苦逐冷，虛熱尤堪。

附子辛熱，性走不守，四肢厥逆，回陽功有。厥冷回陽用生，引諸藥行經用麵裹火煨，去皮、臍，切四片，用童便浸透，燒乾。

川烏大熱，搜風入骨，濕痹寒疼，破積之物。

木香微溫，散滯和胃，諸氣能調，行肝瀉肺。

沉香降氣，暖胃追邪，通天徹地，衛氣堪誇。

丁香辛熱，能除寒嘔，心腹疼痛，溫胃可曉。氣血勝者勿與丁香，以其益氣也。

砂仁性溫，養胃進食，止痛安胎，通經破滯。

蓮肉味甘，健脾理胃，止瀉澀精，清心養氣。

肉桂辛熱，善通血脉，腹痛虛寒，溫補可得。

桂枝小梗，橫行手臂，止汗舒筋，治手足痹。

吳茱辛熱，能調疝氣，臍腹寒疼，酸水通治。去梗砂[1]。

延胡氣溫，心腹卒痛，通經活血，跌蹼血崩。

薏苡味甘，專除濕痹，筋節拘攣，肺癰肺痿。去殼淨。

肉蔻辛溫，脾胃虛冷，瀉利不休，功可立等。麵裹煨熟，切碎；紙包，搥去油。

草蔻辛溫，治寒犯胃，作痛嘔吐，不食能治。

訶子味苦，澀腸止痢，痰嗽喘急，降火斂肺。

草果味辛，消食除脹，截瘧逐痰，解溫辟瘴。

常山苦寒，截瘧損痰，解傷寒熱，水脹能寬。酒浸，切片。

良薑性熱，下氣溫中，轉筋霍亂，酒食能攻。

山查味甘，磨消肉食，療疝催瘡，消膨健胃。炒，用溫水潤透，去子取肉。

1　砂：當爲“炒”字之形訛。

神麴味甘，開胃消食，破結逐痰，調中下氣。炒。

麥芽甘溫，能消宿食，心腹膨脹，行血散滯。用大麥生芽，炒用。

蘇子味辛，驅痰降氣，止咳定喘，更潤心肺。炒。

白芥子辛，專化脅痰，瘧蒸痞塊，服之能安。炒。

甘遂苦寒，破癥消痰，面浮蠱脹，利水能安。反甘草。

大戟甘苦，消水利便，腫脹癥堅，其功瞑眩。反甘草、海藻。

芫花寒苦，能消脹蠱，利水瀉濕，止咳痰吐。反甘草。

商陸辛甘，赤白各異，赤者消腫，白利水氣。

海藻鹹寒，消癭散癧，除脹破癥，利水通閉。反甘草。

牽牛苦寒，利水消腫，蠱脹痃癖，散滯除壅。妊娠忌服。黑者屬水，力速。白者屬金，效遲。研爛，取頭末用。

葶藶苦辛，利水消腫，痰咳癥瘕，治喘肺癰。

瞿麥辛寒，專除淋病，且能墮胎，通經立應。

三棱味苦，利血消癖，氣滯作疼，虛者當忌。醋浸透，炒。

莪术溫苦，善破痃癖，止痛消瘀，通經最宜。醋浸炒。

五靈味甘，血痢腹疼，止血用炒，行血用生。

乾漆辛溫，通經破瘕，追積殺蟲，效如奔馬。炒。

蒲黃味甘，逐瘀止崩，補用須炒，破血宜生。

蘇木甘鹹，能行積血，產後月經，兼醫撲跌。

桃仁甘寒，能潤大腸，通經破瘀，血瘕堪嘗。水泡，去皮、尖。

紅花辛溫，最消瘀熱，多則通經，少則養血。

薑黃味辛，消癰破血，心腹瘀痛，下氣最捷。大者爲薑黃。

鬱金味苦，破血生肌，血淋溺血，鬱結能舒。小者爲鬱金

金銀花甘，療癰無對。未成則散，已成則潰。

漏蘆性寒，袪惡瘡毒，補血排膿，生肌長肉。

蒺藜味苦，療瘡瘙癢，白癜頭瘡，翳除目朗。

白及味苦，攻專收斂，腫毒瘡瘍，外科最善。

蛇床辛苦，下氣溫中，惡瘡疥癩，逐瘀袪風。

天麻辛味，能驅頭眩，小兒驚癇，拘攣癱瘓。

白附辛溫，治面百病，血痹風瘡，中風諸證。

全蝎味辛，卻風痰毒，口眼喎斜，風癇發搐。

蟬蛻甘平，消風定驚，殺疳除熱，退翳侵明。

僵蠶味鹹，諸風驚癇，濕痰喉痹，瘡毒瘢痕。

木鱉甘溫，能追瘡毒，乳癰腰疼，消腫最速。　去殼。

蜂房鹹苦，驚癇瘛瘲，牙疼腫毒，瘰癧腸癰。

花蛇溫毒，癱瘓喎斜，大風疥癩，諸毒彌佳。

槐花味苦，痔漏腸風，大腸熱痢，更殺蚘[1]蟲。

鼠粘子辛，能消瘡毒，癮疹風熱，咽疼可逐。　一名牛蒡子，一名大力子。

茵陳味苦，退疸除黃，瀉濕利水，清熱爲涼。

蔓荆味苦，頭痛能醫，拘攣濕痹，淚眼堪除。

兜鈴苦寒，能熏痔漏，定喘消痰，肺熱久嗽。

百合味甘，安心定膽，止嗽消浮，癰疽可啖。

秦艽微寒，除濕榮筋，肢節風痛，下血骨蒸。

紫菀苦辛，痰喘咳逆，肺癰吐膿，寒熱并濟。　酒洗。

款花甘溫，理肺消痰，肺癰喘咳，補勞除煩。

金沸草寒，消痰止嗽，明目祛風，逐水尤妙。

桑皮甘辛，止嗽定喘，瀉肺火邪，其功不淺。

杏仁溫苦，風痰喘嗽，大腸氣閉，便難切要。　水泡，去皮、尖、雙仁，有毒勿用。

烏梅酸溫，收斂肺氣，止渴生津，能安瀉痢。

天花粉寒，止渴祛煩，排膿消毒，善除熱痰。　即栝蔞根。

密蒙花甘，主能明目，虛翳青盲，服之效速。

菊花味甘，除熱祛風，頭眩目赤，收淚有功。　家園內黃菊小花甘甜者佳。酒浸，曬乾用。

木賊味甘，益肝退翳，能止月經，更消積聚。

決明子甘，能除肝熱，目疼收淚，仍止鼻血。

羚羊角寒，明目清肝，卻熱解毒，補智能安。

龜甲味甘，滋陰補腎，逐瘀續筋，更醫顱顖。

鱉甲酸平，勞嗽骨蒸，散瘀消腫，去痞除崩。

1　蚘：原作"虵"。同"蚘"，據改。後同徑改。

海螵蛸鹹，破血除癥，通經水腫，目翳心疼。

犀角酸寒，化毒辟邪，解熱止血，消腫毒蛇。

火麻味甘，下乳催生，潤腸通結，小水能行。

山豆根苦，療咽腫痛，敷蛇蟲傷，可救急用。一名金鎖匙，用根，口嚼汁吞，止咽喉腫痛。

益母草甘，女科爲主，產後胎前，生新去瘀。忌犯鐵器。

紫草苦寒，能通九竅，利水消膨，痘疹最要。

地膚子寒，去膀胱熱，皮膚瘙癢，除熱甚捷。

楝[1]根性寒，能追諸蟲，疼痛一止，積聚立通。

樗根味苦，瀉痢帶崩，腸風痔漏，燥濕澀精。

澤蘭甘苦，癰腫能消，打撲傷損，肢體虛浮。

瓜蒂苦寒，善能吐痰，消身浮腫，并治黃疸。

巴豆熱辛，除胃寒積，破癥消痰，大能通利。去皮、心、膜，或生或熟，聽用。

牙皂味辛，通利關竅，敷腫痛消，吐風痰妙。

班猫有毒，破血通經，諸瘡瘰癧，水道能行。

胡黃連苦，治勞骨蒸，小兒疳痢，盜汗虛驚。

史君甘溫，消疳清濁，瀉痢諸蟲，總能除卻。去殼取肉。

赤石脂溫，保固腸胃，潰瘍生肌，澀止瀉痢。

青黛酸寒，能平肝木，驚癇疳痢，兼除熱毒。

阿膠甘溫，止咳膿血，吐衄胎崩，虛羸可啜。粉炒成珠。

白礬味酸，善解諸毒，治證多能，難以盡述。

五倍苦酸，療齒疳䘌，痔癬瘡膿，兼除風熱。

玄明味辛，能蠲宿垢，化積活痰，諸熱可療。用朴硝一斤、蘿蔔一斤同煮，蘿蔔熟爲度；綿紙濾過，瓷[2]盆內露一宿，收之。宜冬月制。

通草丸甘，善治膀胱，消癰散腫，能通乳房。

枸杞甘溫，添精固髓，明目祛風，陰與陽起。酒洗。

黃精味甘，能安臟腑，五勞七傷，此藥大補。洗淨，九蒸九曬用之。鉤吻略同，切勿悮用。

---

1 楝：原作“練”。雖通“楝”，此爲藥名，改用正字。後同徑改。
2 瓷：原作“磁”。此處同“瓷”，據改。後同徑改。

何首烏甘，添精種子，黑髮悅顏，長生不死。忌犯鐵器。九蒸九曬用之。

五味酸溫，生津止渴，久嗽虛勞，金木枯竭。此酸味斂束，不宜多。多用閉其邪，恐致虛熱。

山茱性溫，澀精益髓，腎虛耳鳴，腰膝痛止。名石棗，酒浸蒸熟，取肉去核。而核反能泄精。

石斛味甘，卻精定志，壯骨補虛，善驅冷閉。去根，酒洗。

破故紙溫，腰膝酸痛，興陽固精，鹽酒炒用。卽補骨脂。

薯蕷甘溫，理脾止瀉，益腎補中，諸虛何怕。卽乾山藥。

蓯蓉味甘，峻補精血。若驟服之，反動便滑。忌犯鐵器。洗去淨甲。

菟絲甘平，夢遺滑精，腰疼膝冷，添髓強筋。水淘淨用，同入砂罐內煮爛，搗成餌，曬，入藥用。

牛膝味苦，除濕痺痿，腰膝酸疼，益陰補髓。去蘆，酒洗用。

杜仲辛溫，強筋壯骨，足痛腰疼，小便淋瀝。去皮，酒和薑汁炒，去絲。

巴戟辛甘，大補虛損，精滑夢遺，強筋固本。酒浸，搥去骨，曬乾用。

龍骨味甘，夢遺精泄，崩帶腸癰，驚癇風熱。

虎骨味辛，專治腳膝，定痛追風，能壯筋骨。

胡巴溫暖，補腎臟虛，膀胱諸疝，脹痛皆除。

鹿茸甘溫，益氣滋陰，泄精溺血，崩帶堪任。

牡蠣微寒，澀精止汗，崩帶脅疼，老痰祛散。左顧者佳。

楝子味苦，膀胱疝氣，中濕傷寒，利水之劑。

萆薢甘苦，風寒濕痺，腰背冷疼，添精益氣。

寄生甘苦，腰痛頑麻，續筋壯骨，風濕尤佳。

續斷味辛，接骨續筋，跌撲折損，且固遺精。

麝香辛暖，善通關竅，伐鬼安驚，解毒甚妙。

乳香辛苦，療諸惡瘡，生肌止痛，心腹尤良。

沒藥溫平，治瘡止痛，跌打損傷，破血通用。

阿魏性溫，除癥破結，卻鬼殺蟲，傳屍可滅。

水銀性寒，治疥殺蟲，斷絕胎孕，催生立通。

靈砂性溫，能通血脈，殺鬼辟邪，安魂定魄。

砒霜有毒，風痰可吐，截瘧除哮，能消沉痼。

雄黃甘辛，辟邪解毒，更治蛇虺，喉風瘜肉。

珍珠氣寒，鎮驚除癇，開聾磨翳，止渴墜痰。

牛黃味苦，大治瘋痰，安魂定魄，驚癇靈丹。

琥珀味甘，安魂定魄，破瘀消癥，利水利塞。

血竭味鹹，跌撲傷損，惡毒瘡癰，破血有準。

硫黃性熟，掃除疥瘡，壯陽逐冷，寒邪敢當。

龍腦味辛，目痛喉痹，狂燥妄語，真爲良劑。

蘆薈氣寒，殺蟲消瘡，癲癇驚搐，服之立安。

硇砂有毒，潰癰爛肉，除翳生肌，破癥消毒。

硼砂味辛，療喉腫痛，膈上熱痰，噙化立中。

朱砂味甘，鎮心養神，驅邪殺鬼，定魄安魂。

竹茹止嘔，能除寒痰，胃熱咳嗽，不寐安歇。用青皮，刮下用。

竹葉味甘，退熱安眠，化痰定喘，止渴消煩。

竹瀝味甘，能虛痰火，汗熱煩渴，效如開鎖。

燈草味甘，通利小水，癃閉成淋，濕腫爲最。

艾葉溫平，驅邪逐鬼，漏血安胎，心疼卽愈。

川椒辛熱，袪邪逐冷，明目殺蟲，溫而不猛。

胡椒味辛，心腹冷痛，下氣溫中，跌撲堪用。

石蜜甘平，入藥煉熟，益氣補中，潤燥解毒。

葱白辛溫，發表出汗，傷寒頭痛，腫痛皆散。

韭味辛溫，袪除胃熱，汗清血瘀，子醫夢泄。

大蒜辛溫，化肉消穀，解毒散癰，多用傷目。

食鹽味鹹，能吐中痰，心腹卒痛，過多損顏。

茶茗味苦，熱渴能濟，上清頭目，下消食氣。

酒通血脉，消愁遣興。少飲壯神，過則損命。

醋消腫毒，積瘕可去，產後金瘡，血暈皆治。

淡豆豉寒，能除懊憹，傷寒頭疼，兼理瘴氣。

紫河車甘，療諸虛損，勞瘵骨蒸，培植根本。

天靈蓋咸，傳屍勞瘵，瘟瘧血崩，投之立瘥。

人乳味甘，補陰益陽，悅顏明目，嬴瘦仙方。

童便氣涼，撲損瘀血，虛勞骨蒸，熱嗽尤捷。

生薑性溫，通暢神明，痰嗽嘔吐，開胃極靈。

引 經 報 使

太陽經引上藁本、羌活，引下黃柏。

少陽經引上柴胡；引下黃柏。

太陰肺經引上升麻、白芷、葱，引下桑白皮。

少陰心經引上石菖蒲，引下羌活。

陽明經引上白芷并升麻，引下石菖蒲。

厥陰經引同上。

太陰脾經引上升麻，引下芍藥。

少陰腎經引上大附子，引下肉桂。

歌曰：

小腸膀胱屬太陽，藁本羌活是本鄉。

三焦膽與肝包絡，少陽厥陰柴胡強。

大腸陽明并足胃，葛根白芷升麻當。

太陰肺脉中焦起，白芷升麻葱白將。

脾經少與肺部異，升麻兼之白芍詳。

少陰心經獨活至，腎經獨活加桂良。

通經用此藥爲使，更有何病在膏肓。

六陳

枳殼陳皮并半夏，茱萸狼毒及麻黃。

六般之藥宜陳久，入用方知功效良。

十八反

本草明言十八反，逐一從頭説與君。

人參芍藥與沙參，細辛玄參及紫參，苦參丹參并前藥，一見藜蘆便殺人。

白及白斂并半夏，瓜蔞貝母五般真，莫見烏頭與烏喙，逢之一反疾如神。

大戟芫花并海藻，甘遂已上反甘草，若還吐蠱用翻腸，尋常犯之都不好。

蜜蠟莫與葱相睹[1]，石決明休見雲母。藜蘆莫使酒來浸，人若犯之都是苦。

---

1 睹：原作“覩”。同“睹”，據改。後同徑改。

十九畏

雄黃元是火之精，朴硝一見便相爭。水銀莫與砒霜見，狼毒最怕密陀僧。
巴豆性烈最爲上，便與牽牛不順情。丁香莫與鬱金見，牙硝難合京三棱。
川烏草烏不順犀，人參又忌五靈脂。官桂善能調冷氣，石脂相見便蹺蹊。
大抵修合着順逆，炮爁炙煿要精微。

妊娠服藥

蚖班水蛭及虻蟲，烏頭附子配天雄。葛根水銀并巴豆，牛膝薏苡與蜈蚣。
三棱代赭芫花麝，大戟蛇蜕黃雌雄。牙硝芒硝牡丹桂，槐花牽牛皂角同。
半夏南星與通草，瞿麥乾薑桃仁通。硇砂乾漆蟹甲爪，地膽茅根都不中。

服藥禁忌

服柴胡，忌牛肉。服茯苓，忌醋。服黃連、桔梗，忌豬肉。服乳石，忌參、
术，犯者死。服丹石，不可食蛤蜊，腹中結痛。服大黃，巴豆同劑，反不瀉
人。服皂礬，忌蕎麥麵。服天門冬，忌鯉魚。服牡丹皮，忌胡荽。服常山，忌
葱。服半夏、菖蒲，忌飴糖、羊肉。服白术、蒼术，忌雀肉、胡荽、大蒜。服鱉
甲，忌莧菜。服商陸，忌犬肉。服地黃，忌蘿蔔。服細辛，忌生菜。服甘草，
忌菘菜。服粟殼，忌醋。服芫花、甘遂，忌鹽，忌甘草。服荆芥，忌驢馬肉、黃
顙魚。服柿蒂，忌蟹，犯者木香湯能解。服巴豆，忌蘆笋。服諸藥未消化，不
可食河豚魚，食魚後服藥者，口鼻流血而死《醫説》。服蜜及蜜煎果食，忌魚鮓。
服藜蘆，忌狐狸肉。若瘡毒未愈，不可食生薑、雞子，犯之則長肉突出作塊
而白。

當禁不禁　犯禁必死

張子和云，病腫脹既平，當節飲食，忌鹽、血、房室。犯禁者病再作，乃死
不救。

病癆嗽，忌房室、膏粱，犯者死。

子和案云，一小兒病痢，用車載數十里，就某寺調理，入門而則死。痢疾
下墜病也，以車載之，築築而又下墜也。所謂落井而又下石，安得不死乎。

病人遠行，不宜以車載馬馱。病已擾矣，甚者多死不救。

一人爲犬所嚙，大痛不可忍，偏癢燥。自云載至家二十里，一夕而死。時人皆不知車之誤也，擾動則邪氣益盛，是以死也。

傷寒之後，忌葷肉、房事，犯之者不救。

水腫之後，忌油鹽。

病脾胃傷寒者，節飲食。

滑瀉之後，忌油膩。此數者決不可輕犯也。

時病新差，食蒜鱠者病發，必致大困。

時病新愈，食犬、羊肉者，必作骨蒸熱。

時病新愈，食生棗及羊肉，必作膈上熱蒸。

時病新愈，食生菜，令人顏色終身不平復。

病人新愈，飲酒食韭，病必復作。

不必忌而忌之過

張子和曰：臟毒、酒毒、下血、嘔血等症，如婦人三十已下血閉，及六七月間血痢，婦初得孕擇食者，已上皆不禁口。

凡久病之人，胃氣虛弱者，忽思葷茹，亦當少少與之，圖引漿水，穀氣入胃，此權變之道也。若專以淡粥責之，則病不悅而食減不進，胃氣斯所以難復，病所以難痊。此忌之之過也，智者通之。

煎藥則例

凡煎湯劑，必先以主治之爲君藥，先煮數沸，然後餘藥，文火緩緩熬之得所，勿揭蓋，連罐[1]取起，坐涼水中，候溫熱服之，庶氣味不泄。若據成熱揭封傾出，則氣泄而性不全矣。煎時不宜烈火，其湯騰沸耗蝕而速涸，藥性未盡出，而氣味不純。人家多有此病，而反責藥不效，咎將誰歸。

發汗藥，先煎麻黃二三沸，後入餘藥同煎。

止汗藥，先煎桂枝二三沸，後下衆藥同煎。

和解藥，先煎柴胡，後下衆藥。至於溫藥，先煎乾薑。行血藥，先煎桃仁。利水藥，先煎豬苓。止瀉藥，先煎白朮、茯苓。止渴藥，先煎天花粉、乾葛。

---

1 罐：原作“礶”。同“罐”，據改。後同徑改。

去濕藥，先煎蒼朮、防己。去黃藥，先煎茵陳。嘔吐藥，先煎半夏、生薑。風藥，先煎防風、羌活。暑藥，先煎香薷。熱藥，先煎黃連。凡主治濟必有主治爲君之藥，俱宜先煎，則效自奏也。

凡湯用麻黃，去節令通理，碎剉如豆大，先另煮二三沸，掠去上沫，更益水如本數，乃内餘劑，不爾令人煩。

凡用大黃，不須細剉，先以酒浸令淹浹，密覆一宿，明旦煮湯，臨熟乃内湯中，煮二三沸便起，則勢力猛，易得快利。丸藥中微蒸之，恐寒傷胃也。

凡湯中用阿膠、飴糖、芒硝，皆須待湯熟起去渣，只内淨汁中煮二三沸，熔化盡，仍傾盞内服。

凡用乾棗、蓮子、烏梅仁、決明子，皆劈破研碎，入藥煎。

凡用砂仁、豆蔻、丁香之類，皆須打碎，遲後入藥，煎數沸則起。不爾，久久煎之，其香氣消散也，是以效少。

凡湯中用犀角、羚羊角，一概末如粉，臨服内湯中。然入藥法，生磨汁煮亦通。

凡諸藥子仁，皆用湯泡，去皮、尖及雙仁者，亦有炒令黃色者、生用者。并搗碎入劑煎，方得汁出。

凡用沉香、木香、乳、没一切香末藥味，須研極細，待湯熟，先傾汁小盞調香末，服訖，然後盡飲湯藥。

凡煎湯藥，初欲微火，令小沸，其水數依方多少，大略藥二十兩，用水一斗，煮四升，以此爲准。然利湯，欲生，少水而多取汁。補湯欲熟，多水而少取汁。服湯宜小沸，熱則易下，冷則嘔涌。

服藥序次

病在胸膈已上者，先食後服藥。病在心腹已下者，先服藥而後食。病在四肢血脉及下部者，宜空腹而在旦。病在頭目骨髓者，宜飽滿而在夜。雖食前食後，亦停少須，然後服藥，藥氣稍消，則進食。所謂食先食後，蓋有義在其中也。又有酒服者，飲服者，冷服者。服湯有疏有數者，煮湯有生熟者，各有次第，并宜詳審而勿略焉。

清熱湯，宜涼服，如三黃湯之類；消暑藥，宜冷服，如香薷飲之類；散寒藥，宜熱服，如麻黃湯之類。溫中藥宜熟而熱，補中藥皆然。利下藥宜生而溫，如承氣湯之類。

病在上者，不厭頻而少；病在下者，不厭頓而多。少服則滋榮於上，多服則峻補於下。

凡云分再服、三服者，要令勢力相及；并視人之強弱羸瘦，病之輕重，爲之進退增減，不必局于方説，則活潑潑地也。又云晬時，周時也，從今旦至明旦；亦有止一宿者。

因時用藥例

《內經》曰：必先歲氣，無伐天和。又曰：升降浮沉則順之，寒熱溫涼則逆之。凡用藥須看時令，如常用調理藥，春加川芎，夏加黃芩，秋加茯苓，冬加乾薑。

如解肌發表，春溫月用辛涼藥，川芎、防風、荊芥、柴胡、紫蘇、薄荷之類；夏暑月用甘辛寒藥，乾葛、石膏、甘草、薄荷、升麻、柴胡之類；秋涼月用辛溫藥，羌活、防風、蒼术、荊芥之類；冬寒月用辛熱藥，麻黃、桂枝、乾薑、附子之類。若病與時違，勿拘此例。

如溫暑月，治熱病、疫癘病，不可用辛溫熱藥，宜溫涼辛甘苦寒之藥，升麻、柴胡、乾葛、薄荷、石膏、黃芩、黃連、甘草、芍藥之類。

治咳嗽，春多上升之氣，用川芎、芍藥、半夏、黃芩之類；夏多火炎逼肺，用黃芩、山梔、桑白皮、石膏、知母之類；秋多濕熱傷肺，用蒼术、桑白皮、黃芩、防風之類；冬多風寒外束，用麻黃、桂枝、乾薑、半夏、防風、羌活之類。若病與時違，不拘此例。

如治泄瀉，冬寒月用辛苦溫藥，乾薑、砂仁、陳皮、厚朴之類；夏暑月暴注水瀉，用苦寒酸寒藥，黃連、山梔、茵陳、芍藥之類。若病與時違，不拘此例。

如傷冷食腹痛，或霍亂吐瀉，雖夏暑月，可用辛熱溫中藥，乾薑、茱萸、砂仁、厚朴之類。

如酒客病，或素有熱證，雖在寒涼月，可用清涼藥，芩、連、乾葛之類。

凡用藥若不本四時，以順爲逆。四時者，是春升、夏浮、秋收、冬沉，乃天地之升降浮沉。五化者，脾土中造化也。是爲四時之宜。但言補之以辛甘溫熱之劑，及味之薄者，諸風藥皆是也，此助春夏之升浮者也，此便是瀉秋收冬藏之藥也，在人之身乃肝心也。但言之以酸苦寒涼之劑，并淡味滲瀉之藥，此助秋冬之沉降者也，在人之身乃肺腎也。用藥者，因此法度則生，逆之則死。其不死之者，必危困矣。

病 機 總 略

病體十形，風寒暑熱燥火，二分內傷外傷、內積外積。六氣四因，病機以明。氣固形實，形虛中風。或爲寒熱，或爲熱中，或爲寒中，或爲屬風，或爲偏枯。半身不遂，此率多痰，或屬血虛。在左死血，在右屬痰。痰壅盛者，口眼喎斜，不能言語，皆用吐法。氣虛卒倒，降痰益氣。火熱而甚，燥熱潮熱，隨經治之。陰虛補虛，勿驟涼治。輕可降散，實則可瀉。重者難療，從治可施。中寒感寒，陰毒陰逆，四肢厥冷，腹痛脣青，退陰正陽，急可溫中。傷寒所致，痙病有一，發熱惡寒，手足攣搐，頭頸項強，腰脊反張，口噤面赤，瘛瘲如癇。有汗名柔，無汗名剛。

春傷于風，夏生飧泄；夏傷於暑，秋必痎瘧；秋傷于濕，冬生咳嗽；冬傷於寒，春必病溫。夏月身熱，汗出惡寒，身重脉微，渴乃中暍。春時病溫，瘟疫瘟毒，瘟瘧風瘟，脉症分異，五種疾因。中濕風濕，暑成濕瘧，三種可別，濕熱可分。寒痰腳氣，食積勞煩，要知四症，乃似傷寒。

傷寒之病，見中風脉；中風之病，得傷寒脉。大小青龍，治例必識。調衛調榮，斯須兩得。

瘧本傷暑，或痰或食，老瘧瘧母，久則羸疲。三日一發，病經一歲；間日發者，受病半年；一日一發，新病所以；連二日發，住一日者，氣血俱病。或用截住，或隨經治。

嗽多感寒，當分六氣。六本一標，病機所秘。風熱與寒，隨證治之。暑燥清金，濕則利水。有聲無痰，有痰咳少，痰可降蠲，咳隨本治。喘有氣虛，或有痰壅，或因氣逆，或倚息使。

痢本濕熱，或因食致，腹痛下血，後重不利。治可通散，勿便澀注。濕熱未消，成休息痢。泄瀉多濕，熱食氣虛，如本脾泄，脹而嘔吐，洞泄不禁，腸泄則疼。瘕泄則便，後重莖痛，胃泄色黃，食飲不化。太素分五，溏泄鶩泄，飧濡滑泄。滲秘闌門，澀實對症。

疸乃濕熱，合麯相似，消渴熱因，水腫氣致。自汗陽虛，盜汗陰虛，東垣有法，對症可施。頭風頭痛，有痰者多，血虛與熱，分經治可。頭眩眩運，火積其痰，或本氣虛，治痰爲先。腰痛濕熱，或本腎虛，或兼瘀血。脅痛多氣，或肝火盛，或有死血，或痰流注。癆瘵陰虛，顛狂陽熾。嘔吐咯衄，氣虛脉洪，火載血上，錯經妄行。溺血便血，病同所因。夢遺精滑，濕熱之乘。便濁本熱，有痰或虛。白濁屬衛，赤濁屬榮。熱極成淋，氣滯不通。血虛驚悸，氣虛耳聾。噦因胃病，疝本肝經。痿爲濕熱，氣弱少榮。厥多痰氣，虛熱所乘。手麻氣虛，手木濕痰，或死血病。霍亂吐瀉，感風濕暍，心痛脾痛，陰寒之設。氣熱煩勞，令人煎厥；氣逆太甚，使人薄厥。濁氣在上，即生䐜脹；清氣在下，即生飧泄。陰火之動，發而喉痹；陽水變病，飧泄乃是。

三陽病結，乃發寒熱，下生癰腫，及爲痿厥；二陽之病，以發心脾，男子少精，女人不月；一陽發病，少氣善泄，心火不寧，其動若掣。三陰俱寒，結氣化水，委陽不足，四肢不舉；二陰一陽，脹滿善氣；二陽一陰，病發風厥。結陽肢腫，結陰便血。

榮虛衛寒，病乃肉苛。腎虛身冷，名爲骨痹。肉苛不仁，骨痹腰痛。寒客在上，胃寒腸熱，水穀不化，痞滿而泄；熱氣居下，腸寒胃熱，消穀善飢，腹脹便澀。蘊熱拂鬱，乃生諸風。風寒與濕，合而成痹。膏粱之變，饒生大疔。榮氣不從，逆於肉理，乃生癰腫，憑脉而治。身重脉緩，濕勝除濕。身熱脉大，熱燥退熱。眩運脉弦，降痰去風。氣澀衛滯，燥渴脉澀，補血瀉氣。食少惡寒，脉來緊細，宜泄寒水。辨經分部，詳審爲治。濕熱生蟲，水積痰飲。目痛赤腫，散火涼榮。牙痛斷宣，寒熱亦別。

五藏本病，熱爭重瘣[1]。六府不和，留結爲癰；五藏不和，九竅不通。府藏相移，傳變爲病。不可勝紀，間藏者存。傳其所生，七傳者死。傳其所制，五藏有積。肝積肥氣，在左脅下，大如覆杯，或有頭足。久則變病，咳逆咳瘧，連歲不已。心積伏梁，病起臍上，其大如臂，上至心下。如久不愈，令人煩心。脾積痞氣，其在胃脘，覆如大盤。久而不愈，四肢不舉，乃發黃疸，雖食而瘦。肺積息賁，在右脅下，覆下如杯。久而不愈，令人喘息，骨痿氣少，膨脹發蠱，中滿鬱痞。開提其氣，升降是宜。

人身之本，脾胃爲主。頭痛耳鳴，九竅不利，腸胃所主，胃氣之虛，虛極受

1　瘣：huáng，病。

病，五亂五作。東垣所論，王道所學，一虛一實，五實五虛。五勞七傷，六氣乃痿。五鬱七情，九氣所爲。怒則氣上，喜則氣緩，悲則氣消，恐則氣下。寒則氣收，熱則氣泄，驚則氣亂，勞則氣耗，思則氣結，已上九氣。憂愁思慮，甚則傷心。形寒飲冷，過則傷脾。志怒氣逆，逆則傷肝。飲食勞倦，甚則傷脾。坐臥濕地，強力入水，故乃傷腎。已上七情，此乃氣動。

形神自病，喜怒不節，勞形厥氣。氣血偏盛，陰陽相乘。陰勝陽病，陽勝陰病。陽勝則熱，陰勝則寒。重寒則熱，重熱則寒。寒則傷形，熱則傷氣。氣傷則痛，形傷則腫。先痛後腫，氣傷形也；先腫後痛，形傷氣也。陰陽變病，標本寒熱。如大寒甚，熱之不熱，是無火也。熱來復去，晝見夜伏，夜發晝見，時節而動，是無火也，當助其心。如熱而甚，寒之不寒，是無水也。寒動復止，倏忽往來，時動時止，是無水也，當助其腎。內格嘔逆，食不得入，是有火也。病嘔而吐，食入反出，是無火也。暴逆注下，食不及化，是有水也。溏泄而久，止發無常，是無水也。心盛生熱，腎盛生寒。又熱不寒，是無火也。寒不得熱，是無水也。寒之不寒，責其無水；熱之不熱，責其無火。熱之不久，責心之虛。寒之不久，責腎之少。審察病機，無失氣宜。紀于水火，餘氣可知。

婦室病多，帶下赤白。癥瘕癲疝，氣血爲病。經閉不行，或漏不止。經通作痛，虛中有熱。行而痛者，血實之設。如不及期，血熱乃結。過期血少，閉或血枯。淡者痰多，紫者熱故，熱極則黑，調榮降火。調理妊娠，清熱養血，一當產後，始無惡阻，大補氣血。雖有雜症，以末治之。

又凡小兒，過暖生熱，熱極生風；血多有餘，氣多不足。其中玄奧，錢氏方論。

男女病情，飲食居處，暴樂暴苦，始樂後苦，皆傷精氣。先貧後富，病曰失精。先貴後貧，雖不中邪，病從內生，名曰脫營。身體且減，氣虛無精。良工勿失，脈病證治，知微可已。舉腹痛經，陰證治例，傷寒門載，玄機之秘。

診百病死生脈訣

診傷寒熱盛，脈浮大者生，沉小者死。傷寒已得汗，脈沉小者生，脈大者死。

溫病三四日已下不得汗，脈大疾者生，脈細小難得者，死不治。

溫病穰穰大熱，其脈細小者死。《千金》"穰穰"作"特行"。

溫病下痢，腹中痛甚者，死不治。

溫病汗不出，出不至足者死。厥逆汗出，脉堅強急者生，虛緩者死。

病二三日，身體熱，腹滿頭痛，食如故，脉直而疾者，八日死。四五日，頭痛腹痛而吐，脉來細強，十二日死。八九日頭不疼，身不痛，目不變，色不變，而反利，脉來喋喋，按之不彈手，時時心下堅，十七日死。熱病七八日，脉不軟一作喘不散一作數者，當有喑[1]，喑後三日溫，汗不出者死。

熱病七八日，其脉微細，小便不利，加暴口燥，脉代，舌焦乾，黑者死。

熱病未得汗，脉盛躁疾，得汗者生，不得汗者難瘥。

熱病已得汗，脉靜安者生，脉躁者難治。

熱病已得汗，大熱不去者亦死。

熱病已得汗，熱未去，脉微躁者，慎不得刺治。

熱病發熱，熱甚者其脉陰陽皆竭，慎勿刺。不汗出，必下利。

診人被風不仁痿蹶，其脉虛者生，緊急疾者死。

診癲病，虛則可治，實則死。

診癲病，脉實堅者生，脉沉細者死。

又癲疾，脉得大滑者，久而自已。其脉沉小急實，不可療；小堅息，亦不可療也。

診頭痛目痛，久視無所見者死。

診人心腹積聚，其脉堅強急者生，虛弱者死。又實強者生，沉者死。其脉大，腹大脹，四肢逆冷，其人脉形長者死。腹脹滿，便血，脉大時絕，極下血，小疾者死。

腸澼便血，身熱則死，寒則生。

腸澼下白沫，脉沉則生，浮則死。

腸澼下膿血，脉懸絕則死，滑大則生。

腸澼之屬，身熱脉不懸絕，滑大者生；懸澀者死。以臟期之。

腸澼下膿血，脉沉小留連者生；數疾且大，有熱者死。

腸澼筋攣，其脉小細安靜者生，浮大緊者死。

洞泄，食不化，不得留，下膿血，脉微小連者生[2]，緊急者死。

---

1 喑：原作“瘖”。同“喑”。

2 生：原脫，據《脉經》卷四“診百病死生訣”補。

洩注，脉緩，時小結者生，浮大數者死。

蠶蝕陰注，其脉虛小者生，緊急者死。

咳嗽，脉沉緊者死，浮直者、浮軟者生，小沉伏匿者死。

咳嗽羸瘦，脉形堅大者死。

咳，脫形發熱，脉小堅急者死，肌瘦下脫，形熱不去者必死。

咳而嘔，腹脹且洩，其脉弦急欲絕者死。

吐血、衄血，脉滑小弱者生，實大者死。

汗若衄，其脉小滑者生，大躁者死。

吐血，脉緊強者死，滑者生。

吐血而咳，上氣，其脉數有熱，不得臥者死。

上氣，脉數者死，謂損形故也。

上氣，喘息低昂，其脉滑，手足溫者生；脉澀，四肢寒者必死。

上氣，面浮腫，肩息，其脉大不可治，加利必死。

上氣注液，其脉虛寧伏匿者生，堅強者死。

寒氣上攻，其脉實而順滑者生，實而則逆者死。《太素》云：寒氣在上，脉滿實何如？曰：實而滑則生，實而逆則死矣。其形盡滿何如？曰：舉[1]形盡滿者脉急大堅，盡滿而不應，如是者順則生，逆則死。何謂"順則生，逆則死"？所謂順者，手足溫也；逆者，手足寒也。

病癉脉實大，病久可治。脉弦小堅急，病久不可治。

消渴，脉數大者生，細小浮短者死。

消渴，脉沉小者生，實堅大者死。

水病，脉洪大者可治，微細不可治。

水病，脹閉，其脉浮大軟者生，沉細虛小者死。

水病，腹大如鼓，脉實者生，虛則死。

卒中惡，咯血數升，脉沉數細者死，浮大疾快者生。

卒中惡，腹大四肢滿，脉大而緩者生，緊大而浮者死，緊細而微亦生。

瘖，腰脊強急，瘈瘲，皆不可治。

寒熱瘈瘲，其脉代絕者死。

---

1 舉：原作"孝"。同"舉"，據改。

發瘡，血出太多，其脉虛細者生，數實大者死。

金瘡出血，脉沉小者生，浮大者死。

斫瘡出血一二升，脉來大，二十日死。

斫刺俱有病多少，血出不自止者，其脉來大者，七日死；滑細者生。

從頭頓僕，内有血，腹脹滿，其脉堅強者生，小弱者死。

人爲百藥所中傷，脉澀而疾者生，微細者死，大而遲者生。《千金》遲作速。

人病甚而脉不調者難治，脉洪大者易瘥。

人内外俱虛，身體冷而汗出，微嘔而煩擾，手足厥逆，體不得安靜者死；脉實滿，手足寒，頭熱，春秋生，冬夏必死矣。

老人脉微，陽羸陰強者生，脉大而加，加者死；陰弱陽強，脉至而代，期[1]月而死。

尺脉澀而堅，爲血實氣虛也，其發痛腹痛，逆滿氣上行，此爲婦人胞中絕傷，有惡血久成結瘕得病，以冬時黍當赤而死。

尺脉細而微者，血氣俱不足，細而來有力者，是穀氣不克，病得卽輒動，棗葉生而死。此病秋時得之，左手寸口脉偏動，乍大乍小，不齊，從寸至關，關至尺，三部之位，其脉動，各異不同，其人病。仲夏得之此脉，桃花落而死。

右手寸口脉偏沉伏，乍小乍大，朝浮大而暮沉伏，浮大卽太過，上出魚際，沉伏卽下不止關中，往來無常，時復來者，榆華枯而死。

右手尺部，脉三十動一止，有須臾還二十動止，乍動乍疏，連連相因，因不與息數相應，其人雖食穀猶不愈，蘩草生而死。

右手尺部，脉四十動而一止，止而復來，來逆如[2]循張弓弦緪緪然，如兩人共一索，至立冬死。

察聲色定死生要訣

病人五臟已奪，神明不守聲嘶者，死。

病人循衣縫，譫語者，不可治。

病人陰陽俱絕，掣衣撮空妄言者，死。

---

1 期：《脉經》卷四“診百病死生訣”作“奇”。

2 如：原作“知”。據《脉經》卷四“診百病死生訣”改。

病人妄語錯亂及不能言者不治，熱病者可治。

病人陰陽俱絕，失音不能言者，三日半死。

病人兩目皆有黃色起者，其病方愈。

病人面黃目青者，至期而死。重出在下文。

病人面黃目赤不死，赤如衃血者死。

病人面黃目白者不死，白如枯骨者死。

病人面黃目黑者不死，黑如苔死。

病人面黑目青者不死。

病人面目俱黃者不死。

病人面青目白者死。

病人面黑目白者不死。

病人面赤目青者，六日死。

病人面黃目青者，九日必死。是謂亂經。飲酒當風，邪入胃經，膽氣妄泄，目則爲青，雖天赦，亦不可生。

病人面赤目白者，十日死。憂恚思，心氣內索，面色反好，急棺槨。

病人面白目黑者死，此謂榮華已去，血脉空索。

病人面黑目白，八日死。腎氣內傷，病因留損。

病人面青目白，五日死。

病人着床，心痛短氣，脾氣內竭，後百日復愈能起，彷徨因坐於地，其立倚床，能治此者[1]也。

病人耳目鼻口有黑色起，入于[2]口者，必死。

病人目無精光，若土色，不受飲食者，四日死。

病人目精光及牙齒黑色者，不治。

病人耳目及顴頰赤者，死在五日中。

病人黑色出於額上髮際，直鼻脊兩顴上者，亦死在五日中矣。

病人黑色出于天中，下至上顴，上者死。

病人及健人黑色，若白色起入目及鼻口者，死在三日中矣。

1　者：《脉經》卷五“扁鵲華佗察聲色要訣”此後有“可謂良神”。

2　入于：原作“于入”。據《脉經》卷五“扁鵲華佗察聲色要訣”乙正。

病人及健人面忽如馬肝色，望之如青，近之如黑者，必死矣。

病人面黑直視惡風者，死。

病人面黑脣青者，死。

病人面青脣黑者，死。

病人面黑，兩脅下滿，有能自轉反者，死。

病人目不回，直視者，一日死。

病人頭目久痛，卒視無所見者，死。

病人陰結陽絕，目睛脱，恍惚者，死。

病人陰陽竭絕，目眶陷者，死。

病人眉系傾者，七日死。

病人口如魚口，不能復閉，而氣出多不反[1]者，死。

病人臥，遺尿不覺者，死。

病人屍臭者，不可治。

肝病脾黑，肺之日庚辛死。

心病目黑，腎之日壬癸死。

脾病脣青，肝之日甲乙死。

1　反：原作“及”。據《脉經》卷五“扁鵲華佗察聲色要訣”改。“反”通“返”。

卷 之 二

金溪　龔居中　應圓父編輯

潭陽　劉孔敦　若樸父參訂

傷　寒

脉洪大者生，沉細者死。洪大者，陽證見陽脉，所以得生。沉細者，陽證見陰脉，所以爲死。陰證見陽脉亦生。

傷寒一日，太陽受之，故病人發熱，頭痛，項背拘急，腰脊痛，憎寒。二日陽明受之，身熱，目痛鼻乾，不得眠。三日少陽受之，胸脅痛而耳聾。前三日，三陽病在表，宜汗之，連進雙解散數服，必愈。如不愈，病已變傳。四日太陰受之，腹滿而咽乾。五日少陰受之，口燥舌乾而渴。六日厥陰受之，煩滿囊縮。後三日在里，宜和解之，小柴胡、涼膈、益元散三藥合服，和解表里，通和得大汗而愈。若半在表半在里，以小柴胡合涼膈服之。七八日之間，胸膈痞滿，大便不通，大實大滿，急以六一順氣合黃連解毒湯以下之。下後以五苓散去桂，合益元散，加竹葉、燈心以分利之。若下之太早，謂之悞下，遂成結胸，虛痞懊憹、班疹發黃等證。輕者必危，危者必死。但當以平和之藥，宣散其表，和解其里，或有汗而愈，或無汗氣和而愈也。至七八日之間，有可下之證而不下，謂之失下。里熱益甚，陽厥極深，致身冷脉微，昏亂將死。切不可以熱藥下之，誤下卽死。庸醫以爲陰厥，用玄武湯、四逆湯，溫熱之藥，下咽立死。殊不知陽耗陰竭，陰氣極弱，謂之耗陽，厥極深謂之渴畜。熱怫鬱將欲絕者，當以涼膈解毒湯服之。養陰退陽，宣散畜熱，脉氣漸生，得汗而愈。如或不愈，解毒合六一順氣湯以下之。次以解毒、涼膈、益元合服，調和陰陽，洗滌臟腑，則證自不生矣。有大下之後而熱不退，再三下之而熱愈盛，脉氣微弱，似無可生之理。醫者到此，亦難措手。經云：三下而熱不退必死。後人有四五次下而得生者，此乃偶中耳，不可以爲法。當依前解毒、涼膈合服，使陽熱徐退，脉氣漸生，庶不失人性命。若留飲過度，溫熱內生，自利不止，其熱未退，解毒湯以治之，合五苓散去桂尤妙。或有陽毒生班者，涼膈加當歸、滑石、生薑煎服；或用人參白虎湯，名曰化斑湯。或有溫熱在里，不能發於外，相搏而成發黃之證，茵陳、五苓散合服；甚者茵陳、五苓、六一順氣以下之。或誤下早者，胸膈痞悶，以涼膈加枳殼、桔梗服之。或有剛柔二痓，譫語發狂，逾垣赴井，皆陽熱極盛，用解毒、六一順氣以下之。若汗下之後，煩渴飲水，或涼膈、五苓、益元、桂苓甘露飲，選而用之。小水不通，五苓、益元泄之。大便不通，六一順氣下之。其餘證候，隨證施治。婦人治證亦然，惟孕婦三四個月、七八月不用硝黃，其餘月份用之無妨。若小兒，減劑服之。

陽毒傷寒，六脉洪大，宜發汗以解之。當汗不汗，邪熱傳於臟，致使煩燥，面紅發班，狂言如見鬼神，下痢瘀血危極之證。又加之遍身自汗，口如魚口開張者死。過七日之後，陽熱退而陰生，方有可救之理。

陰毒傷寒，六脉沉細而疾，身體沉重，背強眼痛，小腹急痛，口青黑，毒氣衝心，四肢厥冷，咽喉不利，危極之證也。急灸丹田、關元二穴。換回陽氣，陰氣自散。過六日之後，陰極陽生，有可喜之兆。

兩感傷寒，乃陰陽雙傳也。膀胱與腎爲表里，一日傳之，頭痛身熱，煩滿而渴，其脉沉而大。胃與脾爲表里，二日傳之，身熱鼻乾，妄言不食，中滿不睡，其脉沉而長。肝與膽爲表里，三日傳之，耳聾囊縮，厥逆，水漿不入口，其脉沉而弦，三日而死。再傳止於六日矣，故仲景無治法，但云下利清穀，身體疼痛，急當救里，宜服四逆湯。若身體疼痛，便清自調，急當救表，宜服桂枝湯。所以治有先後，先救里，後救表，庶有可生之理也。

痰證類傷寒，中脘有痰，令人憎寒壯熱，胸膈滿悶，但頭不痛，項不強爲異耳。食積類傷寒，脾胃有伏熱，食在上脘，不得消化，發熱嘔吐，頭疼，但身不痛，人迎脉平和爲異耳。虛煩類傷寒，表里俱虛，煩熱，不可汗，不可下，內外不可攻，若攻恐寒起而有害，宜以竹葉石膏湯加粳米百粒以和之，但頭身不痛，不惡寒，脉不數爲異耳。脚氣類傷寒，因人坐履濕地，遂成此疾。所以頭身熱，大便閉，肢體痛，脚腫爲異耳。

續傷寒退證。七日太陽病衰，頭項少愈。八日陽明病衰，身熱少愈。九日少陽病衰，耳能微聞。十日太陰病衰，身熱少愈，腹滿如故。十一日少陰病衰，渴止，腹不滿，舌不乾，已而嚏嚏出焉。十二日厥陰病衰，囊縱，少腹微下，病勢去而疾愈矣。若過經不愈，隨經調治，不可拘於傷寒病也。可見傷寒之證，與他證不同。投藥一差，生死之判。李子建《傷寒十勸》，不可不知，知此則不至有誤，所益非輕，今附具於後。

一傷寒頭痛及身熱，便是陽證，不可服熱藥。傷寒傳三陰三陽共六經，內太陰病，頭不疼，身不熱。少陰病，有發熱而無頭疼。厥陰病，有頭疼而無發熱。故知頭疼身熱，即是陽證。若妄投熱藥，決致死亡。

二傷寒必須直攻毒氣，不可補益，邪氣住經絡中，若隨證早攻之，只三四月日痊安。若妄謂先須平氣，卻行補益，使毒氣流熾，多致殺人。

三傷寒不思飲食，不可服溫脾胃藥。傷寒不思飲食，自是常事，終無餓死之理。如理中丸之類，不可輕服。若陽病服之，致熱氣增重，或致不救。丁香、巴豆之藥，尤不可服。

四傷寒腹疼，亦有熱證，不可輕服溫暖藥。經云，疼爲實。故仲景論腹滿時痛之證，有曰疼甚者加大黃。其意可見也。惟身冷厥逆而腹痛者，方是陰證，須消息之。每見腹疼，便投熱藥，多致殺人。

五傷寒自利，當看陰陽證，不可例服補藥、暖藥、止瀉藥。自利，惟身不熱，手足溫者，屬太陰；身冷四逆者，屬少陰；其餘身熱下利皆屬陽，當隨證依仲景法治之。每見下利，便投暖藥及止瀉藥者，多致死亡。

六傷寒胸脅疼及腹脹滿，不可妄用艾灸。常見村落間，有此證無藥，便用艾灸爲多，致毒氣隨火而盛，膨脹發喘以死。不知胸脅疼自屬少陽，腹脹雖屬太陰，仲景以爲當下之病。此外惟陰證可灸。

七傷寒手足厥冷，當看陰陽，不可例作陰證，有陰厥，有陽厥，醫者不能分辨陽厥而投熱藥，殺人速於用刃。蓋陽病不致於極熱不能發厥，仲景謂熱深厥亦深。熱深更與熱藥，寧復得活？但看初得病而身熱，至三四日後，熱氣已濃，大便秘，小便赤，或譫語昏憒，及別有熱證而發厥，必是陽厥，宜急用承氣湯以下之。若初得病，身不熱，大便不秘，自引衣蓋身，或下利，或小便數，不見熱證而厥逆，即是陰厥，方可用四逆湯之類。二厥所以使人疑者，緣爲其脉皆沉。然陽厥脉沉而滑，陰厥脉沉而弱。又陽厥時復指爪卻溫，或有時發熱，陰厥則常冷，此爲可別。

八傷寒病已在里，不可用藥發汗。傷寒證須看表里，如發熱惡寒，即是在表，正宜發汗。如不惡寒，反惡熱，即是在里證。若一例發汗，則所出之汗，不是邪氣，是真氣。邪氣未除而真氣易涸，死期必矣。又別有半在表在里之證，又無表里之證，不惟皆不可下，亦皆不可汗，但隨證治之。

九傷寒飲水爲欲愈，不可令病人恣飲過度。病人大渴，當與之水以消熱，故仲景以飲水爲欲愈。人見此說，便令病人縱飲，因而爲嘔，爲喘，爲咳逆，爲下利，爲腫，爲悸，爲水結胸，爲小便不利者多矣。且如病人欲飲一碗，只可與半碗，尚令不足爲善。

十傷寒初安，不可過飽及勞動，或食羊肉，行房，及食諸骨汁，并飲酒。病方愈，不須再服藥，兼脾胃尚弱，食飽不能消化，病即再來，謂之食復。病方好，血尚虛，勞動太早，病卽再來，謂之勞復。又食羊肉，行房，并死。食諸骨汁，并飲酒者，再病必重。

傷寒主方

川芎　紫蘇　乾葛　桔梗　柴胡　茯苓　半夏　甘草

右生薑三片、水二鍾并服。此初起可用。○如發熱頭痛，加細辛、石膏。○咳嗽，加桑皮、杏仁。○喘息，加貝母、知母。○如胸膈膨脹，加枳殼、香附。○潮熱，加麥門冬、黃芩。○如腹痛，加白芍、香附。○大便閉，加大黃、芒硝。○嘔吐，加陳皮、藿香。○泄瀉，加白术。○瘧疾，加草果、烏梅。○痢疾，加枳殼、黃連。○口渴，加木瓜、天花粉。○鼻衄，加蒲黃、地骨皮、茅根。○小便不利，加木通、澤瀉。○煩熱加地骨皮、麥門冬。

九味羌活湯[1]

解利春夏秋傷寒之症，發熱惡寒，或無汗、或自汗，頭痛項強。或傷風見寒脉，傷寒見風脉，并宜服之。或用香蘇散，紫蘇、香附、陳皮、甘草、生薑、葱頭，煎服亦可。

羌活　防風　川芎　黃芩　白芷各一錢　細辛　甘草各五分　生地黃一錢，不用亦可

右[2]用薑三片，葱白一根，水二鍾，煎一鍾熱服，以汗爲度，無汗再服。○汗原多，去蒼术，加白术一錢。○渴，加石膏一錢。熱甚，加柴胡、小栀各一錢。胸膈脹滿，加枳殼、桔梗各七分。

升麻發表湯[3]

治冬月正傷寒，頭疼發熱，惡寒脊強，脉浮緊，無汗，爲表證，此足太陽膀胱經受邪，當發汗。

麻黃　杏仁　桂枝　川芎　白芷　防風　甘草　羌活　升麻

右剉劑，生薑三片，葱白三根，豆豉一撮，水煎服。以被蓋出汗。

1　九味羌活湯：方中只提到八味藥，據方後注有云：去蒼術，當脫“蒼術”一味。

2　右：此前原有“○”，示意分隔省行。今已換行，故刪。後同徑刪。

3　升麻發表湯：此方原書未出各藥劑量。

疏邪安表湯[1]

治冬月正傷寒，頭痛發熱，惡寒脊強，脉浮緩，自汗，爲表證。此足太陽[2]膀胱經受邪，當實表散邪。無汗者，不可服。

桂枝　苟藥　防風　羌活　川芎　白术　甘草

右剉劑，生薑三片，大棗一枚，水煎溫服。

十神湯

治時令不正之氣，冬寒春溫，不問陰陽二證，及内外兩感風寒，腰脚疼痛，濕痹頭疼，咳嗽，并皆治之。

陳皮一錢　麻黃去節一錢　川芎　蘇葉　香附子　白芷　升麻　乾葛　赤芍藥各一錢　甘草五分

右水二鍾，薑五片，棗一枚，煎八分，不拘時候服。〇潮熱，加黃芩、柴胡。〇咳嗽，加五味子、桔梗。〇頭痛，加細辛、石膏。〇心胸脹滿，加枳實、半夏。〇飲食不進，加砂仁、白术。〇嘔吐，加丁香、半夏。〇鼻衄不止，加烏梅、山栀仁。〇腹脹疼痛，加白术、炮薑。〇冷氣痛，加良姜、玄胡索。〇大便閉澀，加大黃、芒硝。〇有痢，加枳殼、當歸、黃連。〇泄瀉，加藿香、澤瀉。〇疹毒，加人參、茯苓，去麻黃、香附子。

芎芷藿蘇散

治春秋因人事勞擾，飢飽失節，或解衣沐浴，觸冒風寒，致成内傷；挾外感頭疼，發熱嘔吐，眩悶，胸膈脹痛，惡食或鼻流清涕，咳嗽生痰，鼻塞聲重，并宜服一二劑，卽愈。仍忌葷腥三五日。

川芎　乾葛　蘇葉　半夏　蒼术麩炒　陳皮各一錢　白芷　藿香各八分　細辛五分,去葉　枳殼　桔梗各七分　甘草三分　淡豆豉八分,不用亦可

右用薑三片，葱白一根，水一鍾半，煎八分。食後熱服。有汗不用葱白。〇頭痛不止，加藁本八分。〇嘔吐不止，加乾薑炒、砂仁炒，各七分。〇發熱或潮熱不退，加黃芩、柴胡各一分。〇胸膈脹悶，加山查、枳實各一錢。〇發而汗不

---

1 疏邪安表湯：此方原書未出各藥劑量。

2 陽：原作“陰”。膀胱經爲足太陽經，據上一條主治改。

出,熱不退,加麻黃一錢五分、葱白二根。○咳嗽生痰,加杏仁、前胡、金沸花各八分、南五味五分。

加減藿香正氣散

治非時傷寒,頭疼憎寒,壯熱,痞悶,嘔吐,時行疫癘,山嵐瘴瘧,不服水土等症。

藿香一錢五分　白芷　川芎　蘇葉　半夏　蒼术各一錢　白术　白苓　陳皮　厚朴薑制,各八分　甘草三分

右用薑三片,棗一枚,水二鍾,煎一鍾,食遠熱服。

雙解散[1]

治四時傷寒、熱病及治飢飽勞役,內外諸邪所傳,發爲汗病,往來寒熱,癇痓驚悸等症。

防風　當歸　川芎　芍藥　大黃　芒硝　連翹　麻黃　滑石　黃芩　桔梗　梔子　甘草　荊芥　薄荷　石膏　白术

右生薑三片,葱白一根,煎服。自汗去麻黃,自利去硝、大黃。

不換金正氣散

治飲食內傷,勞役,四時感冒,頭疼,發熱惡寒,身體痛,潮熱往來,咳嗽痰逆,嘔噦惡心,及山嵐瘴氣,時用之以調理,最是王道之方。

蒼术米泔浸　陳皮去白,二錢　藿香一錢　半夏泡七次,一錢　甘草一錢　厚朴薑炒,二錢

右水二鍾,薑三片,葱白一根,煎七分,不時溫服。○頭痛,加川芎、白芷。○潮熱,加黃芩、柴胡。○口燥心煩,加乾葛、麥門冬。○冷瀉不止,加訶子、木香、豆蔻。○瘧疾,加檳榔、草果。○咳嗽,加杏仁、五味子、桔梗。○喘急加蘇子、桑白皮。○身疼,加桂皮、芍藥、羌活。○感冒腹疼,加軍姜、官桂。○嘔逆,加丁香、砂仁。○小水不利,加茯苓、澤瀉。○氣塊,加枳實、檳榔。○胸脅膈脹滿,加枳實、砂仁。○痢疾,加黃連、

1　雙解散:此方原書未出各藥劑量。

枳殼。○足浮腫，加大腹皮、木瓜、五加皮。○熱極，大腑不通，加厚朴、大黃。

小柴胡湯 清而和之也

治内傷外感，傷寒中風，半表半里，少陽經身熱惡寒，項强體疼，喘急痛，胸脅滿痛，嘔吐惡心，咳嗽，煩渴不止，寒熱往來，身面黃疸，小便不利，大便秘澀，或汗下後過經不解，餘熱不除，及婦人產後勞役發熱，身疼頭痛，男婦久咳成勞，或瘧疾，或時發熱，一切治之。

人參七分　半夏七分　黃芩一錢五分　柴胡二錢　甘草五分

右水二鍾、薑二片，棗一枚，煎八分，不拘時服。加山梔尤妙。○瘧疾，加烏梅、草果。○心下痞滿，加黃連、枳實。○勞熱，加茯苓、麥門冬、五味子。○口渴，加乾葛、麥冬門，或加石膏、知母。○心中飽滿，加桔梗、枳殼。○鼻衄，加蒲黃、山梔仁、茅根。○小便不利，加木通、豬苓、澤瀉。○大便不利，加大黃、枳殼。○咳嗽，加五味子、桔梗、杏仁。○五心熱，加前胡、地骨、麥門冬。○頭痛，加細辛、石膏。○喘嗽，加知母、貝母。○極熱過多，六脉洪數，加柴胡、乾葛。○內熱甚，錯語心煩，不得眠，加黃柏、黃連、梔子。○婦人產後，加當歸、牡丹皮。○痰多，加陳皮、貝母。○有癆的，加百合、赤芍藥、地骨皮、知母。

柴胡雙解散[1]

治表證未罷，或寒熱嘔，口苦耳聾，脅痛，脉來弦數，此足少陽膽經受邪，屬半表半里之症。

柴胡　半夏　小參　黃芩　甘草　陳皮　芍藥

右用生薑、棗子煎。

加減小柴涼膈益元散

治傷寒發熱等證，極穩。

---

1 柴胡雙解散：此方原書未出各藥劑量。本書未出藥物劑量的方子較多，此後不再標注。凡無劑量，均爲原書未出。

柴胡　黃芩　人參　半夏　甘草　梔子　連翹　薄荷　滑石各等分
右用薑三片,煎服。

衝和靈寶飲
治兩感傷寒,或有頭痛,惡寒發熱,口燥舌乾,以陽先受病多者。
石膏　川芎　羌活　生黃　乾葛　白芷　甘草　細辛　柴胡　黃芩　防風
右用生薑三片,棗二枚,煎服。

六一順氣湯　此方以代大小承氣、大柴胡等湯
治傷寒熱邪傳里,鼻乾不眠,大便結實,口燥咽乾,脉洪實者,及怕熱譫語,揭衣狂妄,揚手擲足,斑黃陽厥,潮熱自汗,胸腹滿硬,繞[1]臍疼痛,脉沉有力。
柴胡　黃芩　赤芍　大黃　芒硝　厚朴　枳實　甘草
剉劑,水煎,臨服入鐵銹水三匙調服,取其鐵性沉重,最能墜熱開結故也。〇如老弱之人或孕婦,去芒硝,加黃柏、梔子之類。〇如下後餘熱未解,口渴煩燥,宜梔子、豆豉煎湯服。

加味調中飲
治食積類傷寒,頭痛,發熱惡寒,但身不痛爲異,輕則消化,重則吐下。
蒼术　白术　乾薑　草果　厚朴　黃連　山查　神麴　陳皮　枳實　甘草
右用生薑引,煎服。〇如腹痛,加桃仁。〇痛甚,加大黃。〇實熱,去山查、神麴、草果、乾薑。

加減續命湯
治脚氣類傷寒,頭痛,身熱惡寒,肢節痛,便秘嘔逆,脚軟屈弱,不能轉動,切禁淋洗。
防風　麻黃　羌活　川芎　防己　桂枝　蒼术　白术　芍藥　甘草
右用薑、棗、燈草引,煎服。

---

1 繞:原作"遶"。同"繞",據改。後同徑改。

黃連解毒湯

治傷寒雜病，熱毒煩悶，乾嘔口燥，呻吟喘滿，陽厥極深，畜熱於內，傳於陰毒，下肚[1]後熱未解，飲酒復劇，譫語，不得眠，及發諸瘡未退，一切熱毒、臟毒，并皆治之。

黃連　黃芩　黃柏　山梔各一錢

右水二鍾，煎八分，薑三片，棗一枚，不拘時候服。○煩渴，加麥門冬、乾葛。○汗多，加酸棗仁、黃芪。○小水不通，加木通、澤瀉。○頭痛，加天麻、荆芥穗[2]。○咽痛加玄參、桔梗。○大便秘甚，加大黃、朴硝。○心神不寧，加茯神、小草。○血虛加當歸、生地黃。○咳嗽加桔梗、桑白皮。○喘急加蘿蔔子、杏仁。○身表熱，加黃芩、柴胡。○痰中有紅，加山梔、牡丹皮。○咳嗽甚者，加瓜蔞仁、杏仁、桔梗。

白虎湯

治傷寒脉浮滑者，表里有熱。若汗下吐後，七八日不解，熱結在里，胸煩大渴，舌上乾燥，甚欲飲水，并自汗，不惡寒，反惡熱，大便不閉等症。

知母二錢　石膏四錢　甘草七分　粳米半合

右水二鍾，煎八分，食遠服。○虛煩燥熱，加人參、麥門冬。○口渴，加麥門冬、五味子、乾葛。○有汗，加黃芪、黃連。○血虛，加當歸、地黃。○臥不寧，加小草、酸棗仁。○小水不利，加澤瀉。○大便結燥，加桃仁。○午後發熱，加黃柏。○泄瀉，加木瓜、茯苓、白扁豆。○膈滿，加枳實、厚朴、白术。○惡心嘔噦，加半夏、生薑。○脚轉筋，加木瓜、吳茱萸。○有痰，加橘紅、貝母、神麴。

涼膈散

治傷寒之症，燥熱鬱結於內，心煩懊憹不得眠，臟腑積熱，煩渴頭昏，唇焦咽燥，目赤口瘡，咳唾稠粘，譫語狂妄，胸胃燥澀，便溺閉結，風熱壅滯，發斑驚風等證。

1　肚：此字疑衍。

2　穗：原作"蕙"。無此藥名。《本草衍義》卷十九"假蘇"條："假蘇，荆芥也，只用穗"，據改。

黃芩　梔子　連翹　薄荷　大黃　甘草　朴硝　淡竹葉

煎服。但此方有硝、黃，宜斟酌用之。

五苓散

治傷寒中暑，大汗後煩燥，不得眠，小便不利，微熱煩渴，及表裏俱熱，飲水反吐，或攻表不解，當汗而反下之，利不止等症。

白术　茯苓　豬苓　澤瀉　官桂各等分

右剉劑，水煎服。○如小水不通，加竹葉。○但陽症煩燥不用桂。

茵陳湯

治傷寒溫熱在里，而成發黃之症。

茵陳一兩　大黃五錢　梔子十枚

右用水煎服，以利爲度。

桂苓甘露飲

治傷寒中暑、冒風、飲食，中外一切所傷傳受，濕熱內甚，頭痛，口乾吐瀉，煩渴不利，小便赤澀，大便急痛。

茯苓　澤瀉　甘草　石膏　寒水石　白术　桂枝　豬苓　滑石

右爲末。每用三錢，水調服，姜湯調尤妙。

消班青黛散

治傷寒發班，如疹子，大如綿紋，重甚則斑爛者，不可過汗，重令開泄，其或拂鬱氣短，大便熱燥。凡汗下不解，足冷耳聾，煩咳嘔逆，便是發班之候。

青黛　黃連　甘草　石膏　知母　柴胡　玄參　人參　生地　山梔　犀角

右剉劑，加薑三片，棗二枚，水煎。出，入酒一匙服。○如大便實者，去人參，加大黃。

竹葉石膏湯

治傷寒已經汗下，表裏俱虛，津液枯竭，心煩發熱，氣逆欲吐，及諸煩熱。

石膏二錢　麥門冬去心，一錢　半夏一錢　人參一錢　甘草一錢右剉劑,用青竹葉、生薑各五片,粳米百余粒,水煎溫服。

竹茹溫膽湯

治傷寒日數過多,其熱不退,夢寐不寧,心驚恍惚,煩燥多痰,不眠者。

柴胡二錢　竹茹　桔梗　枳實麩炒　陳皮　半夏　茯苓各一錢　黃連　人參各五分　香附八分　甘草三分

右剉劑,薑、棗煎,溫服。

柴胡百合湯

治傷寒瘥後,昏沉發熱,渴而錯語,失神,及百合、勞復等證。

柴胡　百合　人參　白茯苓　生地黃　知母　陳皮　甘草

右水煎。○如口渴,加天花粉。○胸中煩燥,加山梔仁。○飽悶,加枳殼。○嘔吐,加薑汁。○頭微痛,加羌活、川芎。○食復,加枳實、黃連。○大便實不解,加大黃。○虛煩,加竹茹、竹葉。○錯語沉吟不安者,加黃連、犀角。○嗽喘,加杏仁。○驚悸血少,加當歸、茯神、遠志。○虛汗,加黃耆。○脾倦,加白术。○勞復,加葶藶、艾汁、烏梅。

竹葉麥門冬湯

治病後虛煩懊惱,口乾舌燥,坐臥不寧,小水不利,不可遽用涼熱之藥,宜此劑以清之。

竹葉三十片　麥門冬三錢　知母二錢　甘草一錢　山梔子一錢

右水鍾半,粳米一撮,煎七分,溫服。○煩渴,加石膏。○心虛不寧,加茯神。○虛弱甚,加人參。名化班湯。○血虛,加當歸。○有汗,加酸棗仁、五味子。○有痰,加陳皮、半夏。○咳嗽,加桔梗、桑白皮。○不思食,加白术、茯苓。○腹脹,加淡豆豉。○腹痛,加炒芍藥。○頭痛,加川芎、荊芥穗。○惡寒,加黃芪、桂枝。○潮熱,加柴胡、黃芩。○口渴,加天花粉。○五心煩熱,加地骨皮。○小水不利,加木通。

加味逍遙湯

治傷寒瘥後,血氣未平,因行房事而發者,名曰陰易。蓋常見,治遲則舌出數寸而死。

犀角　知母　柴胡　生地　滑石　黃連　甘草　人參　竹青

○腹痛，後下韭根。○右剉劑，煎服。○如陽物縮，腹痛，倍加黃連，臨服，入當陰處褲布，剪一塊燒灰，一錢，調服，以出汗爲效。再服以小水利，陰痛腫則愈矣。

益氣養神湯

治傷寒新瘥方起，勞動應事，或多言勞神，而微復發熱者，曰勞復。

人參　麥門冬去心　白芍酒炒　知母　炒梔子　前胡　白茯神　陳皮各五分　升麻　甘草各二分半

右剉劑，用棗一枚，同煎服。

附　發散傷寒單方

凡遇傷寒，倉卒無藥，不問陰陽二症，只用生薑一兩，葱白十莖，好酒二大鍾，煎一大鍾，去渣熱服，被蓋周身，汗透卽解。勿令汗太過，忌大葷五七日。春秋依此本方，夏月薑葱減半，冬月倍用。若加黑豆二合炒，同薑、葱煎服，冬月尤妙。

一方

治傷寒初起，不問陰陽。用肥皂角一梃，燒令赤，爲末。以水五合和，頓服或以酒和服，亦可。

一方

治四時傷寒，及時氣潮熱。用棉花子炒熟，搗爲細末，每服一錢或錢半，溫酒調下，出汗。未傳經者，卽發散；已傳經者，卽輕。當汗不汗者，一服汗出卽愈。

一方

治傷寒初起，發熱頭痛。急用淡白水盡力飲之，俟頭上汗出卽解。不可便用汗下之藥，以致傳變多端也。

一方

治傷寒口齒不開。將生薑擦齒，三七三錢爲末，姜湯調服。

傷風 <small>脉浮而緩</small>

傷風者，人被風寒所感，頭目不清，鼻流清涕，咳嗽聲重，鼻塞惡風者，當以發散爲主，九味羌活湯換白术及參蘇飲、人參敗毒散、百解散之類。至於遇寒暄時發喘嗽者，内熱外寒者，寒包熱也，宜以九寶湯爲主。如不愈，瀉白散尤妙。

○傷風主方

川芎　白芷　蘇葉　香附各一錢　陳皮　防風　羌活各八分　甘草五分

右用薑三片，葱白三寸，水一鍾半，煎八分，食後熱服。○有痰，加半夏一錢。咳嗽，加杏仁、桑白皮各八分、五味子十粒。此方春月傷風尤妙。

人參敗毒散

治感冒風寒，憎寒壯熱，惡風，口乾，頭疼體痛，咳嗽，鼻塞聲重，并瘟疫、熱毒等證。

柴胡　桔梗　羌活　獨活　茯苓　川芎　前胡　枳殼各一錢　人參五分　甘草三分　薄荷少許

右剉劑，生薑煎服。○傷寒頭痛身痛，項強壯熱，惡寒口乾，心中蕴熱，加黄芩。○傷寒鼻塞聲重，咳嗽吐痰，加半夏、杏仁。○四時瘟疫，衆人病一般者，加葛根。○一切火熱之症，加連翹、栀子、枯芩、黄連、玄參、天花粉、玄明粉。○因酒毒發熱作渴，加黄連、乾葛。○頭目腫痛，因風寒所感者，加防風、荆芥、歸尾、赤芍，去參、芩。○脚氣流注，踝上焮熱赤腫，寒熱如瘧，自汗惡風，加大黄、蒼术。○乳癰便毒，憎寒壯熱，或頭痛者，加薑蠶[1]、金銀花、貝母、青皮、天花粉、白芷、歸尾。○小兒痘疹初起，發熱頭疼，疑似之間，加天麻、防風、荆芥、地骨皮，去茯苓。○癰疽發背，一切無名腫毒，發熱頭痛，狀似傷寒，加防風、荆芥、連翹、銀花。

---

1 薑蠶：原作“姜蟲”。僵蠶別名作“天蟲”，不作僵蟲。而古代僵蠶有用薑制者，故不改“薑”字，改“蟲”爲“蠶”。後同徑改。

參蘇飲

治四時感冒，頭痛發熱，鼻塞聲重，唾涕稠粘，咳嗽吐痰，中脘痞滿，嘔吐痰飲。保和脾胃，一切內外所感，小兒、室女并皆治之。

人參五分　紫蘇葉[1]一錢　陳皮去白　半夏　茯苓　桔梗　前胡　枳殼麸炒　乾葛各八分　炙甘草五分

右水二鍾，生薑五片，大棗二枚，煎八分，食遠服。加木香尤妙。○肺燥，去陳皮、半夏，加瓜蔞、杏仁。○咳嗽加五味、杏仁。○久嗽有肺火，去人參，加桑白皮、杏仁。○熱甚，加黃芩、柴胡。○頭痛甚者，加川芎、細辛。○嘔逆，加砂仁。○泄瀉，加蓮肉、乾山藥、或加芪、术、扁豆。○汗多，加黃芪、桂枝。○胃脘痛，加廣木香。○心悸健忘，加茯神、石菖蒲。○煩燥不寐，加山梔、酸棗仁。○鼻衄，加山梔、茅根。○不思飲食，加白术、砂仁。

加減消風百解散

治冬月傷感風寒，頭痛項強，肚熱惡寒，身體煩痛，四肢倦怠，痰壅喘嗽，涕唾稠粘，自汗惡風，并宜服。

川芎　白芷　陳皮各一錢　蒼术一錢五分　紫蘇一錢　麻黃一錢　桂枝八分　甘草五分

右用薑三片，葱白三根，烏豆一撮，水一鍾半，煎一鍾，溫服。以汗爲度，無汗再服。

金沸草散

治胃風咳嗽，鼻塞聲重，頭痛發熱。

旋覆花　前胡　半夏薑制　細辛各一錢　甘草二分　白茯苓一錢　荆芥　桑白皮　杏仁去皮、尖　紫蘇　桔梗各八分

右用薑三片，白水煎，熱服。

華蓋散

治傷風之症，肺感寒邪，咳嗽聲重，膈滿，頭目昏眩。

---

1 葉：此下原衍"各"字，據文義刪。

紫蘇　陳皮　桑白皮　赤茯苓　麻黃　杏仁　甘草

右水煎服。

蘇沉九寶湯

治傷風寒，喘嗽神效。

麻黃　杏仁去皮、尖　大腹皮　紫蘇葉　甘草　薄荷　桑白皮　陳皮　烏梅一個

右薑三片，煎服。

附　初起發散傷風單方

用紫蘇葉二錢　油核桃五個　生薑三片　葱白二根

水二鍾，煎一鍾，熱服，微汗卽解。夏月不用葱，此方極效，甚便出路荒僻無醫之處用。

一方

治傷風咽喉癢痛，失聲不語。用杏仁、桂心各一兩，同研勻，用半熟蜜和如櫻桃大，新綿裹，不時含之，嚥津大效。

一方

治傷風鼻塞，用麻鞋燒灰，吹鼻立通。

中寒　脉沉細，手足厥冷

夫寒者，人身受寒氣，口食寒物，致使胃氣大虛，膚轉疏豁，病此寒者，身倦氣微，身上發熱，口中不渴。有中之輕者，霍亂吐瀉，臍腹疼痛；有中之重者，口噤失音，四肢強直，昏不知人，攣急疼痛。以溫劑投之，不可錯投發表之劑。

五積散

治內傷生冷，外感風寒，頭疼身痛，發熱惡寒，拘急，四肢浮腫，腰膝疼痛，胸膈停塞，臍腹脹滿，脾胃宿食不消，痰飲不行，嘔逆惡心，飲聚膈上。可以探吐。及婦人經水不調，產後潮熱等症。

橘皮　乾薑　半夏　茯苓　枳殼　麻黃去根節　桔梗　官桂各一錢　厚朴　蒼朮各八分　白芷　川芎各七分　當歸　芍藥各八分　炙甘草五分

右水二鍾，薑三片，葱白三根，棗一枚，煎八分，熱服。○咳嗽，加杏仁、桑白皮。○身體痛，加羌活、柴胡。○手足風緩，加烏藥、防風。○腰疼，加杜仲、小茴香。○手足拘攣，加秦艽、牛膝。○大便秘甚者，加大黃。○小便不利，加木通、滑石。○兩脅肋脹痛，加青皮、柴胡。○嘔逆作酸，加吳茱萸、黃連。○表虛自汗，去麻黃，加桂枝。○口燥渴，去乾薑、半夏，加乾葛、天花粉。○胃寒，用煨薑。○挾氣，加吳茱萸。○婦人調經催生，入艾醋。○產後，去麻黃。

理中湯

溫以散寒，助陽氣不足也。治五臟中寒，口噤失音，四肢強直，兼治胃脘停痰，冷氣刺痛。

人參二錢五分　白朮二錢，土炒　乾薑炮，一錢半　甘草炙，一錢

右水二鍾，薑三片，棗一枚，煎七分，不時溫服。○有痰，加陳皮、半夏。○有汗，加黃芪、桂枝。○氣喘，加麥門冬、五味子。○嘔吐，加薑汁二匙。○小腹痛，加吳茱萸、小茴香、肉桂。○房勞內傷，寒邪中陰，面青腹痛，四肢厥冷，六脈沉微，無頭痛，無大熱者，加生附子二錢，名附子理中湯。○加附子，倍甘草，去參、朮，名四逆湯。○加川烏、鹿茸、附子各一錢半，名三建湯。○加芍藥、茯苓、附子，去參、薑，名玄武湯。此加減諸方，若陽厥并陽症似陰，腹不甚痛者，誤服必致夭，人慎之。若在疑似，只以灸法、熨法更妙。

回陽救急湯

治表裏俱虛，寒邪直中於里也。初病起，無身熱，無頭疼，止惡寒，四肢厥冷，腹痛踡臥，脈沉細而遲，或伏，并皆治之。

白朮　附子　乾薑　肉桂　陳皮　五味子　人參　茯苓　半夏　甘草

本證無脈者，加豬膽汁[1]一匙。○口吐涎沫，或小腹作痛，加鹽炒茱萸。

---

1 豬膽汁：原作“豬汁”，文義不明。據《傷寒論·辨少陰病脉證并治》“厥逆無脉……加豬膽汁”改。

○泄不止，加升麻、黄芪。○吐不止，加生薑汁，臨服入麝香三釐。病略愈，手足溫，不可多服，宜用理中調治。

回陽返本湯

治陰極發燥，微渴面赤，脉無力或脉全無。

麥門冬　五味子　附子　乾薑　人參　陳皮　甘草　臘茶

右水煎服。○如本症面帶紅者，下虛也。加葱七根、黄連少許，用清泥漿水一鍾，臨服入蜜五匙，冷服取汗爲效。

附子溫中湯

治中寒腹痛，自利，米穀不化，脾胃虛弱，不喜飲食，懶言，困倦嗜臥。

附子炮，七分　乾薑炮，七分　人參五分　甘草炙，三分　白芍五分　白茯苓五分　白术炒，五分　厚朴薑汁炒，三分　豆蔻麪煨，三分　陳皮三分

右水一鍾半，薑三片，煎一鍾，食前溫服。

萬靈金棗丹

治男子遺精白濁，臍腹疼痛，下元久冷，五勞七傷，盜汗，婦人白帶淫津，子宮久冷，毛孔雞皮等症。

廣木香　沉香　白豆蔻　砂仁　草果　胡桃　官桂　人參　薄荷　香附子炒　五味子去枝，焙乾　良薑　桔梗　三棱　川芎　細辛　白茯苓　白芷　甘草　陳皮　檳榔　丁香各一兩

右爲細末，煉蜜爲丸如小棗大，金箔爲衣。每服一丸，熱酒或鹽湯送下。

急救散

治急慢陰症。

川烏七釐　雄黄三釐

右用葱頭二段，藥爲末，入葱內細嚼，熱酒盡量飲下，被蓋出汗，立愈。

附　中寒單方

人有寒疾肚痛，急無藥者，用葱白連鬚一把，搗爛，布包一薄餅，放在臍

上，用熱磚放上烙，或熨斗烙葱餅，熱氣入臍，其痛卽止。甚則更服四逆湯。或鹽置臍中，艾灸數十壯。或用胡椒三十六粒，核桃肉七個，葱五根，同搗爲泥，好酒煎滾，盡量吃醉睡着，出汗卽愈。

一方

治中寒。用連鬚葱白二十一莖，搗爛，用酒五升煎至二升，作二次灌之。如無葱白，以薑十四片代之。此症如陽氣少回，卽用炒鹽熨臍下氣海，勿令氣冷。

又方

用橘皮二兩，好酒二升，煎至一升，作二次灌之。

中　風

脉浮大而遲者吉，實大洪數急疾者死。治則總以活血利氣爲主。

中風者，有眞中風、有類中風之分。眞中風者，中時卒倒，皆因體氣虛弱，榮衛失調，或喜怒憂思悲驚恐，或酒色勞力所傷，以致眞氣耗散，腠理不密，風邪乘虛而入，乃其中也。有中腑、中臟、中血脉、氣虛、血虛之不同，因而治法亦有異也。大抵中腑者可治，中臟者難醫。有不治之病，凡口開手撒，眼合，尿遺，吐沫直視，喉如鼾睡，肉脫，筋骨痛，髮直，搖頭上攛，面赤如妝，汗綴如珠，痰喘作聲，皆不治也。若動止筋痛，是無血滋筋，故痛，曰筋枯不治。凡卒中昏倒，不省人事，牙關緊急者，此中風痰也，先宜開關導痰正氣，然後詳視所中某症，則當以某方治之。愼勿膠柱而鼓瑟也。

中風主方

白术去蘆，一錢　陳皮一錢　白苓一錢　半夏薑汁泡，一錢　羌活五分　川芎六分　天麻八分　甘草五分

右㕮劑，隨證施引煎服。

風者，卽中腑、中臟、中經之類證見後。加人參八分、防風八分、秦艽八分。

痰者，動作便有痰聲，氣塞壅盛，脉浮而滑也。加枳實八分、桔梗八分、貝母去心，一錢、瓜蔞仁去殼，一錢、竹瀝一盞、薑汁一盞，或鹽湯探吐。又因痰四肢不收，心神恍惚，不省人事，加人參、竹瀝、薑汁，去羌活、川芎，加生地黃薑汁

炒,一錢、枯黃芩酒炒,八分、川黃連去毛,酒炒,八分、當歸八分、白芍一錢、竹瀝一盞、薑汁少許,或鹽湯吐之。

風濕痰兼者,倏然僕地,目直視,口張不能言,四肢癱瘓,六脉滑緩也。去白术、川芎,加荆、防、白附、柴胡、石菖蒲,水煎,熱灌之。必隨吐痰一升。候醒,再用主方加白芍、牛膝、荆、防,去蒼术、羌活調理。

氣虛者,僵僕卒倒,倍加人參、黃芪、竹瀝、薑汁,去羌、芎、天麻,或人參、黃芪各四兩,頓服。如鼾者,亦屬氣虛。遺尿者,虛風,治同。

血虛者卒中,用當歸、川芎、芍藥、熟地黃,俱用薑汁炒制,有痰仍加竹瀝。如筋枯,舉動便痛,是無血,不能養筋,治同。○血虛,手足木強,難舉動者,加當歸八分、生地黃薑汁炒,八分、竹瀝一盞、白芍八分、桃仁去皮尖,杵,五分、紅花酒洗,一分、薑汁少許,或單用四物加竹瀝、薑汁。

氣虛右瘓,手足軟弱而無力者,加人參八分、竹瀝一盞、薑汁少許。○若氣實而能食者,用荆瀝。○自汗,加黃芪,去羌、芎、天麻。

氣血兩虛,左右俱癱瘓者,加黃芪蜜炙,一錢、人參五分、當歸一錢、白芍八分、地黃八分、大附子去皮臍,麫裹煨,三分、木香三分、沉香三分、牛膝八分、杜仲一錢、防風八分、獨活一錢、薏苡八分、肉桂五分、甘草三分。

如左癱右瘓,兼口眼歪斜,麻痹不仁,加青皮、當歸、防風、荆芥穗、白芍、桔梗、天臺烏、南星、白芷、木香、枳殼、生薑各七分、人參五分。

瘦人中風,屬陰虛火熱也。加當歸八分、白芍八分、地黃八分、牛膝五分、黃柏童便炒,八分、黃芩八分,去羌活、白术、天麻。

肥人中風,屬氣虛與痰也,加黃芪、人參各一錢、貝母、南星、黃芩、防風、威靈仙、天花粉各八分、附子便制、薄桂各五分、竹瀝一盞、薑汁少許。如兼有濕,單用參、芪,加附子。行經用附子,必以童便煮過。如單痰,去參、芪,加瓜蔞仁,少入酒以行經。如肥人善飲,舌木強硬,語言不清,口眼喎斜,痰氣涌盛,肢體不遂,此屬脾虛濕熱也。加煨葛根、山梔、神麯、人參,去羌活、川芎、天麻。

有因好酒色患中風,四肢麻木無力,半身不遂,加當歸八分、芍藥一錢、熟地八分、人參八分、黃芪七分、黃柏酒炒,六分、知母六分、薑釀五分、麥門冬一錢。

如單癱不遂,無麻木證,去知、柏、薑釀、天麻,加薑汁、竹瀝,多服。

有中風,面目十指俱麻,加人參五分、黃芪蜜炙,八分、升麻五分、柴胡五分、歸身八分、木香八分、附子五分、防風八分、烏藥八分、麥門冬八分。

如單手麻木，去羌活、川芎、天麻，加桃仁、紅花、蒼术。

有患中風，卒暴涎流，氣閉牙緊，加白芷、南星、甜葶藶、竹瀝、薑汁，去羌活、白术、天麻、川芎。

有患中風偏枯，四肢不遂，手足攣拳，去白术、羌活、川芎，加防風、虎脛骨、當歸、杜仲、牛膝、續斷、金毛狗脊、巴戟、石斛各一錢。

有中風半身不遂，皆如角弓反張，加麥門冬去心，八分、當歸一錢、黃連薑汁炒，八分、黃芩七分、荊芥五分、烏藥五分。

有因好酒及勤工作，患中風，頭目眩暈，加防風八分、人參五分、當歸八分、芍藥八分、熟地薑汁制，八分、黃連五分、甘蔗汁半盞。

有因好色患中風，四肢麻木無力，半身不遂，加歸、芍、地黃、苦參、黃柏、知母、麥冬、參、芪、僵蠶、全蝎、地龍，去羌活。

有患中風攻注四肢，骨節疼痛，遍身麻木，語言蹇澀，加薑蠶八分、枳殼八分、麻黃去節，五分、烏藥八分。

有患中風，四肢不知痛癢，麻木，加參、芪、麥冬、歸身，去羌活。

有患中風，并小腸疝氣，去白术、羌活，加吳茱萸一錢、胡蘆巴八分、小茴一錢、熟地八分。

通關散

治中暴風[1]厥，昏迷，卒倒不省人事，欲絕者。

遼細辛去葉、土　豬牙皂角去弦子，炙赤，各一兩　藜蘆生用，五錢

右爲細末，用少許吹入鼻孔中，得嚏爲效。

加味導痰湯

治中風痰涎壅盛，不能言語，牙關緊急有熱者，宜此。

制南星　制半夏　白茯苓　陳皮去白　枳實浸炒　瓜蔞仁去殼　桔梗　黃連薑汁炒，三分　白术各一錢　人參　當歸　木香各五分　甘草三分

右剉劑，生薑三片，水煎。臨服，入竹瀝、薑汁同服。

---

1 暴風：原字闕損。據《世醫得效方》卷十三“通關散”治“卒暴中風”及殘留字迹補。

小續命湯

治真中風邪。中腑者，脉浮而弦，面見五色有表，惡風寒，拘急不仁，四肢風痹。

麻黃去節　人參　黃芩　芍藥　防己　川芎　杏仁　甘草　桂枝各一兩　防風一兩五錢　附子五錢

右剉劑，食前溫服。

中風，無汗惡寒，本方麻、防、杏各加一倍，宜鍼至陰穴出血、昆侖穴、陽蹻穴。

中風，有汗惡風，本方桂、芍、杏各加一倍，宜鍼風府。上二證皆太陽經中風也。

中風，有汗，身熱不惡寒，本方甘草加一倍，外加石膏、知母各二兩。

中風，有汗，身熱不[1]惡風，本方桂、芩各加一倍，外加葛根二兩。宜鍼陷谷穴、厲兌穴。上二證皆陽明經中風也。

中風，無汗身涼，本方附子加一倍，甘草加三兩，外加乾薑二兩，宜刺隱白穴。此太陰經中風也。

中風，有汗，無熱，本方桂、附、草各加一倍，宜刺太溪穴。此少陰經中風也。

中風，六證混淆，繫之于少陽、厥陰，或肢節攣痛，或麻木不仁，宜本方八兩，加羌活四兩、連翹六兩。

三化湯

治真中風，邪中臟者，脉浮而洪，唇緩失音，鼻塞耳聾，眼瞀便閉，九竅不利。

厚朴薑　大黃酒浸，焙乾　枳實麥麩炒　羌活各等分

右剉劑，每服一兩，水二盞，生薑三片煎服。

大秦艽湯

治中經者，脉浮弦而澀，外無六經形症，內無便溺阻隔，血弱不能養筋，故

1　不：此字疑衍。不然，"身熱不惡寒"與"身熱不惡風"症狀無不同，無法區分。

手足不能運動，舌強不語等症。

秦艽　石膏各二錢　甘草　川芎　當歸　芍藥　羌活　獨活　防風　黃芩　白芷　生地黃　熟地黃　白茯苓　白术各一錢　細辛五分

右剉，水煎服。如天陰雨，加生薑七片。如心下痞，加枳實一錢，春夏加知母二錢。

羌活愈風湯

治手足戰掉，語言蹇澀，神昏氣亂。

羌活　甘草炙　防風　蔓荆子　川芎　熟地黃酒洗　細辛　枳殼去穣，麩炒　人參　麻黃去節　甘菊　薄荷　枸杞　當歸酒洗　知母　地骨皮　黃芪　獨活　白芷　杜仲薑汁炒，去絲　秦艽去蘆　柴胡去蘆　半夏湯泡　前胡去蘆　厚朴薑汁炒　防風各二分半　白茯苓　黃芩　芍藥各三分　石膏　蒼术米泔浸　生地黃　桂枝各一分半

右咀，水一鍾半，煎至一鍾，去渣溫服。如欲汗，加制麻黃三分。如欲利，加大黃三分。如天陰雨，加生薑一錢。

治半身不遂口眼歪斜神方

人參一錢五分[1]　黃芪一錢　當歸二錢　白术一錢五分　乾葛八分　甘草四分　紅花四分　桂枝五分

右水二鍾，薑三片，棗一枚，煎服。此症□多用風氣藥治之，殊不奏效。此方調理氣血，故獲速效，分兩量可加減。

搜風順氣

治三十六風通用。

車前子水淘洗淨，二兩五錢　白檳榔二兩　火麻子微炒，去殼取仁，二兩　鬱李仁去皮，二兩　川牛膝去蘆酒浸，二兩　菟絲子酒煮，二兩　乾山藥淨，二兩　枳殼去穣，麩炒，一兩　防風一兩　獨活淨，一兩　山茱萸肉一兩　大黃五錢，酒蒸

右爲細末，煉蜜爲丸如梧桐子大。每服二三十丸，酒送下，或米飲亦可。

1　一錢五分：原作“一□五□”，作爲劑量，據文義補。

氣壯者五十丸，常服更妙。

愈風膏

此方養血清熱，疏風化痰，通暢經絡聖藥。

白芍藥六兩　當歸酒洗，六兩　黃連七錢　川芎六兩　何首烏黑豆蒸過，一兩　甘草炙，四兩　黃芩三兩　生地黃二兩五錢　秦艽去蘆淨肉，三兩　羌活一兩　荊芥三兩　菖蒲九節者，一兩　防風三兩　大黃酒蒸，一兩　南星如半夏制，三兩用　滑石水飛，三兩　連翹去心，三兩　石膏火煅，研，一兩　白僵蠶炒，去絲、嘴，一兩　山梔炒，一兩五錢　蟬蛻一兩，去土　海桐皮一兩五錢　麻黃去節，三兩　白朮炒，二兩　桔梗一兩五錢，炒　紅花一兩五錢　玄明粉八錢　薄荷三兩

右除石膏、滑石、玄明粉三味，另碾極細，餘俱爲末。同一處，煉蜜爲丸如梧桐子大。每服五七十丸，食前白滾湯送下。

大聖一粒丹

治中風不語，左癱右瘓，手足瘓瘲，口眼喎斜，諸般瘋症。

大附子炮，去皮、臍　川烏炮[1]，去皮、尖　白附子炮，去皮、尖，各二兩　白蒺藜炒，去刺　白僵蠶炒　五靈脂各一兩，炒　沒藥　白礬枯　朱砂各五錢　麝香二錢　京墨一兩　金箔二百爲衣

右前六味同爲細末，後四味研爛，合和，用井花水一盞，研墨盡爲度，將墨汁搜和，杵臼內搗五百餘下，如[2]彈子大，金箔爲衣。每食後臨臥用生薑自然汁磨化一丸，同熱酒調服，再以熱酒隨意多少飲之。就無風處臥，衣被厚蓋取汗，卽愈。切忌食發風毒之物。

飛步丸

治中風癱瘓，手足不能動止，身體不能轉側，及三十六種瘋症。

麝香三錢，另研　乳香　沒藥　虎脛骨醋煮焦　白膠香各一兩　自然銅醋淬七次　真京墨燒淨煙，各三錢　草烏去皮、尖制，二兩　五靈脂二兩　地龍去土　當

---

1 炮：原作"泡"。據《證類本草》卷十一"白附子"引《日華子本草》"入藥炮用"改。後同徑改。
2 如：此前似脫"丸"字。

歸　番木鼈去毛，油炙，一兩

右如制法，糯米打糊爲丸如龍眼大。每用無灰酒磨化一丸，甚者磨化二丸，不可多服。

八仙丹

治左癱右瘓。

酥油五兩　虎骨油炙，三兩　龜板油炙　芍藥二兩　白茯苓二兩　當歸二兩，酒浸　人參五錢　乳香五錢　沒藥五錢　木香五錢

右共爲細末，好酒送下一錢。如重加五分。

牛黃清心丸

治中風痰久鬱於內，正氣虛，邪氣盛，一時暴作，卒倒不知人事之症。

膽南星　白附子煨　半夏用皮硝滾湯泡五次，又用皂角易泡一次，又用明礬泡一次，共七次，取曬乾，搗粗末聽用　川烏用麪包煨熟，去麪不用，已上四味俱各一兩　蟬肚鬱金五錢

右五味爲粗末，臘月黃牛膽三個，取汁和前藥勻，仍入膽內，紮口懸於風簷下，至次年可用合藥，再加制過淨芒硝一錢、辰砂一錢、雄黃一錢、南硼砂一錢、片腦、麝香各少許

右取膽，內藥一兩，共一兩四錢，研細，稀糊丸大豆大，金箔爲衣。每用一丸，姜湯化下。

龍蛇換骨丹

專治男婦左癱右瘓，三十六風。七日見效，如神。

人參　川芎　白芷　蔓荆子　乳香煅　木香　沒藥煅　何首烏　沉香　防風　天臺烏　川烏炮　南星制　天麻　細辛　白附子　黑附子　五味子各五錢　朱砂　麝香各一錢

下鍋七味：烏藥　桑白皮　苦參　蒼术　槐角子　威靈仙各八兩　麻黃三斤半

用河水一大桶，將以上七味入鍋內水熬。下二分，去渣，再熬成膏汁。和煎二十味藥末，攪勻，搗千餘下，每丸重一錢五分。每服一丸，用好酒浸，封

固瓷器內，煮一炷香，熱服，出汗爲度。

白花蛇酒

治一切風症，屢有速效。

白花蛇四兩　沒藥五分，煅　廣木香一兩　人參一兩　川芎五錢　南星牛膽者，六錢　當歸五錢　細辛五錢　川烏炮，去皮、尖，一兩　香白芷五錢　麻黃去節，五錢　白茯苓一兩　生地黃一兩　熟地黃一兩　大黃三錢　防風五錢　川椒五錢　天麻五錢　蒼术一兩　藁本一兩　青皮去穰，三錢　陳皮去白，三錢　真麝香一錢　縮砂仁三錢　朱砂三錢　蒼耳草熬膏，四兩

右各爲咀片，用生絹袋盛之，以無灰好酒二十二斤，將藥袋放酒壜內，竹箸紮緊，麪封頭，入鍋內重湯煮三個時辰，取出，埋土七日，出火氣。每服一鍾。病在下，食前；病在上，食後。其效不可盡述。煮酒時，忌婦人、雞、犬。

四白丹

此丹清肺氣，養魄。中風者，多昏憒[1]，胃氣不清利，此藥主之。

白芷一兩　白檀一錢五分　白茯苓　白术　縮砂仁　人參　防風　川芎　香附子炒　甘草炙，已上各半兩　羌活　獨活　藿香各一錢半　知母去毛　細辛去灰土，各二錢　甜竹葉二兩　薄荷三錢半　麝香二分半，另研　牛黃五分，另研　片腦五分，另研

右爲細末，煉蜜爲丸，一錢重一丸。臨臥嚼一丸，每丸分五七次嚼，以愈風湯送下。

萬靈丹

治男婦左癱右瘓，口眼歪斜，半身不遂，失音不語，涎潮悶亂，手足頑麻，骨髓枯燥，遍身疼痛，行步艱難。

川烏以童便浸一宿，去皮、尖，炒乾　草烏以生薑汁煮透，去皮、尖，炒黃　石斛去根　蒼术米泔水浸，去皮焙乾，各二兩　何首烏酒蒸過，焙乾　香白芷　甘草　當歸

1　憒：原作“潰”。雖通“憒”，此爲中醫術語，爲免歧義，改用正字。後同徑改。

身酒洗,去垢　天麻　防風　細辛去土　荆芥穗各五錢　川芎二錢五分　麻黃洗去節,煮十數沸,焙乾,二錢

右諸藥取宜合藥,好日辰并晴明天氣爲末,煉蜜爲丸如蓮子大。每服一丸,細嚼嚥之,專治男左癱右瘓,急悶,熱酒下。○眉毛退落,大麻風,冷茶送下。○口發狂言,心邪風,朱砂湯送下。○耳作蟬聲,破傷風,熱酒下。○遍身疼痛,肺血風,溫茶下。○腰疼耳聾,腎藏風,米泔湯下。○身生紫暈風,用防風湯下。○手足退皮,腫,腸風,天麻湯下。○身生癜風,用防風湯下。○筋骨疼痛,氣注風,乳香湯下。○口眼歪斜,心熱風,冷茶下。○大腸瀉血,臟毒風,燒蒜湯下。○身體不覺,頑麻風,溫酒下。○指節破裂,毒風,鹽湯下。○前後倒地,感厥風,生薑湯下。○發狂肚脹,急驚風,荆芥湯下。○腎冷風,溫茶下。○五般沸淋,腎飲風,鹽湯下。○鼻生赤黑點,肺間風,防風湯下。○婦人手足熱,因血風,紫湯下。○小兒撮口,胎疾風,朱砂湯下。○髮隨梳落,毒風,地黃湯下。○眼澀癢,熱風,米湯下。○婦人產後風,紅花湯下。○婦人赤白帶下,姜湯下。○手脚拳麻,雞爪風,石榴皮湯下。○一切骨髓寒風,生薑湯下。

消風散

治諸風上攻,頭目昏眩,項背拘急,鼻塞聲重,耳作蟬鳴及皮膚頑麻,瘙癢癮疹,婦人血風,頭皮腫癢,并宜服之。

陳皮　厚朴去皮,薑制　人參各五錢　羌活一兩　荆芥　甘草炙　茯苓　僵蠶　防風去蘆　芎藭　藿香去梗、土　蟬蛻去土,炒,二兩

右共剉,作細片。每服八錢,水二鍾,葱白二根,煎,食後服。或共爲細末,每服二錢,葱湯下。

清氣宣風散

治上焦風熱不升降,膈上有痰涎,及治兩目赤澀,耳鳴,耳塞不聰。

川芎　羌活　熟半夏　生地黃　僵蠶炒,各八分　當歸　白术　芍藥各錢[1]　防風去蘆　甘菊花　枳殼麩炒　陳皮　荆芥　升麻　黃連各五分　蟬蛻炒,六分　山梔仁炒黑,五分　茯苓六分　甘草三分

---

1 各錢:原書如此。可以理解爲"各一錢"。

右吹咀，分作二貼。每貼水二鍾，薑三片，棗一枚，煎八分，食遠溫服。

預防風痿藥

凡人覺大拇指及次指麻木不仁，或肌肉蠕動，此風之先兆也，宜服此方。

防風　川芎　當歸　芍藥　薄荷　麻黃　連翹　黃芩　桔梗　甘草　荆芥　白术　烏藥　羌活　僵蠶

○有痰，加半夏、南星、枳實，水鍾半，煎服。

附　中風單方

凡遇中風口噤，先用通關散吹入鼻中，候噴嚏口開，次用真正蘇合香丸、薑汁調和灌醒。如不醒，急灸百會、人中、頰車、合谷穴。醒後用白术、天麻、當歸、川芎、桂枝、半夏、南星、陳皮，剉劑水煎，加竹瀝一盞、薑汁半盞和服，則漸舒矣。萬一荒僻之處，一時無藥，急取染缸內染布活靛水一碗，煎滾，候溫灌入口內，但得入腹卽醒。

一方

治中風口眼喎斜，用括蔞根取汁，和大麥麪作餅，令熱熨。正便止，勿太過。

一方

治三年中風不效者，取松葉一斤，搗細，以酒一斗煮取三升，頓服，汗出立愈。

一方

治中風不省人事，以香油灌之。

中暑　其脉微弱無力，虛弦細遲

夫暑者，夏令炎天之氣也。經曰：寒傷形，熱傷氣。所以言之，人與天地同一橐籥，夏月天之氣浮於地表，則人之氣亦浮於肌表，故膚腠疏豁，易於傷感也。若或失宜，熱氣蒸襲於内，元氣被傷耗，散而爲暑熱不足之證，須當辨認感傷中三者之分。夫感者感於皮毛而爲輕病，傷者傷於肌肉而又甚之，中者直中於血脉也，而爲病最重。然又有動靜之分。若行人途路、農夫田野，動而得之爲中暍；又若涼亭水閣，風車揮扇，靜而得之爲中暑。病本則一，變證迥異，情狀具在，而治法昭然矣。

中暑主方　即黃連香薷[1]飲。

香薷三錢　厚朴一錢　扁豆炒，一錢半　黃連一錢　甘草炙，五分

右水煎，俟冷徐徐服。○如傷暑，腹痛自汗，或吐或瀉，身熱，依本方。○頭痛，加川芎。○腹痛瀉水，加砂仁、木香、豬苓、澤瀉、茯苓、木瓜。○瀉利，加蒼术、白茯苓各二錢。○挾痰飲或惡心，加陳皮、半夏、茯苓、南星、生薑。○嘔痰水，加半夏一錢、生薑五片。○如傷暑熱，邪在肌肉之間，惡心發熱，口渴，胸膈滿痛，或身如鍼刺，脉微弱者，加桂枝、枳殼、前胡[2]。○嘔逆心煩，熱加炒黃連一錢、薑汁五匙。○手足搐搦，此暑風也。加防風、羌活各一錢五分。○小便不利，加赤苓、滑石各一錢五分。○吐，加藿香、陳皮各一錢五分。○轉筋，加木瓜一錢。○口渴，加乾葛或加天花粉，或加人參、麥門冬、五味，名生脉散。○氣虛，或加人參、黃芪。○肚痛，加枳殼、赤芍。○暑夾食，飽悶噯氣，或瀉，加神麯、蒼术、青皮。○小便赤，或小便血，加童便、炒梔子、黃柏、扁豆。○表裏中暍，發熱惡寒，身重疼痛，小便澀，洒然毛聳，手足逆冷，小有勞，身即熱，口開，前板齒燥，加參、芪、术、升、歸、柴、陳皮。○脉弱，去黃連，加人參二錢、麥門冬一錢五分。○虛汗不止，去黃連，加黃芪、白术各二錢。

胃苓湯

治冒暑，腹痛泄瀉，或無嘔吐。

厚朴去皮　蒼术米泔水浸　陳皮　甘草　茯苓　白术　豬苓　澤瀉各等分

右用薑三片煎服，加滑石尤妙，或加黃連香薷飲亦妙。

清肺湯

治暑天寒熱往來，咳嗽有汗等症。

---

1 香薷：原作"香茹"。爲香薷之俗寫。據卷一"藥性纂要"清暑主藥爲"香薷"改。後同徑改。

2 前胡：原作"全胡"。爲前胡之俗稱，改用正名。後同徑改。

知母　桑白皮去皮　杏仁去皮、尖　人參　黃芩　柴胡　甘草　桔梗　茯苓　滑石　白术

薑三片。煎服。

中暑湯

治靜而得之，中暑爲病，惡風飽悶，腹痛嘔吐，噦，瀉，脉沉遲或弦滑者。

香薷　扁豆　厚朴　蒼术　陳皮　甘草　茯苓　半夏　山查　藿香　砂仁

右剉劑，生薑煎服。○瀉水，加猪苓、澤瀉。

中熱湯

治動而得之，中熱者爲病，發寒熱，頭疼咳嗽，痰血，胸滿燥亂，脉浮大而虛者。

柴胡　黃芩　桔梗　貝母　天花粉　香薷　扁豆　黃柏　連翹　滑石　甘草

右生薑煎服。

益元散　一名六一散，又名天水散

治中暑身熱，小便不利，燥濕，分水道，實大府，化食，消毒，行積滯，逐凝血，解煩渴，補脾胃，降妄行之火。

滑石水飛，六兩　甘草另研，一兩

右和勻。每服二錢，新水調服，或冷蜜水送下，爲咀煎服。每劑滑石六錢、甘草一錢，水鍾半，煎七分，涼服。○心煩神擾，加辰砂五分調用。○痰多加半夏、陳皮。○夜不寐，加麥門冬、酸棗仁、小草。○有汗，五味子、黃芪。○膈脹食少，加白术、茯苓、枳實。○血虛驚悸，加當歸、生地黃。○鼻衄，加山梔仁、牡丹皮、茅根。○口渴，加麥門冬、乾葛。○小便血，加小薊、牡丹皮、生地。○淋如砂，加海金砂、車前子。

辰砂四苓散

治勞損太過，夏月暑傷，發熱大汗，惡寒戰慄，煩渴，脉虛微而數者。

辰砂　猪苓　澤瀉　白术　赤苓

右爲末，人參作湯調服。本方去辰砂，加肉桂，名五苓散。○加[1]辰砂，名四苓散。

清暑益氣湯

治長夏溫熱蒸人。人感之，四肢困倦，精神短少，懶於動作，胸滿氣促，肢節疼痛，或氣高而喘，身熱而煩，心下膨悶，小便赤而數，大便溏而頻，或痢，或渴不思飲食，自汗，身重，或下血，脉當隱伏，或芤遲。

黃芪　升麻　蒼术　人參去蘆,各一錢　神麯煅　陳皮各五分　甘草炙　五味子九個　澤瀉五分　青皮五分　黃蘗酒炒　麥門冬去心　當歸各四分　葛根二分　白术七分

右用薑三片，棗一枚同煎。食遠服，如汗多，去乾葛。

參姜湯

治夏秋暑熱因過用冷物茶水傷其內，又過取涼風傷其外，以致惡寒發熱，胸膈飽悶，或飲食不進，或兼嘔吐泄瀉，此內外俱寒冷也。

人參　乾薑炒紫色　厚朴姜水炒　陳皮　羌活　枳實　白茯苓各一錢　白术一錢五分　甘草炙,五分

右水煎服。

驅暑壯氣湯

治夏初春末頭疼脚軟，食少體熱，精神困憊，名曰注夏病，此屬陰虛元氣不足。

黃芪　人參　麥門冬各一錢　白术一錢五分　陳皮　當歸　白芍　黃柏各八分　五味子九粒

右用薑一片，棗一枚，煎服。○有痰，加半夏。○如暑傷元氣，傷寒發熱，發熱汗大泄，無氣力，脉虛細而遲，去當歸、五味子，加白苓、黃連、香薷、知母。○如去黃芪、當歸、黃柏、白苓，加知母、香薷、黃芩，又可爲夏暑在途中，常服以壯元氣，清熱驅暑，預杜吐瀉痢疫之劑。

---

1 加：此當爲"去"字之誤。

附　中暑單方

凡遇中暑，道途之中，神昏卒倒，湯藥不便，恐氣脱難治，急扶至陰涼處。又不可臥濕冷地，急取路上熱土，放臍上撥開作竅，令人尿於其中。待求生薑，或蒜嚼爛，以熱湯或童便送下。外用布蘸熱湯熨氣海，立醒。之後，尤不可飲冷水，只以大劑滋補藥投之。如心神恍惚，五苓散，燈心煎，入朱砂末調服。有汗，加黃芪。

一方

治中暑熱痰，不知人事欲死者，蚯蚓杵爛，以冷水濾過，濃服半碗。

一方

治熱渴心悶，或渴死於路上，以刀掘一穴，入水搗之，取爛地漿灌下卽活。

一方

治暑熱飲冷腹痛，以熱燒酒入鹽少許飲之。

一方

治中暑或日曬熱極欲死者，取河邊沙土，水潯過，日曬乾，成拆皮卷上，仰者爲之仰天皮。以之泡井華水，濾去渣服之。

中濕門　脉宜滑緩兼濇小

《內經》曰：諸濕腫滿，皆屬脾土。又曰：因於濕，首如裹。蓋其因有從外入者，有自內得者。外入者，或感山嵐瘴氣，或被雨濕蒸氣，或涉水臥地，或汗衣濕鞋，致體重脚氣，多自下起，治當汗散，久則疏通滲泄之。內得者，或過食冷漿、瓜果濕麪乳酪，或飲酒食後。寒氣拂鬱，濕不能越，致腹皮疼脹，甚則水蠱痞滿，或遍身浮腫，按之如泥不起，當實中宮，淡味滲泄利小便爲要。若濕腫脚氣，治當汗散。

中濕主方

陳皮八分　甘草四分　赤苓一錢　半夏一錢　酒芩八分　羌活八分　蒼术泔浸炒，一錢　白术一錢

右生薑三片，同煎服。○但濕從外入者，加紫蘇、防風、豬苓、澤瀉、乾葛、木瓜各八分。○濕自內傷者，加酒芩、木通、澤瀉、砂仁各八分。○挾食及

腹飽悶者，加山查肉、枳實炒，各一錢、木香六分，另研。○頭重痛，倍羌活，加川芎、黃芩。○濕在上，倍蒼术。○濕在下，加升麻八分。○濕在中焦與痛有實熱者，加黃連、木通各一錢。○肥白人因濕沉困怠惰，是氣虛，加人參、黃芪各一錢，倍白术。○黑瘦人沉困怠惰，是濕熱，加白术、黃芩、白芍各一錢。

五苓散

治內傷外感，溫熱暑濕，表裏未解，頭痛發熱，口燥咽乾，煩渴不止，飲水，小便赤澀，霍亂吐瀉，自利煩渴，心氣不寧，腹中氣塊，小腸氣痛者，濕熱不散，黃疸發渴，一身盡痛等症。

白术一錢　茯苓二錢　肉桂七分　豬苓　澤瀉各一錢

右水二鍾，棗一枚，煎八分，不拘時候。○陽毒，加芍藥、升麻，去肉桂。○狂亂，加辰砂、山梔、黃連。○頭痛目眩，加川芎、蔓荆子。○咳嗽，加桔梗、桑白皮。○心氣不定，加人參、麥門冬。○痰多，加半夏、陳皮。○喘急，加桑白皮、紫蘇子。○大便不通，加大黃、朴硝。○氣塊，加三棱、香附子。○心熱，加黃連、蓮肉。○身疼拘急，加羌活、柴胡，或蒼术、薑汁，熱服微汗。○口乾愛水，加乾葛、天花粉。○鼻衄，加山梔仁、側柏葉。○五心熱，加柴胡、地骨皮。○水氣，加甜葶藶、木通。○小腸氣痛，加茴香、木通。○眼黃五疸，加茵陳、木通、滑石。○霍亂轉筋，加藿香、木瓜。○如濕寒，小便自便清白，大便泄瀉，身痛，身無汗，加生附、蒼术、木瓜。○如患濕，背間身體如負有二百斤之重，加乾薑、木通、酒芩、蒼术。

除濕湯散

治寒濕所傷，身體重着，腰脚酸疼，大便溏泄，小水不利之證。

蒼术米泔浸　白术生用　白茯苓各二錢　陳皮一錢，去白　厚朴薑制　藿香各八分　半夏麯一錢，炒　甘草五分，炙

右水二鍾，薑三片，棗一枚，煎八分，食前服。○小便蹇澀，加木通、澤瀉。○足下腫，加木瓜。○面目腫，加羌活、枳殼、防風。○脾虛發腫，加人參、白芍。○遍身浮腫，加大腹皮、生薑、木香。○口渴，加乾葛、升麻。○目黃，加茵陳、山梔仁。○身熱，加黃芩、柴胡。○內熱，加地骨皮。○小腹疼，加吳茱萸。○胸膈痞滿，加炮薑、枳實。○吞酸吐酸，加薑炒黃連、吳茱萸。

○飲酒人吐酸，加砂仁、黃連。○嘔吐清水，加[1]半夏、紅豆蔻。○脚底熱，加肉桂。○心煩，加山梔仁。○如濕氣，腰似折膀，似水冷無力，加附子、蒼术、木通、牛膝、杜仲、酒芩、猪苓、澤瀉、黃柏、知母。

羌活勝濕湯

治脊疼項强，氣上衝，腰如折，遍身骨節疼痛。

羌活　獨活各一錢　藁本去蘆　防風去蘆　甘草炙　川芎各五分　蔓荆子三分　黃柏酒炒，一錢　蒼术米泔水炒，一錢　制過附子五分

右水二鍾，薑一片，煎至一鍾，去渣熱服。

麻黃加术散飲

治濕勝，身煩疼痛，無汗，濕在上。

麻黃二錢，去節，水浸去沫　桂枝一錢　甘草炙，一錢　杏仁十二個　白术二錢，土炒

右水二鍾，薑一片，煎至一鍾，溫服。○若濕勝，小便不利，煩渴，濕在下，用五苓散去肉桂，換桂枝五分；如熱甚，去桂枝，加石膏一錢。

升陽除濕湯

治上下濕，此藥升降通用。

升麻　柴胡　防風　神麯炒　澤瀉　猪苓各一錢半　蒼术二錢炒，甘草五分，炙　麥芽炒，一錢

右水二鍾，薑三片，棗二枚，煎一鍾，熱服。

防己湯 治風濕身重，汗出。

黃芪二錢五分　白术二錢　防己二錢　防風一錢五分　甘草一錢　生薑三片　大棗二枚

右水二鍾，煎一鍾，不拘時候。

1　加：原作"多"。據文義改。

加味滲濕湯

治患濕氣，兩膀疼，難行腰痛，小便中有白濁。

陳皮　茯苓　豬苓　澤瀉　香附　撫芎　人參　白术　木通　防己　蒼术　蒼耳　甘草　黃柏　知母　牡蠣　龜板　熟地　芍藥

右薑、棗煎，熱服。

袪濕百應丸

治一切因濕所致之病，不拘黃腫、黃疸，俱效。

豬苓　木通　蒼术　麥芽　瞿麥　牽牛　厚朴　澤瀉　陳皮　車前　草果仁　烏藥　大腹皮　滑石　檳榔　香附　砂仁　青皮　赤苓　甘草

右剉劑，俱爲細末，醋糊爲丸，酒下或煎服亦可。但服此藥，必先要以香蘇散表之。

治濕腫方

土茯苓四兩　何首烏三錢　當歸一錢　川朴一錢　金銀花一錢

如濕在上，加川芎一錢，不用牛膝；濕在下，加牛膝一錢，去川芎。右水二鍾，煎一鍾半，服。

附　中濕單方

凡遇有風濕之病，欲常服除濕。壯筋骨明目宜用蒼术一斤，米泔浸，竹刀刮去皮，曬乾爲片，一半用童便浸一宿，一半用酒浸一宿，焙乾，爲細末。每服一錢，空心鹽湯或酒調下。

一方

治諸般濕氣，用薑、葱汁，不拘多少，熔[1]廣膠在內，敷患處，將白綿紙蓋上，炒熟麩皮在上，日逐磨運，自然發散而愈矣。

一方

治濕氣，用芥菜子搗細，醋調均，敷患處，任痛卽止。

1　熔：原作“鎔”。同“熔”，據改。後同徑改。

卷 之 三

金溪　龔居中　應圓父編輯

潭陽　劉孔敦　若樸父參訂

瘟疫 脉宜浮弦

瘟疫者，乃天行之時氣，爾家我室，病則一般，有病者，有不病者。病者氣虛，邪氣易入；不病者氣實，邪氣難入。治宜分其內外虛實，按其時氣流行，切不可作正傷寒治法，而大汗、大下也，惟以清熱解毒爲主。○若脉浮緊，無汗者，可散，宜乾葛、蒼术、柴胡、黃芩、枳殼、升麻、桔梗、防風、人參、甘草、黃柏之類。○若脉浮洪，有汗者，可清，宜黃芩、黃柏、知母、山梔、柴胡、人中黃、童便、甘草之類。○若脉洪實、譫語者可下，宜大黃、黃連、黃芩、柴胡、枳實、天花粉、芍藥、甘草、山梔之類。

若冬瘟之病，非其時而有其氣。蓋冬寒時而反病溫，此天時不正，陽氣反泄，脉當浮洪。治宜辛寒以清之，胡黃芩、甘草、半夏、天花粉、知母、黃柏、乾葛、枳殼、茯苓、桔梗、羌活、川芎、白芷、生薑之類。

若寒疫之病，卻在溫暖之時。蓋春溫時而反病寒，此亦天時不正，陰氣反逆，脉當弦洪。治宜甘溫以散之，柴胡、乾葛、川芎、升麻、枳實、陳皮、半夏、黃芩、生薑之類。

若三月後晚發症，頭痛，身熱惡寒，脉洪數，先用羌活衝和飲，後用六神通解散之類。

瘟疫[1] 主方

大黃　黃連　黃芩　人參　桔梗　防風　蒼术　滑石　香附　人中黃作法：用竹筒兩頭留一節作一竅，納甘草於中，仍以竹木釘閉竅，置於大糞缸中浸一月，取出曬乾，名人中黃。如無此味亦可。

右爲末，神麯糊丸。每服六七十丸，氣虛者四子湯[2]下。○血虛者，四物湯下。○痰多者，二陳湯送下。○熱甚者，童便下。

六神通解散

治春末夏初傷寒，并時行熱病，發變甚捷。但凡瘟疫初起，預用傷寒內藿

1　瘟疫：原作"傷寒"。《傷寒》篇下已有"傷寒主方"，此在《瘟疫》篇下，當爲"瘟疫"二字誤，據文義改。

2　四子湯：當爲四君子湯。中醫古籍中，無此省文。

香正氣散煎一大碗，每人服一碗以防未然。若已病，用前九味羌活湯，并此服之，皆有奇效。

麻黃去根節，一錢。南方春夏不用　防風一錢半　黃芩　石膏末　滑石末各二錢半　蒼术四錢　甘草一錢

右用薑三片，蔥白五寸，淡豆豉五十粒，水二大鍾，煎一大鍾，熱服。微汗卽解。

升麻葛根湯

治大人小兒時氣瘟疫，發熱頭痛及瘡疹未發、已發，疑似之間，并服極穩。

升麻　葛根　白芍各一錢半　甘草一錢

右用薑三片，蔥白三寸，水一鍾半煎服。○頭疼加川芎、白芷各一錢。○身痛皆強，加羌活、防風各一錢。○發熱不退，春加柴胡、黃芩各一錢五分、防風一錢，夏加黃芩一錢五分、石膏末二錢。○咽痛加玄參、射干、桔梗各一錢。○頭項面腫加防風、荊芥、連翹、白芷各一錢五分、石膏三錢、牛蒡子、川芎各一錢。○惡寒發熱，加黃芩、柴胡。○心煩不寐，加麥門冬、當歸。○胸膈煩滿，加陳皮、厚朴。○有痰咳嗽，加半夏、橘紅。○惡心、嘔吐，加半夏、薑汁。○口渴，加天花粉。○齒頰痛，加丹皮、石膏。○皮膚搔癢，加白芷、羌活。○大人遍身癮疹，加防風、蒼术各一錢半、牛蒡子、蒼耳子、浮萍草各一錢。○頭眩，加天麻、藁本。○小兒麻疹，加防風、連翹各一錢。○痘疹未發，依本方。已發屬熱，加連翹、紫草各一錢。

牛蒡芩連湯

治積熱在上，頭項腫起，或面腫，多從耳根上起，俗曰大頭瘟，并治烟瘴。

黃芩酒炒，二錢半　牛蒡子炒，研　黃連酒炒，一錢半　桔梗一錢半　連翹　玄參各一錢　大黃　荊芥　防風　羌活各三分　石膏一錢半　甘草一錢

右剉劑，生薑煎，食後細細呷服。每一盞，做二十次服，常令藥在上，勿飲食在後也。○如濕氣在高巔之上，病大頭瘟者，用酒蒸大黃、酒芩、羌活、防風、桔梗、赤芍、連翹、薄荷、甘草亦可。○如天行大頭病，發熱，脉洪大，或喉閉者，加白芷、柴胡、射干、枳殼、川芎、大黃，去石膏。利一二次，去大黃，加人參當歸調理。有痰，加薑汁、竹瀝服之。

二聖救苦丸

治時行熱病，通用二方。

僵蠶一兩　大黃二兩

右爲末，薑汁爲丸如彈子大。每用井花水磨服，或川大黃四兩，酒拌蒸曬乾，豬牙皂角去弦子[1]，爲末，水打稀糊，爲丸綠豆大。每冷綠豆湯送下五七十丸，以汗爲度，亦妙。

陰陽二聖散

治四時瘟疫，頭疼體痛，口渴心煩，潮熱不退，胸膈痞滿，咽喉腫痛，二便不通，或時咳嗽，口鼻失血，痰涎涌盛等症，不問表裏。

糞硝二兩　雄黃五錢　神砂五錢　寒水石三兩，水飛　石膏二兩，煅　滑石四兩，水飛　甘草一兩半　薄荷三兩　天花粉二兩，蜜浸炒　礞石五錢　大黃一兩，酒蒸

右爲末，每用一錢，以生茶擂，井水一碗，勾入百沸湯一碗，調服。卽未病者，每日服一錢，與病人同睡，亦不傳染，神妙。

神术散

治閩廣山嵐瘴氣，不伏水土等證。

陳皮　厚朴　藿香各一錢半　蒼术二錢半　甘草各一錢

右用薑三片，棗一枚，煎服。

附　瘟疫單方

凡入瘟疫之家，以麻油調雄黃爲末，塗鼻孔中；或預飲雄黃燒酒一二杯，然後入病家，則不相傳染。旣出，則以紙撚探鼻深入，令噴嚏爲妙。

一方

治蝦蟆瘟屬風熱之證，用側柏葉搗汁，火煅蚯蚓糞敷，或丁香尖、附子尖、南星，醋磨敷。

一方

治天行疫癘，常以東行桃枝剉細煮浴，極好。

---

1 去弦子：原三字漫漶。據上文藥方中“豬牙皂角”炮製法補。

一方

治天行病六七日，熱盛心煩狂見鬼者，絞人屎汁飲數合，甚妙。

○見證

二三日，體熱腹滿，頭痛，飲食如故，脉疾而直，八日死。

四五日，頭疼腹滿而吐，脉細，十二日死。

瘟病八九日，頭身不疼，目不赤，色不變，而反利，脉來牒[1]牒，按之不鼓手，時大，心下堅，十七日死。

瘟病汗不出，出不至足者死。虛軟者死。

瘟病下利，腹中痛甚者死。

瘟病厥逆，汗自出，脉堅強急者生。

內傷 氣口脉三倍大于人迎

夫內傷，不必皆房勞，或飲食傷脾胃，或勞倦傷神氣，皆謂之內傷，但不若房勞爲甚耳。分而別之，飲食所傷，爲之有餘，法當消導運脾；勞倦所傷，爲之不足，法當補中益氣。惟房勞，必須分兩截治之，先清其外邪，而後補其內虛矣。至如先有內傷而後感寒，謂之內傷挾外感；先有外感，而又內傷，謂之外感無內傷。此大同小異，其治法亦大略相同也。

內傷主方

卽補中益氣湯加減。

人參一錢半　黃芪一錢半,蜜炙　白朮一錢　當歸一錢　陳皮八分　升麻五分　柴胡五分　甘草炙,七分　半夏一錢二分　黃柏八分　茯神　棗仁　貝母　枸杞各一錢二分

右用薑三片，棗一枚，水煎，食遠服。○按此方治飲食勞力，勤苦傷神，飢飽失時，症類瘧狀，發熱頭疼，惡寒，身強體痛，苦勞極，復感風寒則頭疼如破，全似外感傷寒之症，但右手氣口脉三倍大於人迎爲異耳。○如有熱，加黃

---

1 牒：通"疊"。

芩、黃連。○咳嗽，加桑白皮、麥門冬。久嗽乃肺中伏火，去參、芪。○汗多，去升麻、柴胡。○神思不寧，驚悸怔忡，加石菖蒲、柏子仁、遠志。○夏月神短，加麥門冬、五味子。○口乾，加乾葛。○身刺痛，乃少血，加當歸。○頭痛，加川芎、蔓荆子。頭頂痛，加藁本、細辛。○諸頭痛，并用此四味。○有痰，加半夏、生薑。○飲食不下，乃胃中有寒，或氣滯，春加青皮、陳皮、木香；冬加益智仁、草豆蔻仁；夏加芩、連；秋加檳榔、砂仁。○心下痞，加枳實、黃連、白芍。○腹脹加枳實、木香、砂仁、厚朴。天寒，加姜、桂。○腹痛，加白芍藥、炙甘草。有寒，加桂心。夏月加黃芩、甘草、芍藥；冬加半夏、益智仁、草豆蔻。○脅痛，加砂仁、柴胡、甘草、白芍藥。○如臍下痛，加熟地黃。不止乃是寒，加官桂。○脚軟，加黃柏、防、杞。○犯房者，陽虛，去升、柴、黃柏、貝母，加肉桂、附子。陰虛去升、柴、柏、貝，加熟地、山藥。○食不知味，加神麴。

青陽順氣湯

治因飲食勞役所傷，腹脅滿悶，短氣，遇春則口淡無味，遇夏雖熱猶寒，飢常如飽，不喜食冷。

黃芪蜜炙，一兩　草豆蔻二錢　人參一錢　制半夏二錢　當歸身一錢　陳皮一錢　神麴一錢，炒　升麻　柴胡[1]　黃柏酒炒，五分　甘草炙，五分

右剉，每劑一兩，生薑三片，水煎服。

生薑五苓湯

治大飲冷水傷脾，遇飲酒而傷氣。

生薑　豬苓　澤瀉　白术　白苓　半夏　枳實各一錢　甘草三分

右用水一鍾半，煎七分，溫服，取小汗，此治傷飲之輕者。若重而水蓄積爲脹滿者，本方去甘草，加大戟長流水煮三次，去皮，曬乾，七分、芫花醋浸，炒乾、甘遂麪包煨，去麪去心，各八分、黑牽牛研末，二錢、檳榔一錢，用水二鍾，煎一鍾，空心服，利水盡卽愈。

1　升麻　柴胡：二味原書未出劑量。這種情況在本書中并不少見，無依據未敢妄補，維持原樣。後同此者，不再注。

半夏神麴湯

治過食寒冷硬物及瓜果，致傷太陰、厥陰，或嘔吐痞悶，腸澼[1]，或腹痛惡食，此治傷之輕者。

陳皮一錢　白术一錢五分　半夏一錢二分　乾薑炒，八分　神麴炒，一錢　三棱醋炒　莪术醋炒　白苓　山查去核　枳實炒，各一錢　砂仁七分，炒　麥芽炒，八分

右薑煎，熱服，不拘時候。

神保丸

消一切生冷積滯，此治傷之重者。

全蝎乾者，十個　胡椒二錢　木香二錢五分　巴豆四十九粒，去殼、皮、心、膜、油

右三味爲末，入巴豆霜和勻，炊餅爲丸如麻子大，朱砂爲衣。每服五十丸，隨症調，冷飲下。按，此丸北人甚效，南人斟酌用之，小兒二丸。

萬病遇仙丹

治濕熱內傷血分之重者。

黑牽牛一斤，半生、半炒，取頭末五兩　大黃酒浸，曬乾　莪术　三棱　皂角去弦子　枳殼　茵陳　檳榔各四兩，俱生　木香一兩

右爲細末，用大皂角打碎去子，煎濃湯，去渣，煮麵糊爲丸如綠豆大。實而新起者二錢，虛而久者一錢，俱白湯送下。小兒各減半，食積所傷本物煎湯下。○大便不通，麻仁湯下。○小便不通，燈心木通湯下。

枳實橘丸

治傷飢過飽，脉弦大而滑者。

白术二兩　陳皮一兩　枳實一兩，麩炒

右爲細末，荷葉包飯，微火煨令香，取出杵爛，和藥末爲丸如綠豆大。每服五六十丸，清米湯下。○若元氣素弱，飲食難化，食多則腹內不和，疼痛泄瀉，此虛寒也，加人參、白芍酒炒、神麴炒、麥芽炒，各一兩、砂仁、木香各五錢。

---

1 腸澼：原作"腸癖"。"過食寒冷硬物及瓜果致傷太陰"所致的腹痛泄瀉疾病，應該是"腸澼"而不是"腸癖"，故改。後同此者徑改。

○素有痰火，胸膈鬱塞，嚥酸噯氣，及素有吞酸吐酸之症，此皆濕熱也。加黃連薑汁炒、白芍酒炒、陳皮各一兩、川芎四錢、石膏、甘草各五錢、砂仁、木香各一錢。○傷食過飽，痞塞不消，加神麯、麥芽、山查各一兩。食積痞塊在腹者，再加黃連、厚朴俱薑制，各五錢。積堅者，再加蓬木醋煮、昆布各三錢。○傷冷食不消，腹痛溏泄，加半夏薑制一兩、砂仁、乾薑各炒、神麯、大麥芽各五錢。○人性急惱，夾氣傷食，氣滯不通，加川芎、香附米炒，一兩、木香、黃連俱薑汁炒，各五錢。○胸膈不利，過服辛香燥熱之藥，以致上焦受傷，胃中乾燥，嘔吐噎膈反胃，加黃連薑炒、山梔仁炒，各五錢、白芍、當歸俱酒洗、桔梗、甘草、石膏各五錢。胸膈頑痰膠結及大便燥秘，再加芒硝五錢。○素有痰火，加半夏、橘紅、白苓各一兩、黃芩、黃連俱薑汁炒，各五錢。○人能食，好食，但食後反飽難化，此胃火旺、脾陰虛也，加白芍酒炒，一兩一錢、人參七錢、石膏火煅，一兩、甘草五錢、黃連炒、香附炒、木香各四錢。

○年高人，脾虛血燥，易飢飽，大便燥難，加白芍、當歸各二錢、人參七錢、升麻、甘草各四錢、山查、大麥芽、桃仁去皮、尖，各五錢。

羌活湯

治強壯之人，虛未甚者，因房勞感寒發熱，爲內傷挾外感，初起一二日者，寒邪尚在表，宜此速發其汗。

羌活　蘇葉　乾葛各一錢　蒼术　防風各六分　白芷　川芎　陳皮去白，各五分　生香附七分　甘草三分

右生薑三片同煎，熱服取汗。一汗之後，即用人參一錢半、麥門冬二錢、五味子五分，煎服補之。如覺精神虛弱，連服數次。覺有火，加酒炒黃柏三分。

加減參蘇飲

治怯弱之人虛甚者，因房勞感寒發熱，爲內傷挾外感，初起一二日，寒邪尚在表者，宜此速發其汗。

人參五分，虛甚者加至一錢　蘇葉　乾葛各一錢　去白陳皮五分　制半夏五分　白茯苓六分　甘草三分　香附　白芷　小芎[1]各五分　防風五分

右用生薑三片同煎，熱服取汗。一汗之後，即用人參二錢、蜜炙黃芪、歸

---

1 小芎：應該是"小川芎"的省稱。《普濟本事方》中有"小川芎"、《醫學入門》中有"小芎藭"。

身、麥門冬各一錢五分、陳皮、炙甘草、柴胡、白术各五分、北五味九粒、生薑一片、膠棗肉一枚,同煎補之。若發汗後不補則虛陽外散,發熱死矣。

附　內傷單方

一方

治傷食,用酒麴一二個,草紙包,水濕透,火煨,水淬服。

一方

治房勞,感寒發熱,不敢發表,用滾水多服,被蓋出微汗,汗後用人參、門冬煎湯服。

脾胃 _{脉宜緩}

人之一身,脾胃爲主。脾司運化,胃司納受,一納一運,化生精氣,津液上升,糟粕下降,人無病矣。倘或飲食不節,或起居不時,或食後卽藥,或藥後卽睡,或服藥太多,皆能損傷脾胃,脾胃既損,納受皆難,元氣虛損,不化飲食,百邪易侵,遂成脾胃之疾。若妄用辛熱之藥,必助火消陰,而反害其脾胃也。惟宜平胃健脾,清膈化滯。庶脾胃強健,飲食消化,而無病矣。

○脾胃主方

枳實　白术土炒　白茯苓各一錢　炙甘草三分　麥芽　半夏炮　陳皮　砂仁各五分　黃連　香附　山查各五分

右剉劑,薑煎服。○如有氣,減白术,加神麴、青皮。○有痰火吞酸之症,加薑汁各五分[1]。○傷冷食不消,肚痛溏瀉,加神麴、乾薑各五分。○傷食惡食者,胸中有物,宜導痰養胃,加蒼术,去黃連。○飽悶者,倍山查,加神麴八分,去黃連。○頭痛發熱者,加蒼术米泔炒,八分、柴胡八分、黃芩八分,川芎倍加。○身積者,加蘿蔔子、連翹。○若憂抑傷脾,不思飲食,炒黃連、酒芍藥、香附,和益元散一料、紅麴半兩,以薑汁浸蒸餅丸服。○若吃麵有傷,嘔吐發熱

1　各五分:此處原文當有誤。不僅"各"字爲衍,且"薑汁"爲液體,不當用重量單位"分"計數,而當用"盞"等容量單位計數。

頭痛者，加白芍、蒼术、人參、生薑煎服。○若過飲酒，早晨吐酒者，宜用瓜蔞、貝母、山梔、石膏、香附、南星、神麯、山查各一兩、枳實、薑黃、蘿蔔子、連翹、石鹼各五分、升麻五分，薑汁蒸餅丸，白湯下。

平胃散

能健脾進食，和胃祛痰，調暢榮衛及療四時感冒，手足腰疼，五勞七傷外感風寒、濕氣，內傷生冷飲食等症。

陳皮　蒼术　川厚朴　甘草各一錢

右水二鍾、薑三片，棗一枚，煎七分，食遠服。○如胃弱，加君子湯。○胃寒飲不消，加白豆蔻、人參、茯苓。○脾胃不和，不思飲食，口不知味，痞悶不舒，加香附、砂仁、人參、白术、茯苓、木香、白豆蔻。○脾胃不思飲食，食後到[1]飽，加香附、砂仁、人參、茯苓、白术、半夏、益智仁、木香、白豆蔻，去蒼术。○五勞七傷有熱，加黃芩、柴胡。○手足痠疼，加烏藥、桂枝。○痰嗽發瘧，加草果、烏梅。○冷熱氣疼，加茴香、木香。○水氣腫滿，加桑白皮、木通。○有氣，加茴香。○酒傷脾胃，加丁香、砂仁、葛根。○傷食，加白豆蔻、草果。○四時泄瀉，加肉豆蔻、訶子。○風痰，加半夏、皂角。○腿膝冷疼，加牛膝、肉桂。○腿痹，加菟絲子、羌活、防風。○渾身拘急有熱，加柴胡、黃芩。○痢疾，加黃連。○頭瘋，加藁本、白芷。○氣塊，加三棱、莪术。○冷淚，加夏枯草。○腰痛，加杜仲、八角茴香。○眼熱，加大黃、荆芥。○婦人腹疼，加香附子、烏藥。○有瘟疫時氣二毒，寒熱頭疼，加撫芎、葱白。○婦人赤白帶下，加黃芪、當歸、茯苓。

枳實青皮湯

治食熱物過傷太陰厥陰，嘔吐，膨脹，下痢。

白术一錢半　枳實　陳皮　青皮　黃連薑汁炒　麥芽　山查肉　神麯炒，各一錢　甘草三分　酒大黃一錢七分

右用水煎，溫服。○此治傷之輕者，傷重用後方。

1　到：疑爲“倒”之音誤。“倒飽”，即謂食後不消化，始終有飽脹感。《萬病回春》等明代醫書亦有此用法。

葛根解酲散

治飲酒太過，致嘔吐痰逆，心神煩亂，胸膈痞塞，手足戰搖，飲食減少，小便不利。

白豆蔻　葛根各五分　砂仁五分　乾薑　神麴炒　澤瀉　白术　青皮　木香二分　陳皮去白　豬苓去皮　人參五分　茯苓五分

右爲細末，每服三錢，白湯調下，得微汗，酒病去矣。

備急丸

治胃中停滯寒冷之物，大便不通，心腹作痛者。

大黃　乾薑　巴豆去油，一兩

右爲末，煉蜜丸，搗一千杵，丸如小豆大。每服三丸，白湯下。

香砂枳實丸

能快脾胃，消宿食，導鬱滯。

白术二斤，飯上蒸　廣陳皮八兩，洗　枳實五兩，麩炒　神麴二兩五錢，炒　山查肉三兩，蒸　砂仁一兩二分，炒　廣木香六錢五分[1]

右爲末，老粳米煮荷葉湯，滴丸綠豆大。食遠白湯下百丸，小兒五十丸。

健脾丸

久服大有益于人。

白术微炒，五兩　陳皮去白，三兩　半夏薑制，三兩　神麴炒，二兩　山查蒸麩子，一兩　甘草炙，一兩　茯苓去皮，二兩　白芍炒，二兩　歸身酒洗，一兩　川芎一兩　黃連薑汁炒，一兩五錢　香附童便浸，一兩　枳實麩炒，一兩

右用荷葉煎湯，打米糊爲丸如桐子大。每服八十丸，白湯下。

保和丸

能快脾消食，不致積聚所傷，大人小兒男婦，俱可常服。

白术一斤，蒸　陳皮八兩，洗　川厚朴八兩，薑汁炒　蒼术半斤，炒　炙甘草六

1　廣木香六錢五分：此後原衍"廣木香六錢五分"，明顯誤刻，據刪。

兩　山查肉六兩,飯上蒸　穀芽半斤,炒　蘿蔔子四兩,炒

右爲末,老粳米煮湯,滴丸綠豆大。以白湯送下一錢,多至二錢。無鬱滯者,不必多服。

三因衝和丸

此丸養心和脾,疏肝開胃,暢達三焦,通貫五臟,贊坎離有升降之能,和表里無壅塞之患。利用一元,斡旋五內,爲內因外因、不內外因之統領者也,屢試神效。

人參末,一兩　石斛末,一兩　白豆仁末,一兩　山查肉末,二兩　廣陳皮末,一兩,右五味合研匀,碗盛碟蓋,飯上蒸一食取起,待冷方開　香附童便浸一日,溫水洗淨,末,醋制,細末,二兩　遠志甘草湯泡,去骨,取末,一兩　山梔炒焦,取末,二兩,右三味研匀,蒸法如前　蒼术米泔水浸洗,炒黃,取末,二兩　海石末,二兩,右二味同蒸,法如前

右制,用穀蘖取粉,打糊爲丸如梧桐子大,曬乾,用益元散五錢、水飛過神砂五錢,共研匀爲衣,食後少須白湯下。量人大小輕重丸數服之,常用五十丸。胃開氣順,少覺舒泰則減數服之。後與補中益氣、六君子湯相兼服。此丸不犯炎涼,少服無妨,平康爲度。不拘內外諸病,服其該科之藥而兼此丸。每日一服則胃和,善宣行諸藥,以捷成功,此秘妙之屬,慎無忽焉。

木香和胃丸

治胸膈不利,宿食不消。

木香三錢　青皮去穰,一兩　陳皮去白,一兩　廣莪醋煮,兩半　香附炒,去毛,一兩　黑白牽牛各一兩

右共爲末,醋糊爲丸梧桐子大。每服三十丸,或五十丸,食遠白湯或茶下。

烏雞潤胃丸

治脾胃虛弱。

香附醋炒,去毛,一兩　當歸身一兩　紅椒去目,一兩　白茯一兩

右爲末,烏雞一隻,去毛雜,將米醋蒸爛,搗如泥,同藥末爲丸如梧桐子大。每服五六十丸,空心鹽湯、溫酒任下。

附　調理脾胃單方

凡脾胃虛弱，服藥無效者，用苦櫧[1]、蓮子肉、芡實肉三味爲末，日日攪羹服。

一方

治脾胃濕盛，用水和麥麵一團，包一白蘿菔於內，入灰火中慢慢煨焦，取起，去蘿菔，將麵爲末。每日空心白湯調五錢服。

痛風　脉宜浮弦　○附癱瘓

人于平昔受風寒濕不正之氣，入於經絡之中，致使血氣凝滯，津液稽留，久而拂鬱，固結不散，氣血難行，邪正交爭，致四肢百骸走注疼痛，或日輕夜重，或陰雨痛甚，有時肢節發腫，他方謂之白虎歷節風是也。世醫不知，而以香燥之藥治之，助火生病，其痛愈甚，法當除風寒，去濕氣，清熱化痰，開鬱行氣，則血氣流行，痛方愈矣。

痛風主方

卽烏藥順氣散。

麻黃去節　陳皮去白　烏藥去木，各一錢半　川芎　枳殼麩炒　白芷　白僵蠶炒去絲　乾薑炒，四分　甘草　桔梗各八分

右用薑三片，葱白三寸，水酒一鍾半，煎八分，食遠服。○男婦風氣攻注，四肢骨節疼痛，遍身麻痹，手足癱瘓，語言蹇澀，筋脉拘攣及脚氣步履艱辛，腰膝軟弱，婦人血風并老人冷氣，胸膈脹滿，心腹刺痛，吐瀉腸鳴等症，俱依本方。○拘攣，加木瓜、石斛各八分。○溫氣，加蒼术、白术各一錢、檳榔七分。○脚氣浮腫，加牛膝、五加皮、獨活各八分。○遍身疼痛，加官桂五分、當歸一錢二分、乳香、没藥各七分，另研和服。○腰疼，加杜仲一錢、大茴香七分。○虛汗，去麻黃，加黃芪一錢半。○潮熱，去乾薑，加黃芩、柴胡、青藤根各八分。○胸膈脹滿，加枳實、莪术各八分。○脅間疼痛，加虎脛骨、石楠葉、青木香各八分。○頭眩，加細辛五分、茶芽七分。○手足不能舉動，加防風、川續斷、威靈仙各一錢。○陰積浮腫，合和五積散。○四肢皆有疼痹，加川烏、附子、官

1　櫧：原作"株"。株子乃櫧子之俗寫，今改用正藥名。

桂各八分。○麻痹疼痛極者，合三五七散。○左癱右瘓，加當歸、天麻、白蒺藜各一錢。二三年不能行者，合和獨活寄生湯服。○婦人血氣，加防風、荆芥、薄荷各七分。風氣日夜疼痛，午間輕，夜又重，合和神秘左經湯。

三和飲子

治肢節腫痛，腫屬溫病、屬熱，兼受風寒，所以流注於肢節無已也。

麻黃　赤芍　防風　荆芥　羌活　獨活　白芷　蒼术制　黃芩　枳實麩炒　桔梗　葛根　川芎　甘草　歸梢　升麻　黃柏　檳榔　澤瀉　沒藥五枚　大腹皮

婦人加紅花煎服。○當歸拈痛湯、獨活寄生湯皆可用。

左金丹

治氣風流注，渾身疼痛。

川烏炮，去皮　川芎　桃仁各一兩　五靈脂二兩

右爲末，酒糊爲丸如梧桐子大。每服三十丸，熱酒送下，核桃肉過口。

神應通靈散

專治小兒男婦遠年近日諸風百損，遍身不遂，雙足不能動履，筋骨不活，疼痛，左癱右瘓，悉皆治之，此方神妙。

蘄蛇四兩，浸酒，炙黃色　黃柏一兩半，蜜炒　當歸二兩　雄黃二兩，薑汁制　白芍一兩半　木瓜四兩　牛膝二兩　杜仲二兩，去粗皮，薑汁炒　秦艽一兩半　川芎一兩半　人參一兩　蘇木五錢　檳榔七錢　黃芪二兩半　枸杞一兩半　蒼术三兩　五加皮去骨，四兩　虎脛骨二兩，酥炒　木香八錢　小茴一兩二錢　何首烏四兩[1]　蟬退一兩，去頭、足、土灰　草烏五錢，炒　白术一兩　沉香五錢　粉草六錢　石乳香一兩　沒藥一兩，箬葉炒　松節一兩半，要暗節包如球者佳　川烏五錢，煨　麻黃一兩　麝香五分

右精制爲細末，煉蜜爲丸如梧實大。每服五十丸，空心好酒送下，三次。忌油膩，自死之物，牛、犬、猪母、魚蝦之類，并房室、七情喜怒。又取頭末爲

1　四兩：此後原有一字，似"总"，似"忘"，不易辨認。此二字均無意義，故刪。

丸，後粗末，每三兩加小棗去核四十九個、炒梔仁四十九粒、帶皮生薑五錢、蘄州蛇末四錢。如無，以烏梢蛇代亦可。浸無灰酒一大缸，凡煮藥時先做小苧布袋，袋藥以小線繫定，吊在缸內，外笥箬包口，外以糯米百粒放上，以箬葉一重包之。入水煮米成飯，取出將泥封固缸口，埋在土內七日，取出。任意服之，隨量淺深，以半醉爲度。右此方不可輕傳非人。又如做半料，輕者服之卽愈，甚者要服全料，妙不可言。

騰空散

專治男女久年風症，不能動履者，計日取效。

防風一兩　蒺藜一兩　山茱萸一兩　白花蛇一兩半　獨活一兩半　人參一兩半　遠志一兩　菖蒲一兩　牡丹一兩半　金毛狗脊[1]一兩　當歸一兩半　杜仲一兩半　牛膝一兩　牡蠣一兩　薏苡仁一兩　蛇床子一兩　附子一兩半　茯苓一兩半　天花粉一兩　紫菀一兩　甘菊花一兩　黑牽牛一兩　桔梗一兩　黃芪一兩半　白朮一兩半　蠶蛾一兩半　牛蒡子一兩　虎脛骨一兩半　蒼朮一兩　生地一兩半　芍藥一兩半　乾薑一兩半　柏子仁一兩半　菟絲子一兩半　蓯蓉一兩半　天雄火煨，酒洗，一兩　草薢一兩　石斛一兩　續斷一兩　枸杞子一兩半

右四十味，依制法[2]共爲散，用絹袋袋起，將老酒一壜，浸至十日。隨量每日進服，以愈爲度。餘酒又可與有疾之人飲，效。

擒龍捉虎丸

專治三十六種風、七十二般氣，悉皆神效。

草烏白者，五錢，一半用生，一半薑汁炒赤　川烏五錢，炮　牛蒡子五錢　虎脛骨五錢，醋炙焦淬　京墨二錢半　真桑寄生五錢　防風五錢　何首烏五錢　五靈脂五錢　雲香五錢　沒藥五錢　乳香五錢　甘草二錢　僵蠶五錢　穿山甲五錢　荆芥三錢　南星三錢　牛膝五錢　蒼朮五錢，制　木瓜五錢　麝香二分半　細辛三錢　兩頭尖卽白附子，三錢　川芎五錢　威靈仙三錢　白芷三錢　全蝎三錢　天麻三錢　羌活三錢　五加皮三錢　薄荷三錢　鬧陽花二錢，卽黃躑躅花　麻黃三兩

---

1 脊：原脫。此爲藥名，爲避免歧義，補齊藥名。後同徑補。
2 法：此後原有“各等分”三字。據此方組成，各藥劑量有一兩與一兩半不同，并非“各等分”，此三字衍。故刪。

熬成膏，打糊爲丸如梧實大。每服三十丸，熱酒送下取汗，頑瘡久漏諸瘰如神效，不可述。

應效酒

一名鐵力醫。治一切風氣跌打損傷，寒濕疝氣，一傷定痛，頃刻奏效，沉疴久病，罔不獲愈。若飲半醉，打跌不痛。不時溫服三五盃爲妙。

紫金皮　牡丹皮　五加皮　川芎　烏藥各一兩　官桂五錢　鬱金　玄胡索各一兩　廣木香　羊躑躅　川羌活各五錢　明乳香三錢

右爲粗末，懸胎煮好燒酒十斤，如上法。

附　痛風單方

凡遇骨痛者，可用三白草炆公猪肉半斤服。如兩腿間忽一二點痛入骨，不可忍者，只用芫花根爲末，醋調熬痛處，以帕緊紮。產後有此疾者，亦宜用之。

一方

治流注風，用草烏、金銀花，不拘多少，共入罐煎水，乘熱熏之即愈，罐口做布圈，以便按瘡。

痹　脉多沉澀，有時浮緊

痹之爲狀，麻木不仁。風寒溫三者合則爲痹。《內經》曰：風氣勝者爲行痹。風則陽受之故，其痹行旦劇而夜靜。寒氣勝者爲痛痹。寒則陰受之，故其痹痛旦靜而夜劇。溫氣勝者爲着痹。溫勝則筋脉皮肉，故其痹着不去，肌肉削而著骨。今人不知此痹乃胸中寒痰不去故也，種種將燥熱藥攻諸內，火灸攻諸外，以致虛燥轉甚，前後不通，飲食不入，日漸瘦弱，而難措手也。大抵先宜用瓜蒂散吐其寒痰，後用禹攻丸散，輕瀉二三行，次以五苓淡劑，以除其溫熱，無有不愈者。劉河間汗吐下三法，治痹尤妙。

痹木主方

陳皮一錢　半夏湯泡，一錢　白苓□錢　南星炮，八分　蒼术泔炒，一錢　蘇木

八分　枳殼炒,八分　歸尾八分　白芷三分　薄桂三分　桃仁去皮尖,杵,一錢　甘草炙,五分

右剉劑,薑三片,水煎服。○痰盛,加竹瀝、薑汁少許。○有火,加酒黃芩一錢。○氣虛,加人參一錢。○若十指麻木,是胃中有濕痰死血,去枳殼、白芷、薄桂,加白朮、紅花各七分、附子少許,行經。

瓜蒂散

瓜蒂　赤小豆各等分

爲末。漿水調下。此須漸加,以吐爲度。加細茶末,名二仙散。

禹功散

水爲丸亦可。

黑牽牛頭末四兩　小茴香炒,一兩

爲末。姜湯調下三錢,行二次。加廣木香尤妙。

防風湯

主治行痹。

防風　甘草　當歸　赤茯苓　杏仁去皮、尖　黃芩　秦艽　乾葛　麻黃　官桂少許

右薑三片,煎服。

茯苓湯

主治寒痹。

赤茯苓　川芎　桑白皮　防風　芍藥　麻黃　官桂少許

右煎服,以薑粥投之,汗出爲效矣。

茯苓川芎湯

主治著痹。

赤茯苓　川芎　桑白皮　防風　麻黃　芍藥　當歸　甘草等分　官桂少許

已上三分不用桂,亦可共五錢煎服。如欲吐汗,以薑粥投之。

附　麻木效方

凡人面及十指盡麻木，此屬氣虛，宜補中益氣湯加木香、門冬、羌活、防風、烏藥、附子煎服。如平日好飲酒大醉，一時暈倒，手足麻痹，宜用黃芪一兩、天麻五錢、甘蔗汁煎服卽愈。

咳　嗽

感寒，脉浮弦；痰氣，脉沉細；火熱，脉洪大而數；虛損勞疾，脉沉細而數兼滑。

《內經》云：咳謂有聲，肺氣傷而不清。嗽謂有痰，脾濕動而生痰。咳嗽者，因傷肺氣而動脾濕也。病本雖分六氣五臟之殊，而其要皆主于肺，蓋肺主氣而聲出也。治法雖分新久虛實，新病風寒則散之，火熱則清之，濕熱則瀉之。久病便屬虛，屬鬱，屬痰，氣虛則補氣，血虛則補血，鬱則開鬱，痰則消痰，此治嗽之大法也。

咳嗽主方

杏仁去皮、尖　白茯苓各一錢　桔梗　甘草　五味子各五分　橘紅七分　貝母一錢一分

右用姜水煎，食遠服。○凡嗽，春多上升之氣，宜清肺抑肝，加川芎、白芍藥、半夏各一錢、麥門冬、黃芩、知母各七分。○春初寒邪傷肺咳嗽，加乾薑炒黑、細辛、麻黃、桂枝、白芍、半夏、枳殼，去貝母、杏仁。○春若傷風咳嗽，流清涕，宜清涼解散，加防風、薄荷、炒黃芩、麥門冬、紫蘇各八分。○夏月多火，熱炎上最重，宜清金降火，加桑白皮、知母、黃芩、門冬、石膏各一錢。○秋多濕熱傷肺，宜清熱瀉濕，加蒼术、桑白皮各一錢、防風五分、黃芩、山梔各七分。○冬多風寒外感，宜解表行痰，加麻黃、桂枝、半夏、生薑、乾薑、防風各一錢。○肺經素有熱者，再加酒炒黃芩、知母各五分。若發熱頭疼，鼻塞聲重，再加藁本、川芎、前胡、柴胡各一錢。○有痰加半夏、南星、枳實。○濕痰脾困，再加蒼术、白术各一錢。○有痰而口燥咽乾，勿用半夏、南星，宜加知母蜜水炒、貝母、瓜蔞仁、黃芩炒，各一錢。○夏月熱痰或素熱有痰，加黃芩、黃連、知母各八分、石膏一錢半。

早晨嗽多者，此胃中有食積，至此時火氣流入肺，加知母、地骨皮以降肺火。○上半日嗽者，胃中有火，加貝母、石膏、黃連各一錢。○五更嗽者，加同上。○黃昏嗽者，火浮於肺，不可正用寒涼藥，宜加五味子、五倍子、訶子皮各七分，斂而降之。○咳嗽日久，肺虛，宜滋氣補血，加人參、黃芪、阿膠、當歸、天門冬、款冬花、馬兜鈴、酒炒芍藥之類。肺熱喘嗽，去人參，用沙參，此兼補血氣也。○午後咳者，屬陰虛，即勞嗽也，宜補陰降火，加川芎、當歸、白芍藥、熟地黃、黃柏、知母、天門冬、瓜蔞仁各一錢，竹瀝薑汁傳送，此專補陰血而降火也。

火鬱嗽，謂痰鬱火邪在中，有聲痰少，面赤者是也。宜開鬱消痰，用訶子、香附童便制、瓜蔞仁、半夏麴、海石、青黛、黃芩等分爲末，蜜丸嚼化，仍服前補陰降火條所加藥。失治則成勞。○痰積食積作咳嗽，用香附、瓜蔞仁、貝母、海石、青黛、半夏麴、軟石膏、山查、枳實、黃連薑炒，各等分，爲末，蜜丸嚼化。○勞嗽見血，加阿膠、當歸、白芍藥、天門冬、知母、桑白皮，亦於前肺虛、陰虛二條參用，大抵咳嗽見血，多是肺受熱邪氣得熱而變爲火，火盛而陰血不得安寧，從火上升，故致妄行，宜瀉火滋陰，忌用人參、黃芪等甘溫補氣之藥。然亦有氣虛而嗽血者，則宜用人參、黃芪、款冬花等藥，但此不多耳。○因咳而有痰者，咳爲重，主治在肺。因痰而致咳者，痰爲重，主治在脾。但是食積成痰，痰氣上升，以致咳嗽，只治其痰，消其積而嗽自止，不必用肺藥以治嗽也。○或因內損精血，陽火偏勝，水不制火而咳嗽者，脉當洪數而無力，治宜滋腎清肺，四物湯加黃柏、知母、黃芩、瓜蔞仁、貝母、甘草之屬，可與痰條虛損類互相參用。○或着氣惱及奔力，諸般動火而咳嗽，脉洪滑而澀者，宜順氣清肺，香附、桔梗、連翹、黃芩、貝母、天花粉、馬兜鈴、橘紅、甘草之屬。○或因飲食傷積，生痰而咳嗽者，脉緊盛而滑者，宜用二陳湯加山查、大麥芽、枳實、貝母、神麴、生薑之類。○或因外感傷寒，傷風而咳嗽者，宜參蘇飲方。見傷風，加天花粉、貝母、知母之屬，此是外感風邪，初時只宜發散得汗，而咳嗽自止矣。○喘嗽遇冬則發，此寒包熱也，解表熱自除，枳殼、桔梗、麻黃、防風、陳皮、紫蘇、木通、黃芩。嚴寒嗽甚，加杏仁，去黃芩。○感冷則嗽，膈上有痰，二陳湯方見痰門加炒枳殼、黃芩、桔梗、蒼术、麻黃、木通之屬。○乾咳嗽而無痰者，系火鬱之甚，難治，乃痰鬱火邪在肺中，用苦梗以開之，下用補陰降火。不已則成癆，須行倒倉法，此證多是不得志者用之。生津散亦可用。

○有痰因火逆上者，必先治其火，然亦看痰火孰急。若痰急則先治痰也。○咳嗽聲嘶者，乃血受熱，用青黛、蛤粉蜜調服之。○痰者，戴氏謂嗽動有痰聲，痰出嗽止者是也。宜治痰，節齋化痰丸可用方見痰門。○肺脹者，戴氏謂動則喘滿，氣急息重者是也。主收斂肺，因火傷極，遂成鬱遏脹滿，用訶子爲主，佐以海粉、香附、青黛、杏仁之類。不得眠者難治。○嗽而脅痛者，宜以青皮疏肝氣，後以二陳湯方見痰門加香附、青黛、薑汁之類。○嗽而心煩，益元散加辰砂方見暑門。○嗽而失聲潤肺散，訶子、五倍子、五味子、黃芩、甘草等分，爲末，蜜丸嚼化。○寒熱交作而痰嗽者，小柴胡湯方見傷寒加知母、貝母之類，一方加芍藥、五味、桑白皮。

加減二陳湯

治風寒鼻塞聲重，惡寒，以發散行痰。

半夏　茯苓　陳皮　甘草　麻黃　杏仁　紫蘇　桔梗　黃芩　知母　桑白皮

右薑三片，煎服。

加減涼膈散

治火熱嗽，痰少面赤，甚則吐血，降火清金。

梔子　連翹　黃芩　薄荷　大黃　甘草　桔梗　知母　黃柏　桑白皮　地骨皮　滑石

○有血，加當歸、生地黃、麥門冬去心、竹葉十片，煎服，臨熟加蜜一匙。

加減四物湯

治勞嗽，發熱吐痰，滋陰降火。

當歸　芍藥　川芎　熟地黃　知母　黃柏　黃芩　麥門冬去心　柴胡　地骨皮　生地黃

右白水煎服。

加味四物二陳湯

治陰虛火動而嗽，夜則嗽痰甚多，以此藥順之。

當歸　川芎　芍藥　地黃　陳皮　半夏　茯苓　知母　黃柏　黃芩

右剉劑,水煎服。

加味二陳涼膈散

治痰嗽,嗽聲便有痰,痰出嗽止,以此藥豁痰清熱,開鬱行氣。

陳皮　半夏　茯苓　黃芩　梔子　連翹　薄荷　大黃　枳殼　桔梗　貝母　便附　白术　黃連　川芎　甘草

右剉劑,竹葉同煎服。

三拗湯

治風寒鬱熱於肺,夜嗽者。

麻黃不去根節　甘草生　杏仁不去皮尖

右剉,每服五錢,薑五,棗加一,水煎,取痰清乃止。加知母、貝母更妙。○如脈大而浮,有熱,加黃芩、生薑。○如因傷風久咳,未先除寒邪,而多用梔、芩、花粉清涼之劑致聲啞不出,加羌活、桔梗、防風、生薑。

生津散

治咳嗽無痰。

生桑皮　生乾葛　生茅鍼　陳細茶各等分

右㕮咀,蜜一匙,同水煎,飯後服。

退潮散

治咳嗽發熱。

土桑皮　茅鍼　全地皮各等分

右㕮咀,水煎服。

人參提金散

治五癆七傷,遠年近日喘嗽,輕者一服,重者三五服,神效。

人參五錢　米殼蜜炙,炒黃,六兩　木香三錢　甘草炙,三錢　川芎　陳皮　桔梗　柴胡　乳香煅,另研　没藥煅,另研,各一錢右各爲末，每服二錢，水一大盞，煎至七分，連滓食遠或臨睡溫服。

人參清肺湯

治肺胃虛寒，咳嗽喘急，胸膈噎悶，腹脅脹滿，及療肺痿勞嗽，唾血腥臭，乾嘔煩熱，聲音不出，消瘦減食。

地骨皮酒洗，一錢　人參一錢　阿膠麩炒，一錢　知母炒，一錢　杏仁去皮、尖，炒　桑白皮炒，一錢　烏梅去核，二個　甘草炙，三分　罌粟殼去蒂，蜜炒，一錢

右水二鍾，棗一枚，煎一鍾，食後服。

平肺湯

治胸膈噎悶，氣喘，咳不出聲。

桔梗炒，一錢　甘草炙，三分　烏梅肉一錢　紫菀五分　罌粟殼八分　半夏五分，制過　陳皮一錢　紫蘇一錢　桑白皮炒，八分　薄荷七分　杏仁去皮、尖，一錢　知母炒，八分

右水二鍾，薑三片，煎一鍾，食遠服。

瀉白湯

治嗽有痰，氣喘不已。

瓜蔞仁一錢　甘草五分　升麻七分　桔梗八分　杏仁炒，八分　半夏泡，五分　桑白皮一錢，炒　地骨皮一錢

右水二鍾，薑三片，煎一鍾，食遠服。

分氣紫蘇飲

治喘急，胸膈脹滿，肺氣不清。

紫蘇一錢　桔梗七分　桑白皮八分　草果八分　陳皮一錢　大腹皮一錢　白茯苓一錢　五味子十二粒　甘草三分

右水二鍾，煎一鍾，食遠溫服。

紫蘇子湯

治咳喘勞傷肺氣，煩熱虛瘦。

蘇子一錢　枳實炒,五分　木香五分　草果八分　人參五分　大腹皮一錢　甘草三分　右薑三片,棗一枚,煎,食遠服。

杏蘇散

治咳嗽,面皮虛浮,氣逆。

杏仁炒,九粒　紫蘇一錢　甘草三分　麻黃五分　紫菀六分　烏梅肉一錢　大腹皮八分　桔梗五分　陳皮一錢　桑白皮八分　五味子九粒

右水二鍾,煎一鍾,食遠服。

蒼陳湯

治咳嗽有痰,發熱遍身疼痛。

蒼术一錢五分　陳皮一錢　羌活　茯苓　防風　黃芩　川芎　甘草

右作一服,薑三片,水煎,半飽時服。

加味收斂散

治肺氣脹滿,夜不得眠,動則發喘。

阿膠　訶子肉　杏仁　五味子　黃芩　瓜蔞仁　香附制　馬兜鈴　知母　天門冬　桑白皮

右水煎服。

寧嗽瓊玉散

治因風寒咳嗽,發散則痊,後復而作,咳之甚久,肺氣上浮,而尋常之藥,罔能遏止,必此收澀之劑,則肺氣斂而嗽方寧也。用

訶子肉一兩,煨,去核　白桔梗一兩　百藥煎五錢　五倍子一兩,炒　罌粟殼五錢,蜜水泡,去筋　生甘草五錢　烏梅肉五錢,炕

右為細末,蜜湯調方寸匕食,臨臥服,白湯嗽口。忌葷腥、酒醋、鹽炙之物。

錢氏葶藶丸

治咳嗽面赤,身熱痰盛,喘促。

葶藶略炒　黑牽牛　漢防己　杏仁另研

右三味爲末，入杏仁同杵，用棗肉爲丸，淡姜湯送下，中病則止。

瓊玉膏

治虛勞乾咳，及好酒久嗽不愈者。

人參十二兩　白茯苓去皮淨，二十五兩　沉香半兩　琥珀半兩　白砂蜜五斤，煎沸去末　生地黃去蘆淨者，十斤，洗淨，用銀石器內杵細，取自然汁。大忌鐵器

右以地黃搗汁和蜜，以藥爲末，拌入蜜汁，用瓶貯，以紙箬包其口，用桑柴火熬煮三晝夜。取出，再換蠟紙包封十數重，沉井底一晝夜。取起，再如前蒸煮一日。每白湯點服。

祖傳神效化痰丸

治諸般咳嗽，風痰壅盛，不得倒頭者。

牙皂二兩　南星二兩，生用，水漂七日　半夏二兩，生，亦以水漂七日，取粉　枳實二兩，炒　薄荷二兩，葉　白附子二兩，生　焰硝一兩　礞石五錢　明礬一兩半，飛　橘紅兩半　牽牛頭末，一兩半　貝母二兩　白砒二錢，入明礬內同煅枯

右爲細末，竹瀝打神麴糊爲丸如綠豆大。每服三十丸，蜜湯送下，茶亦可。

附　咳嗽單方

凡遇久年諸般咳嗽，用明礬末一兩，將蜜一兩，調入土瓜蔞內，鹽泥固濟，火炙枯，去泥，爲末。每米湯調一匙服。如又乾咳，用雪梨空空入蜜在內，外將麵糊火煨熟，每臨臥服，服至數個卽愈。

一方

治遠年咳嗽，用款冬花爲末，燒煙，口吸，卽愈。

一方

治久嗽不止，用乾淨浮萍搗爛，濃煎服，卽愈。

一方

治咳嗽，用麪葛燒熟細嚼，蘿蔔湯送下。

霍亂 脉多伏絶。洪浮易治

霍亂者，揮霍之間而致撩亂也，皆因飲食所傷，或胃寒，或大怒，或乘舟車馬，傷動胃氣而致。若先心痛，則先吐而後瀉。若先腹痛，則先瀉而後吐。若心腹齊痛，吐痢并作，名曰霍亂。其則頭旋眼暈，手足轉筋，四肢逆冷。用藥稍遲，須臾不救。倘誤服米飲粥食，立死。治宜溫藥解散。腹痛面青不渴，爲寒；腹痛燥渴面赤，爲熱。急無藥時，熱用鹽打井花水多飲。寒用吳茱萸、木瓜、食鹽各五錢同炒焦，先煎水三碗，令百沸入藥同煎至二碗隨飲，藥入卽甦。定後服六和湯，寒加乾薑，熱加黃連各一錢，或藿香正氣散亦妙。方見傷寒。

霍亂主方

陳皮二錢　半夏湯泡，一錢　白苓一錢　甘草五分　蒼术泔炒，八分　厚朴薑制，八分　藿香七分　砂仁五分　生薑三片　香附鹽水炒，八分

○若轉筋，加紅花酒洗，五釐、川芎八分。○若飲食傷積，時猝痛，急用淡鹽湯探吐後，照前方加山查一錢、麥芽炒，一錢、枳實八分、木香另磨，二分。○若外感風寒，加乾葛、川芎、白芷各八分。○若霍亂吐瀉，腹中疼痛，無熱不渴，宜理中湯加生薑方見中寒門。○若霍亂有熱，渴欲飲水，宜五苓散加五味子、麥門冬、滑石方見中濕門。

六和湯

治心脾不調，氣不升降，霍亂轉筋，嘔吐泄瀉，寒熱交作，痰喘咳嗽，胸膈痞滿，頭目昏痛，肢體浮腫，嗜臥倦怠，小便赤澀，并傷寒陰陽不分，冒暑伏熱煩悶，或成痢疾，中酒煩渴畏食，并婦人胎產嘔吐。

砂仁七分　半夏一錢　杏仁　人參　厚朴　扁豆　藿香各八分　白术一錢　木瓜　蒼术各五分　甘草三分

右用薑三片，棗一枚，水二鍾，煎一鍾，食遠服。

理中調正湯

治霍亂，心腹脹滿，絞痛，不吐不瀉，脉沉欲絶。

藿香　蒼术米泔洗　厚朴薑汁炒　砂仁　香附　木香　枳殼麩炒　陳皮各

一錢　甘草　乾薑　官桂各五分

右剉劑，生薑三片，水煎，磨木香調服。

二香飲

治霍亂，不拘寒熱并用。

藿香一錢　香附一錢　陳皮一錢　甘草一錢

右用水一大鍾，煎五分，服。重者加一倍煎服。

冷香飲子

治伏暑，吐利煩燥，手足冷，脉絶者，效。

草果三錢　大附子一錢　陳皮一錢　甘草五分

右水一盞半，煎一盞，冷服。

止渴湯

治霍亂大煩渴不止。

人參　麥門冬　白茯苓　桔梗　花粉　乾葛　澤瀉各一錢　甘草五分

右用水鍾半，煎一鍾，溫服。○一轉筋不住，男子以手急托腎囊陰莖[1]，女子以兩手托其雙乳。

理中湯

治虛人吐瀉，手足逆冷。

人參一錢　乾薑一錢　白朮錢半　附子一錢　甘草炙，八分

右水一鍾半，煎一鍾，溫服。○如氣滯，加橘皮一錢、青皮一錢。○如小便不利，加白茯一錢。仍用炒鹽熨臍，神效。○如中惡乾霍亂者，欲吐不得吐，欲瀉不得瀉，心腹絞痛不可止，上下不通，言語神亂，如見鬼神，先以濃鹽湯服之探吐，令心胸透徹，後用藿香正氣散加木香、枳殼各五分，煎一盞服之，上下立通，即有生意。絞腸亦用此法。

○霍亂已死，腹中尚有暖氣，急用鹽炒納臍中，以艾灸二七壯，仍灸氣海

1　莖：原作“脛”。據文義改。

穴十三壯，立刻回生。氣海者，臍下一寸半是也。〇霍亂轉筋入腹，以淡鹽湯乘熱飲半杯，送蒼术丸一丸，立愈。〇心神不寧，煩渴，小便不利，以五苓散去桂，加辰砂五分，煎服，立愈。

蒼术丸

治霍亂通用，兼治小兒瀉痢如神。

陳皮去白，一兩　蒼术米泔炒，一兩　厚朴一兩，薑汁炒　甘草炙，去皮，一兩　白术土炒，一兩　白茯一兩，去皮　砂仁七錢　豬苓一兩二錢　澤瀉一兩二錢　草果麵包火煅存性，三錢　藿香一兩半

右共爲末，以砂糖爲丸如小圓眼大。每服一丸，白湯送下。

附　霍亂單方

凡遇霍亂吐瀉，倉卒無藥，須用胡椒七個擂末，井水一鍾調服。或有房室[1]者，用陰陽水各半碗調服。〇又一方用乾薑、胡椒、胡黃連各二分、綠豆粉五分，爲末。每三分，沸湯點服，立愈。

一方

治霍亂，用滑石四兩炒爲末，丁香一錢四分爲末，用早米泔調，大人三錢，小兒一錢，神效。

一方

治轉筋，男子以手挽其陰，女子以手牽其乳。此《千金》妙法。

一方

治霍亂，心腹脹滿疞痛，欲吐不吐，欲利不利，死在須臾，用蘿蔔汁、酸漿水、蜜，和勻，探吐之。或用苧麻雙[2]絞戛[3]眉心，或兩臂膊，或兩脚小股上夾有黑班者便是，或用磁鋒砭出黑血亦妙，或用白明礬三五錢，攪河水二碗飲下。

一方

治霍亂，用艾葉一大把，水二鍾，煎至一鍾，溫服。切忌食米湯并諸飲食，

1　室：原作“失”。據文義改。

2　雙：原作“隻”。同“雙”，據改。

3　戛：原作“戞”。同“戛（jiá）”。此處意爲刮。《天工開物·陶埏·磚》：“鐵線弓戛平其面。”

誤食則死。如已死而腹有熱氣，以鹽納臍中，艾灸十四壯。

一方

治霍亂轉筋，取皂殼末吹一小豆許入鼻中，得嚏便愈。或艾葉、木瓜煎湯，放冷，送下食鹽一撮，即愈。

瘧　脉宜弦遲，若脉散而歇不治

瘧，猶暴虐之虐也。春夏因飲食勞倦而得，秋冬因傷暑而成。有一日一發，有二日一發，有三日一發，有一日一日發、二日發[1]，有日與夜各發，有上半日發，有下半日或夜發。有無汗，有有汗者。治宜分之，屬三陽宜汗、宜吐，屬三陰宜下、宜溫。切不可過服截藥，傷損脾胃，以致延綿不休也。

瘧疾主方

柴胡去苗　白术各一錢半　蒼术米泔浸，一錢，已上三味虛瘧必用之　乾葛一錢五分　陳皮七分　甘草炙，五分

若一日一發及午前發者，邪在陽分，加枯黃芩、茯苓、半夏各一錢。熱，其頭痛再加川芎、軟石膏各一錢。口渴，加石膏。○若間日或三日發，午後發，或夜發者，邪入陰分，加川芎、當歸、芍藥酒炒、熟地黃、知母酒洗，各一錢、紅花酒炒、黃柏酒炒、升麻各四分，提起陽分方可截之。○若間一日連發二日，或日夜各發者，氣血俱病，加人參、黃芪、白茯苓各一錢，以補氣，川芎、當歸、白芍藥、地黃各一分，以補血。○陽瘧多汗，用黃芪、人參、白术以斂之。無汗，柴胡、蒼术、白术、黃芩、乾葛以發之。○若陰瘧多汗，用當歸、白芍藥、熟地黃、黃芪、黃柏以斂之。無汗，柴胡、蒼术、川芎、紅花、升麻以發之。故曰，有汗者要無汗，扶正爲主；無汗者要有汗，散邪爲主。○若病人胃氣弱，飲食少，或服截藥傷脾胃而少食者，加人參一錢半、芍藥酒炒、大麥芽各一錢。○若傷食痞悶或有食積者，加神麯、麥芽、枳實各炒一錢、黃連炒，五分。○若欲截之，加檳榔、黃芩、青皮、常山各一錢、烏梅肉三個。○若痰盛，加姜制半夏、南星、枳實各一錢、黃芩炒、黃連各六分。○若日久虛瘧，寒熱不多，或無寒而多微熱者，邪

1　一日一日發、二日發：意爲一日一發與隔日一發，相間出現。

氣已無，只用四君子合四物湯，加柴胡、黃芩、黃芪、陳皮以滋補氣血。

紫苓平胃湯

治瘧初起，熱多寒少，宜此方分利。

柴胡一錢半　黃芩　蒼术　半夏各一錢　甘草三分　白术一錢五分　白茯苓　陳皮　厚朴　人參　豬苓　澤瀉各八分　桂枝五分

右剉劑，生薑煎服。○如寒多熱少者，只單用生薑四兩和皮帶水搗汁一碗，夜露至曉，空心冷服立止。

消脾飲

服前方一二服，不止再用此方。

白术一錢半　厚朴八分　白茯苓　半夏各一錢　甘草四分　柴胡一錢半　黃芩一錢二分　青皮　草果　檳榔各七分

右用薑三片，棗一枚，水一鍾半，煎八分，空心服。渣再併將發時服。若大渴，加知母、麥門冬各一錢。若不止，加常山酒炒，一錢半、烏梅二個，空心五更服卽止。如不止，再用截瘧飲。

截瘧飲

治藜藿壯健之輩而病瘧者。

常山燒酒炒，二錢　檳榔一錢　草果一錢　烏梅三個　知母一錢　貝母一錢半

右用薑三片，棗一枚，水八分，酒七分，煎八分，露一宿，五更日未出時，面東空心服。渣用酒浸煎，待將發時先服，立效。

得宜飲

治膏粱嬌弱之輩而病瘧者。

人參五分，如虛，加七分或一錢　白术有汗二錢，無汗一錢　白茯苓一錢五分　柴胡有汗一錢，無汗二錢　半夏薑制，七分　草果有食五分，食多七分，無食不用　黃芩酒炒，寒熱均七分，寒多五分，熱多一錢　薄桂二分　甘草炙，腹脹三分，不脹不用　煨生薑寒熱均三片，寒多五分，熱多不用

右水一鍾，煎八分，臨發前空心溫熱服。感輕一服，感重二三服。

祛瘧散

治壯健之人病痰邪瘧疾。

陳芽茶一兩　白扁豆一兩,炒　飛羅細麵二兩,炒黃色

各爲極細末,再選極大南星二個,根上各挖開一孔,取白砒四錢,研爲末,裝入孔內,兩星孔口相對合,用線紮定,泥封固,炭火煅存性,取出,研爲細末。共前藥和勻,每臨發日空心用茶調。大人服四分五釐,未冠者止服三分,十歲以下者止二分,六七歲者一分五釐,量人虛實大小增減,惟孕婦不可服,慎之。

白虎加桂湯

治頭疼惡風,有汗,似熱不熱。

知母二錢　甘草炙,一錢　石膏五錢　桂枝一錢

先以糯米一撮,煮湯二鍾,去米,將湯煎藥至一鍾,溫服,取微汗。

柴胡姜桂湯

治寒多熱少,日日發。

柴胡二錢　桂枝一錢　黃芩三錢　人參七分　半夏七分　甘草五分　瓜蔞根二錢　牡蠣七分　乾薑八分

右姜三片,水二鍾,煎一鍾,熱服。

桂枝石膏湯

治熱多寒少,隔日發。

桂枝一錢　石膏五錢　知母三錢　黃芩一錢　甘草五分　半夏五分　人參五分

右姜三片,水二鍾,煎一鍾,溫服。

六合湯

治一日一發,虛人實人皆通用。

人參　知母　草果　貝母　檳榔　柴胡　白芷　烏梅各一錢五分　常山一錢,酒炒

右薑三片,棗二枚,煎服。

撫芎湯

治二三日一發，用此截。

紅花　當歸　黃柏　白朮　蒼朮各一錢　川芎　撫芎各二錢　甘草炙，五分

右水二鍾，露一宿，次早溫服。

鬼哭飲

治一二日一發，用此截。

知母　貝母各一錢　檳榔五分　常山六分

右水半鍾，酒半鍾，煎至七分，露一宿，空心溫服。

人參養胃湯

治日久食少，身弱，寒熱無時。

人參一錢　厚朴　陳皮各一錢半　蒼朮　茯苓　半夏　草果　藿香各一錢　甘草炙，五分

右薑三片，棗二枚，煎服。

鱉甲散丸

治冬瘧，脅下有塊，名瘧母。

鱉甲九肋綠色者，醋炙香乾，一兩　白朮炒，一兩　黃芪一兩　草果以鹽水釀過，紙裹煨熟，一兩　檳榔一兩　川芎一兩　陳皮一兩二錢，去白　白芍一兩　甘草炙，八分　厚朴薑汁炒，一兩　蓬朮五錢　青皮五錢　烏梅肉一兩

右將藥打糊爲丸，如桐子大。每服二錢，淡姜湯送下，如神。○此病若久身弱不食，寒熱無時，先用發散，後用截藥，截後速以補中氣湯補之，切不可輕用。方上術人斬鬼丹、砒毒等截，誤人多矣。慎之慎之。

銷金散

治男婦久瘧成痞塊大如杯器者，神效。

大黑豆一升　用雞骨恒山四兩，要黃瘦者，去蘆　雞心檳榔二兩，要端正者，空朽不用

右二味剉碎，用水三十六碗，瓦器內煮五碗，去滓，將前烏豆入藥水內煮

熟，以藥水乾爲度。後再用真血竭三錢，另研爲細末，入烏豆内拌勻，再入鍋内，以文武火炒令疘，以不粘手爲度，將金箔爲衣，用瓷器罐[1]收貯。每不拘時，當閑頻服。每一年疾者服一升，二年者服二升，三年者服三升。愈後，忌油膩、毒食、麪、魚、牛羊等肉。

散邪助土飲

能散邪化痰，健脾理胃，調治壯健之人，病瘧愈後餘症。

白术一錢　陳皮　山查　麥芽炒　柴胡各八分　茯苓　黃芩各七分　枳實五分　半夏五分，渴不用　檳榔　神麴炒，各四分　甘草　肉豆蔻各三分

如常思飲，加麥門冬、天花粉。○如大便澀，加大黃數片。

右作一劑，清水煎服。

加味補中益氣湯

調理虛弱之人，瘧後脾胃併餘熱者。

人參　黃芪　白术　當歸　升麻　柴胡　陳皮　甘草　半夏　黃芩　白芍各八分

右薑、棗煎服。

附　治瘧單方

凡遇瘧疾服諸方不效者，宜用小蜘蛛一個，以大蒜搗爛如泥，包裹爲丸樣，雄黃爲衣，臨發前酒送下。○如再不愈，當正發時，刺十指出血，應驗如神。

一方

用大蒜不拘多少，搗極爛，和黃丹，以聚爲度，丸如雞頭大，候乾。每發之日，空心新汲水面東送下一丸。

一方

用茄花七朵，擂燒酒，發之日空心服。

1　罐：原作“䍄”。字書檢索無此字，據文義當爲“瓘”之誤。“瓘”同“罐”，因改。

痢 脉宜微小，忌緩浮

痢是濕、熱及食積，三者而已。有赤、白、青、黃、黑色，以屬五臟。白者，濕熱傷氣；赤者，濕熱傷血；赤白相雜，氣血俱傷。黃者，食積。治法：瀉腸胃之濕熱，開鬱結之氣，消化積滯，自愈矣。人不知，以白爲寒，以赤爲熱，二説皆非也。白者，日久從肺金流出，其色白；赤者，暫時從心火流出，其色赤。豈有寒熱之分哉。治法：先以清熱除濕之劑下之，其後行血調氣之藥和之。故經曰：行血而便膿自愈，調氣而後重自除。惟痢久而胃氣下陷者，可升可澀；虛弱少寒者，當溫當補。予有四大忌言，今詳於後，幸識者裁之。

一曰忌溫補。痢之爲病，由濕熱蘊積膠滯於腸胃之中。清邪熱，導滯氣，行滯血，則其病速除。若用參、术等溫補，則熱愈盛，氣愈滯。久之正氣虛，邪氣熾，至於不可救療者，初投溫補之禍也。

一曰忌大下。痢因邪熱交滯腸胃而成，與溝渠壅塞相似。惟用藥磨刮疏通則愈。若用承氣大下之，譬如以清水蕩壅塞之渠，壅塞必不可去也，徒傷胃氣，損元氣而已。正氣傷損，而邪氣不除，強壯者猶可，怯弱者必危矣。

一曰忌發汗。痢有身發寒熱，頭痛目眩者，此非外感，乃内毒薰蒸，自内達外，雖有表症，實非表邪也。若發汗則耗其正氣，而邪氣得以肆，且風劑燥熱，愈助熱邪，表虛於外，邪熾於内，鮮不斃矣。

一曰忌分利小便。利小便者，治水泄之良法也，以之治痢則乖。痢因邪熱膠滯，津液枯澀而成，若用五苓等劑分利其水，則津液愈枯，滯澀愈甚，遂至纏綿不愈，則分利之爲害也。若清熱導滯，則痢自愈，而小便自利，安用分利爲哉。

痢疾主方

黃連炒，二錢半　黃芩炒，一錢半　白芍藥炒，二錢。已上三味，痢疾必用之藥　木香一錢一分　檳榔一錢　甘草炙，三分　枳殼麩炒，一錢半

右水煎服。〇若腹痛加當歸一錢五分、縮砂一錢，再加木香、芍藥各五分。〇後重，加滑石炒，一錢半，再加枳實、檳榔、芍藥生用，各五分、黃芩用條實者，亦加五分。〇白痢，加白术、白茯苓炒、滑石、陳皮各一錢。初欲下之，再加大黃半兩。兼食積，加山查子、枳實各一錢。〇紅痢，加當歸、川芎、桃仁各一錢半。初欲下之，再加大黃五錢。〇紅白相雜，加當歸、川芎、桃仁各一錢，以理血；滑

石、陳皮、蒼术各一錢半，以理氣。有食積，亦加山查、枳實。初欲下之，亦加大黃五錢。○白痢久，胃氣虛，或下後未愈，減芩、連、芍藥各用八分，加白术一錢五分、黃芪、茯苓、陳皮各一錢、縮砂五分，去檳榔、枳殼，再加炙乾薑五分。○紅痢久，胃弱血虛，或下後未愈，減芩、連五分，加當歸、川芎、熟地、阿膠珠、陳皮各一錢、白术一錢五分。○若色赤黑相雜，此濕勝也，及小便赤澀短少，加木通、澤瀉、茯苓各一錢、山梔子炒，五分，以分利之。○血痢，加當歸、川芎、生地黃、桃仁、炒槐花各一錢。久不愈，加芩、連各七分，去檳榔，枳殼，再加阿膠珠、炒側柏葉各一錢五分、炒黑乾薑一錢、陳皮一錢。○若痢已久而後重不去，此大腸墜下，去檳榔、枳殼，用條實黃芩，加升麻一錢，以升提之。○嘔吐，食不得下，加軟石膏一錢五分、陳皮一錢、山梔仁炒，五分，入生薑汁，緩呷之，以瀉胃口之熱。○有一樣氣血兩虛而痢者，用四物湯加人參、白术、黃連、黃芩、阿膠之類以補之，而痢自止。○有一樣寒痢，用黃連、木香、酒炒芍藥、當歸、乾薑、縮砂仁、厚朴、肉桂之類。

若得痢，誤服溫熱止澀之藥，則雖稍久，亦可用前法以下之。

若得痢便用前正法以下之而未愈，又用前調理法治之而久不愈，此屬虛寒而滑脫，可於前虛補、寒溫二條擇用，更加龍骨、赤石脂、罌粟殼、烏梅肉等收澀之藥。○如因痢久不愈，耗損精血致腸胃空虛，變生他症，或五心發熱，如勞之狀，名勞痢。宜山藥、蓮肉二味治之。但赤多，倍蓮肉；白多，倍山藥。○如下痢之後，小便利而腹中滿痛不可忍，此名陰陽反錯，不和之甚也。宜山梔子、良薑，二味煎服。○凡痢後調補，只宜四君子湯加陳皮一錢半，甚妙。

平胃導滯湯
治紅白，里急後重，惡心嘔噦。屢驗。

白术炒　蒼术炒　香附炒　山查　白芍炒　當歸各二錢　陳皮　厚朴　神麴炒　枳殼炒　黃連　山梔子炒黑　川芎各一錢　甘草三分　白茯

○如後重，加檳榔一錢。春加紫蘇一錢，夏加砂仁、藿香各七分，秋加桂皮四分，冬加烏藥、麥芽各一錢。右水二鍾，薑三片，棗二枚，煎一鍾溫服，神效。

治痢神方
此藥只用一服，即日見效。柘樹，一名榖樹。夏秋間生紅實加楊梅者便是。

采柘樹葉炒乾爲末，每服三錢，用酒一鍾，加砂、蜜，空心調下。白痢用砂糖一錢；赤痢用蜜七分、砂糖三分；紅白相半者，砂、蜜均半。噤口者，加兒茶末三分。

二妙香連丸

治赤白痢立效。

木香一兩　黃連四兩、吳茱萸二兩，同浸一夜，炒乾，去茱萸不用

右二味爲末，粟米糊爲丸如梧桐子大。每服七十丸，食遠白湯下。初起宜推蕩，本方加大黃二兩、檳榔一兩以行之。再以本方加肉豆蔻雞蛋清炒，一兩五錢，以止之。此謂二妙也。

香連丸

治痢疾初作，有腹痛脹悶、濕熱之症。

川黃連淨一斤，切豆大，吳茱萸湯泡，良久去湯，以濕萸同連悶過夜，炒連赤色，去吳茱萸存連聽用　廣木香四兩　白芍藥四兩，醋炒　平胃散四兩

右爲末，醋糊丸梧桐子大。空心米湯下百餘丸。

草靈丹

治赤白痢疾。按此藥氣味寒涼，去腸胃中濕熱之積，初起者用之如神。

鳳尾草八兩，生溫州者佳，連根用　龍鳳藤四兩，生溫州者佳　金星草三兩，狀如鴨脚者　車前草二兩

右四草俱五月內收取，陰乾，俱剉，和勻。用山查、厚朴、青皮、生薑各一兩，水三碗，煎一碗，去渣。將汁拌前四草，曬乾，再拌再曬，汁盡爲度，曬極乾，瓷罐收貯。

如赤痢，加黃芩、黃連、當歸、芍藥、木香。〇如白痢，加白术、茯苓、陳皮、甘草、木香。〇如腹痛，加芍藥、當歸、砂仁、木香。〇食積，加山查、厚朴、青皮、蓬术。〇挾暑，加香薷飲。〇里急後重，加枳殼、檳榔。〇小便數，加木通、滑石、澤瀉。〇挾外感，加柴胡、防風。〇血痢，加生地、赤芍藥、阿膠、側柏葉、黃連、黑薑。〇胃弱，加小異功散。〇下如豆汁，四苓散。〇若痢久而後重不去，加條芩、升麻。〇痢久而脾胃虛者，用香、連、歸、芍、小異

功散,不宜用草藥。○噤口痢,用前蒼連丸。

每服,用制過草藥五錢,加入隨症所用藥,水一碗半浸,少刻攪勻,煎四五滾,約六七分,去渣溫服,渣再煎。

三仙丸

治久痢效方。

槐花四兩,炒　牛皮膠二兩,炒成珠　枯礬一兩

右俱爲細末,煉蜜爲丸梧桐子大。每服三十丸,空心姜糖湯送下。不數服卽愈。

神秘丹

治紅白久痢噤口。

陳年香圓四個,新者不用　白豆蔻　砂仁　草豆蔻　枳實　青皮　檳榔　白茯　白术　陳皮　當歸　香附炒　烏藥　大熟地各一兩　黃連　木香各五錢

右共爲細末,煉蜜爲丸如龍眼大,約重一錢許。每服一丸,用老酒一鍾,砂糖半杯,煮酒調下。不起床者二三丸立愈,如神。

此症如血痢結熱,悶亂腸痛者,用桃仁承氣湯加地榆一錢,水煎服。○痢後紅點并脫肛疼甚者,用升陽除濕防風湯。

升陽除濕防風湯

治痢後紅,并脫肛疼。

蒼术米泔炒,二錢　防風一錢五分　白术一錢　白茯一錢　白芍一錢　升麻五分　生地八分

右水一鍾半,煎一鍾,溫服。○如噤口,舌黑黃枯者不治。○如噤口痢久不食,口只吐沫者,死症也。以田螺連殼搗爛一枚,加麝一分,封臍上,其氣忽順而清者可治,隨以神秘丹一丸化下,立愈。

金華散

專治紅白痢疾久不愈者,服之神效。

椿白皮一兩,臭者佳,去粗皮,取皮向東南者　松花三錢　地榆二錢　乾荷葉二錢,用貼水菓,去邊留中,陰乾

右四味各爲極細末,每服三錢。紅痢蜜調;白痢黑砂糖調;紅白相雜蜜與砂糖調後,加溫湯少許。空心服,忌麪食、葷腥油膩物。

治噤口痢秘方

極危急,心胸微有熱氣,亦能治之。

大蓖麻子去殼,四十九粒　巴豆去殼,四十九粒　牛黃一錢五分　麝香五分　雄黃五分,用透明者　朱砂五分,用明透者,陰砂不用　冰片一分

右共爲極細末,和前麻子、巴豆研如泥,加葱汁少許、白蜜少許爲丸如榛子大,先將紙貼患者眉心,紙上安藥,藥上再用膏藥貼之,眉心皮膚腫起卽愈,如不腫者不治。

治紅白痢膏藥

巴豆新者,不拘多少,研成泥　雄黃明淨者,研極細

右將雄黃末少許,入巴豆,研成膏。先將病者眉心中穴用水洗淨,將膏攤油紙上,每用如豆大貼穴上。壯年一炷香,老幼半炷香或三四寸,視人大小用之,香盡卽將藥輕輕揭去,拭盡,神效。

調血養氣湯

治痢後氣血兩虛,久病不愈者。

當歸身酒洗,一錢　川芎一錢五分　白芍藥酒浸,一錢五分　熟地黃酒洗,一錢淨　人參一錢　白术米泔浸一宿,土炒,五分　乾薑炒黑,三分　陳皮去白,五分　升麻三分　條黃芩炒,一錢　槐花炒,一分　阿膠炒成珠,八分　砂仁三分　甘草炙,五分　黃芪蜜炙,三錢五分

右用薑三片,棗三枚,水一碗半,煎至七分,空心服。渣再煎服。

附　痢疾單方

凡遇痢疾,可用枳殼一兩、甘草三錢,俱切片同炒。紅者略炒,白者炒赤色。另用好細茶、生薑。去赤,用茶五錢、姜三錢;去白,用茶三錢、姜五錢。

先炆水二大碗，候炒前藥淬入，煮至半碗，去渣，露一夕，次早空心溫服。如禁口者，卽用石連子一兩去殼取肉，搗爛，碗盛，碗蓋滾水泡出汁，撇開口灌入，卽能飲食。

一方

治赤白痢及噤口痢，用綠豆溫鍋略炒，爲細末，以蜜和爲小餅，時時細嚼下。

一方

治噤口痢，諸藥不效，用糞蛆不拘多少，洗淨，瓦焙乾，爲末，每用一二匙，米飲調服，就能思食，大效。

一方

治噤口痢，用臘肉骨燒灰存性，碾爲極細末，好酒送下二三錢，卽能飲食。

一方

治痢疾，用山查不拘多少，去核爲粉。每用二杯，紅加蜜，白加黑砂糖拌勻，滾水調服，立時止。

一方

治產後痢，用蒼耳草葉搗絞汁，溫服半鍾，一日三四次。

一方

治小兒赤白痢，體弱大困，用麻子炒令香，爲末。每服一錢，蜜水調下。

一方

治小兒冷痢及暴痢忽來，急取獨蒜搗成膏，敷足心。

一方

治白痢，用大麥去毛尖，不拘多少，將頭醋拌，曬乾，又拌曬，如此三次，炒黃，爲極細末。每服一錢，馬齒莧煎湯下。每進三服卽愈。

卷 之 四

金溪　龔居中　應圓父編輯

潭陽　劉孔敦　若樸父訂刊

泄瀉 脉宜微小而細

瀉屬濕熱，多因飲食不節，致傷脾胃。有氣虛而泄者，有濕熱而泄者，有火熱而泄者，有痰積而泄者，有食積而泄者。飲食入胃，完穀不化者，氣虛也。瀉水，腹不痛者，濕也。腹痛，水瀉腸鳴，痛一陣瀉一陣者，火也。或瀉或不瀉，或多或少者，痰也。腹甚痛而瀉，瀉後痛減者，食積也。雖有數者不同，須看時令，分寒熱新舊而施治。法當補脾消食，燥濕利小便。亦有胃氣下陷者，宜升提之；亦有久泄虛滑不禁者，宜收澀之。

泄瀉主方

陳皮一錢　白术二錢　白苓一錢半　白芍炒，一錢五分　甘草炙，去皮，五分

右用薑二片、燈心五根煎，空心溫服。○濕熱甚，肛門如熱湯者，乃熱泄也，加黃芩、澤瀉、豬苓、黃連、滑石、山梔、木通各一錢。○腹中痛，下泄清冷，喜熱手盪熨，口不燥渴者，乃寒瀉也。加肉桂、肉豆蔻麵包煨，各一錢五分、豬苓、半夏、炒連各八分。○如瀉水，腹不痛者，屬氣虛，去陳皮、白芍，加人參、黃芪、升麻、柴胡、防風，補而提之。○傷食泄黃，或食積，加神麯、麥芽、山查各一錢、炒黃連七分。○腹中窄狹飽悶，再加厚朴、枳實、木香各五錢。○小便赤澀短少，加澤瀉、豬苓、木通各一錢。夏月再加茵陳七分、炒梔四分。○口渴引飲，加乾葛、人參、麥門冬各一錢、升麻、滑石各四分、烏梅肉二個。○飲酒便泄，此酒積熱瀉也。加炒黃連、茵陳、乾葛各一錢、木香五分　神麯、麥芽各八分。

○夏秋月間，濕熱大行，暴注水泄，加炒黃連、蒼术、澤瀉各一錢、升麻、木通各五分。發熱燥渴，加乾葛、石膏各一錢。黃疸，小便黃赤，加茵陳一錢、山梔、木通各五分。○寒月溏瀉清冷，腹痛，或傷生冷飲食，加神麯、麥芽各一錢、縮砂、木香、益智各七分。○氣虛，加參、芪；血虛，加當歸。○久泄虛滑，水穀入口即時直下，加參、芪、乾薑、柯子肉、豆蔻、栗壳、草果、厚朴。○夏月加香薷、厚朴。○清晨溏瀉，加故紙[1]、茴香、肉豆蔻去油。○久泄，腸胃虛滑不禁，加肉豆蔻一錢、訶子皮、赤石脂各一錢，煨、木香炙、乾薑各五分。○久泄，脾胃虛

---

[1] 紙：原作"芷"。清晨溏瀉，又稱五更瀉，當用之藥爲補骨脂，別名"破故紙"。如下文"脾瀉丸"治五更泄即用破故紙。據改。

弱，食少難化，加參、芪各一錢、神麯、麥芽各一錢二分、木香炙、乾薑各五分。○如久瀉，穀道不合，或脫肛，此元氣下陷及大腸不行收令故也。去茯苓，加神麯炒、肉豆蔻煨、訶子肉、烏梅、五倍子各等分，為丸，以四君子加防風、升麻煎湯送下。

加味五苓飲
治大人小兒水泄，小便赤澀，或全不小便者。

赤茯苓去皮，一錢五分　豬苓三錢　澤瀉用刮開色白者，三錢五分　木瓜八分　白术去皮去蘆，八分　木通一錢五分　車前子略炒，五分

右水二碗，煎一碗，去渣，入鹽少許，令藥微有鹹味，飢時服之。小便自利，其泄立止。

白术散
治久泄脾胃虛弱，食少身瘦，煩渴。

人參一錢　白术炒，一錢　白茯一錢　甘草炙，五分　木香八分　藿香一錢　甘葛七分　乾薑炒黑，七分

右薑三片，水一鍾半，煎一鍾，溫服。

升陽散
治一日三四次溏而多，時腹鳴，小水黃赤。

柴胡　益智　當歸　陳皮各五分　升麻七分　甘草三分　黃芪四分　紅花二分半　右水一鍾半，煎一鍾，溫服。

升陽降濕湯
治胃弱食少，腹疼腸鳴，泄瀉無度，四肢困倦。

甘草炙，五分　麥芽炒，一錢　陳皮一錢　豬苓一錢　瀉澤一錢　半夏一錢　益智一錢　防風一錢　神麯炒，一錢　升麻八分　柴胡一錢　羌活一錢　蒼术一錢

右薑三片，棗二枚，水煎服。○如瀉，肛門燥疼，加桃仁、歸尾、生地各七分，同煎。

加味胃苓湯

治患泄瀉，膀疼轉筋。

蒼朮　陳皮　厚朴　豬苓　澤瀉　白朮　茯苓　甘草　藿香　神麴　木瓜　白芍

右剉劑，薑、棗煎服。○如泄瀉頭疼，去木瓜、茯苓，加砂仁、草果、川芎。○如泄瀉兼身疼麻木，去蒼朮、厚朴、茯苓、木瓜，加草豆蔻、川芎、砂仁、吳茱萸、木香。

二香二仁湯

治患泄瀉，右脅疼痛。

陳皮　白朮　香附　砂仁　枳殼　半夏　薏苡仁

右同水煎服。

茵陳車前益元散

治患水瀉，數日不止，因而瀉甚頻數，終食薄粥米飲，卽從大便泄出，遍身骨節疼痛，此因濕熱所致，非虛滑之由也。

車前子炒，研，一錢　茵陳研末，一錢　合成六一散二錢

右共和勻，滾水調，五分一次，頻頻服之。

加味治中湯

治春月肝木乘脾，腹痛，久瀉不止。

人參一錢半　白朮陳土炒，二錢半　白芍藥醋炒，一錢五分　甘草炙，一錢　青皮去穰，麩炒，七分　陳皮去白，一錢　乾薑炒黑，一錢　蒼朮麩炒，一錢半　升麻五分　柴胡五分　防風五分　白茯苓一錢

久瀉虛寒加熟附一錢。

右用薑三片，加大棗二枚，水二鍾，煎一鍾，食前服。

加味香砂枳朮丸

治飲食所傷，脾胃不和，欲作瀉痢，并七情所傷，痞悶嘔吐，不思飲食。瀉痢後，理脾胃，去餘滯。此藥一運一動，一補一消，活法用之，極有奇效。

白术土炒,二兩　黑枳實麩炒,一兩　半夏麴真者,一兩五錢　陳皮去白,一兩　砂仁炒,七錢半　香附醋浸,曬乾,炒,一兩　麥芽麵炒,一兩　木香不見火,五錢　黃連薑汁炒,冬五錢,夏一兩　神麴炒,一兩

有痰,加竹瀝半碗、薑汁二盞。

右爲末,薄荷煎湯,打老米糊爲丸如梧桐子大。每服七八十丸,食遠白湯送下。

脾瀉丸

治久泄并五更泄者。

白术二兩,飯上蒸　白茯苓二兩,蒸熟　小茴香一兩,炒　肉豆蔻一兩,麩煨　破故紙二兩,炒　廣木香五錢

右爲末,生薑煮紅棗肉爲丸梧桐子大。空心米湯下八十丸,甚者食前再服。

銅門栓丸

秘驗止久瀉痢。

黃丹一兩,飛過　明礬一兩　黃蠟一兩

右將蠟熔化于小銅杓內,次以丹、礬末和入,乘熱急手爲丸如豆大。每服二丸,空心米湯下。小兒用一丸。

養脾進食丸

治瀉痢後脾胃虛弱,飲食減少。

人參　白术土炒　白茯苓各三兩　甘草一兩半　陳皮　半夏麴　厚朴薑汁炒,各二兩　蒼术麩炒,三兩　砂仁炒,一兩半　神麴炒　麥芽炒,各二兩半　木香五錢

右爲細末,神麴、麥芽麵打糊爲丸如梧桐子大。每服五十丸,食遠白湯送下。

參苓白术丸

治瀉痢後,調理脾胃,極穩累效。

人參一兩五錢,去蘆　白术土炒,二兩　白茯苓去皮,兩半　甘草炙,一兩　山藥薑汁炒,一兩半　砂仁炒,一兩　薏苡仁炒,二兩　桔梗去蘆,炒,一兩　蓮肉去皮、心,一兩半

若痢後虛弱,用石蓮肉、黃連,用吳茱萸同浸半日,連汁炒乾,去萸一兩。○飲食減少,加神麴、麥芽。○餘外脾胃虛弱調補,只照本方。

右爲末,晚米糊一半、蜜一半和爲丸如梧桐子大。每服七八十丸,食遠白湯送下。

附　泄瀉單方

凡泄瀉服藥不效,可用五倍子、五靈脂各等分爲末,醋調勻,封臍卽止。或用木鱉子肉七個、麝香五釐、蝸牛三個,共爲泥,封臍上,尤妙。

一方

治老少脾泄久不愈者,用冬米造飯鍋巴淨末四兩、蓮肉去心淨末四兩、享糖末四兩,共和勻。每服三五匙,食遠白湯調下,一日三次。

一方

治泄瀉日夜無度,諸藥不效者,用鍼砂、地龍、豬苓各等分爲末,生葱搗汁調方寸匕,貼臍心,小便長,瀉卽止。

一方

治大人小兒吐瀉,日久垂死,灸天樞二穴在臍兩傍各開二寸、氣海一穴在臍下一寸半、中脘穴在臍上四寸半。

一方

治瀉痢,用乾蘿蔔片煮熟放冷,以蜜調服。

一方

治水瀉,用煨姜一塊、艾一把,水煎熱服。

一方

治泄瀉,不進飲食,用糯米一升水浸一宿,濾乾燥,慢火炒令極熟,入山藥一兩,共爲細末,再入胡椒末少許,和勻。每日侵晨砂糖入滾湯調服,大有滋補。久服之,其精寒不能成孕者亦孕。

一方

加蓮心去心、皮、芡實肉、山藥各三兩,尤妙。

一方

治久瀉，諸藥不效，用硫黃一分、綠豆六粒、胡椒五分，共爲末。飯爲丸，溫湯送下卽止。

痞滿 脉宜沉浮滑，忌澀

夫痞滿者，非痞塊之痞也，乃胸腹飽悶而不舒暢也。有氣虛中滿，有血虛中滿，有食積中滿，有脾泄中滿，有痰膈中滿。皆因七情內搖，六淫外侵，或醉飽飢餓失節，房勞過度，則脾亦虛而受傷，轉輸之官失識，胃雖受穀，而不能運化，故陰陽不升降而成痞也。治宜開鬱順氣，清理脾胃之藥，兼致化痰之劑，則痞通而滿除矣。

痞滿主方

香附　砂仁　木香　枳實麩炒　白术炒　茯苓　半夏薑汁炒　白豆蔻去皮　陳皮　藿香　厚朴薑汁炒，各七分　甘草炙，二分

右剉劑，生薑三片、棗一枚，水煎，食後服。○瘦人心下痞悶，加炒黃連，去半夏。○肥人心下痞悶，加蒼术。○氣虛中滿，加人參，去半夏。○血虛中滿，加當歸、白芍，去半夏。○脾虛盲[1]痞者，加歸身、川芎、芍藥、神麴，去砂仁、木香、藿香、豆蔻。○食積中滿，加神麴、山查、麥芽，去白术、半夏。○脾泄中滿，加蒼术、白芍，去半夏。○痰膈中滿，加貝母、桔梗、竹瀝、瓜蔞仁略炒，去白术。○痰積者，加山查、大麥芽、貝母，去砂仁、木香、白术、豆蔻、藿、木香。○濕熱痞滿，加酒炒黃芩、酒炒山梔仁、制蒼术，去附、砂、白术、豆蔻、藿、木香。○痰挾血成窠囊者，宜桃仁、紅花、香附、大黃之類。○若傷寒下多，則亡陰而痞者，八物湯加升麻、柴胡，少佐以陳皮、枳殼之類主之。○若大病後，元氣未復，而胸滿氣短者，宜補中益氣湯，木香、陳皮、枳實丸之類方見內傷。

解鬱和中湯

治胸膈痞滿，內熱，夜不能安臥，臥則愈悶。

---

1 盲：màng，不精要貌。

陳皮去白,一錢二分　赤苓一錢　半夏六分　青皮醋炒,五分　香附便炒,一錢　枳殼麩炒,一錢　梔子一錢　黃連薑汁炒,七分　神麯炒,七分　厚朴薑汁炒,七分　前胡八分　蘇子研碎,七分　甘草四分

右剉劑,薑三片,水煎熱服。

木香化滯湯

治因憂氣鬱結中脘,腹皮里微痛,心下痞滿,不思飲食者。

當歸梢　枳實炒,各四分　陳皮　生薑　木香各六分　柴胡七分　草豆蔻　甘草炙,各一錢　半夏一錢五分　紅花

右剉一劑,姜、水煎,食遠服。

瓜蔞枳桔丸

治胸中痞滿,或痛徹背脅,喘急妨悶者。

瓜蔞仁另研　枳殼麩炒　桔梗炒　半夏湯泡　黃連炒,各一兩

右爲末,以薑汁糊丸。每食後以淡姜湯送下五分,久服自愈。

枳實理中丸

治痞,因下後虛,氣逆上攻。

枳實　黃連各半兩　乾生薑二錢　半夏麯　人參各三錢　甘草炙,二錢　茯苓　麥芽各二錢　白术三錢　厚朴薑制,四錢

右爲末,水浸蒸餅丸如梧桐子大。每服三五十丸,溫湯下。

木香檳榔丸

治胸膈積滯,飲食減少,終日不食,亦不知飢,勉強進食,亦不知飽者,此非煎劑可除,必此丸消磨其塊方可。

廣木香三兩　黃連四兩,吳萸湯泡過　黃芩四兩,酒炒　黃檗四兩,鹽水炒赤　檳榔八兩　陳皮八兩,洗　青皮四兩,醋炒　莪术五兩,煨　莊大黃四兩,酒蒸　黑丑八兩,炒　厚朴四兩,薑炒　枳殼八兩,麩炒　香附米制　當歸八兩,酒洗　乾薑三兩,泡

右爲末,以白水滴丸綠豆大。不時服,白湯吞下五分或一錢,服至一二兩必愈。愈後,須用平劑以調之,而胃氣斯復。

消痞丸

治心下痞悶，一切所傷，及積年不愈者。

乾生薑　神麴炒　炙甘草各二錢　豬苓　澤瀉　厚朴　砂仁各三錢　半夏湯泡七次　陳皮　人參各四錢　枳實五錢，炒　黃連淨炒　黃芩各六錢　薑黃　白术各五錢，炒

右爲細末，湯浸蒸餅爲丸如梧桐子大。每服五七十丸至百丸，食遠白湯送下。

木香分氣丸

治脾胃不和，心腹脹滿，兩脅膨脹，痰喘嗽急，刺心乾嘔，咽喉不利，飲食不化。

木香　檳榔　青皮　蓬莪术炮　乾生薑　當歸　薑黃　玄胡索　白术　枳殼麩炒　荆三棱紙裹煨香　陳皮去皮　赤茯苓　肉豆蔻各等分　秋冬加丁香炒

右爲末，白麪糊丸小豆大。每服三五十丸，生薑湯下，忌生茄、馬齒莧。

附　痞滿單方

一方

治心下堅如盤者，用枳實麩炒，一錢、白术三錢，水煎服。

一方

用蘄[1]艾、獨蒜、鹽、穿山甲四味，用好醋搗成餅，量痞大小貼之。兩炷香爲度，其痞化膿血，從大便出。

又方

用大蓼子，卽水仙子，爲絕細末，少加麪調，和做一團置痞上，以火熨之，數次卽消。

積塊　附茶癖　脉忌虛弱

古書有積聚癥瘕立名，而丹溪以積塊稱。夫積聚者，物滯曰積，成塊而有

---

1 蘄：原作“蓍”。蘄艾，指蘄州所産之艾，不能用“蓍”字，此乃音誤所致，故改。

常處；氣滯曰聚，或散而來往無常也。癥瘕者，則積塊之別名也。《內經》論有五積之證，曰肥氣，曰伏梁，曰痞氣，曰息賁，曰奔脉。丹溪列有方治，而又謂在中爲痰積，在左爲血積，在右爲食積，此亦論積塊有常處之大概也。治法方册班班，要之養正，其積自除，尤爲穩當。

積塊主方

陳皮　白茯苓　川芎各八分　香附童便浸炒，一錢　半夏湯泡，一錢　甘草五分　蒼术泔炒，六分　山查子杵，一錢五分　連翹六分　枳實一錢　桃仁去皮，一錢　厚朴薑炒，三分　○痰積，加天花粉八分、貝母八分、海粉一錢、大麥芽炒，八分，杵。○血積，加紅花酒洗，一分、當歸尾八分、莪术八分、昆布八分。○食積，加大麥芽炒杵，一錢、神麯炒，一錢、木香三分，另磨和藥。○左脅有塊，倍川芎；右脅有塊，加青皮。○肉食成塊，加薑炒黃連。○飽脹，加蘿蔔子、檳榔，去蒼术。

四神消積丸

治爲食、酒、氣、痰四者成積。

陳皮三兩，洗去白　青皮二兩，醋炒　檳榔二兩　廣木香五錢　川厚朴二兩，薑炒　枳實二兩，蒸　京三棱一兩，煨，切　蓬莪术二兩，煨，切　山查肉二兩，蒸　神麯二兩，炒　麥芽二兩，炒　半夏麯二兩，炒　香附米二兩，炒　白芥子五錢，炒　砂仁一兩，炒　吳茱萸一兩，湯泡去苦水

右爲末，蘿蔔湯滴丸如綠豆大。每食遠白湯送下八十丸。此方平易，可以多服，不傷胃氣，服至積消卽止之。

烏梅丸

治酒積、食積及化痰飲。

烏梅去核淨肉，半斤　半夏四兩　生薑自然汁，半斤　白礬四兩

右先將半夏、烏梅粗末；次將白礬化開，并薑汁共前末拌勻。新瓦二片夾定，炭火上焙三日三夜，以乾爲度。次入神麯、麥芽、陳皮、青皮、莪术、枳殼、丁皮、檳榔各二，共爲細末，酒糊爲丸如梧桐子大。每服五十丸，食遠姜湯下。

加味枳實丸

治食積。

白术二兩　枳實　神麴　麥芽　山查各一兩　黃連　陳皮各五錢　木香一錢五分

右爲末，荷葉蒸餅爲丸如梧桐子大。每服一丸，食遠姜湯送下。

阿魏丸

治食積。

連翹　山查各二兩　黃連一兩半　真阿魏四兩

右前三味爲末，醋煮阿魏爲丸。每服三十丸，白湯送下。

茶癖散

治茶癖愛吃茶。

石膏　黃芩　升麻

右各等分爲末，砂糖和水調服。

一方

愛吃茶，用石膏、白术、炒芩、芍藥、薄荷、膽星爲細末，砂糖調成膏，津液化下。

伏梁丸

治心之積起臍上，大如臂，上至心下，久不愈，令人心煩。

黃連一兩五錢　厚朴制　人參各兩半　黃芩三錢　桂一錢　乾薑　菖蒲　巴豆霜各五分　紅豆二分　茯苓　丹參炒，各一錢　川烏頭炮，五分

右爲極細末，另研豆霜，旋旋入末，煉蜜爲丸如梧桐子大。服如上法，淡黃連湯下。

肥氣丸

治肝之積在左脅下，如覆杯，有頭足，久不愈，令人發咳逆、瘖瘧，連歲不已。

厚朴半兩　黃連七錢　柴胡二兩　巴豆霜五分　花椒四錢　乾薑炮，五

分　廣术炮,二錢半　烏頭炮去皮,錢二分　人參二錢五分　甘草炙,三錢　昆布二錢五分　白茯苓一錢五分　皂角去皮、子、弦,煨,一錢半

右除茯苓、皂角、豆霜另末,外爲極細末,和勻,煉蜜爲丸如梧桐子大。初服二丸,一日加一丸,漸加至大便微溏,再從二丸加,周而復始。積減大半勿服。

痞氣丸

治脾之積在胃脘,覆大如盤,久不愈,令人四肢不收,致熱,飲食不爲肌膚。

厚朴四錢五分　黃連八錢　茱萸二錢　黃芩二錢　白茯苓　澤瀉　人參各一錢半　川烏頭　川椒炒,各五分　茵陳酒炒　乾薑炮　砂仁各一錢五分　白术二分　桂四分　巴豆霜四分

右除豆霜另研,茯苓另末,旋入,外同爲細末,煉蜜丸如梧桐子大。用淡甘草湯下,服如上法。

息賁丸

治肺之積在右脅下,大如覆杯,久不愈,令人灑淅寒熱,喘咳,發肺癰。

厚朴制八錢　黃連一兩三錢　乾薑炮　白茯苓　川椒炒　紫菀各一錢半　桂一錢　川烏頭炮　桔梗　白豆蔻　陳皮　京三棱各一錢　天門冬一錢　人參一錢　青皮五分　巴豆霜四分

右除茯苓、巴豆霜旋入外,爲細末,煉蜜丸如梧桐子大。以淡姜湯送下,服如上法。上四方秋冬加厚朴,減黃連四分之一。

奔豚丸

治腎之積發於小腹上,至心下,若豚狀,或下或上無時,久不已,令人喘逆,骨痿少氣,或男子內結七疝,女人瘕聚帶下。

厚朴制,七錢　黃連五錢　澤瀉　白茯苓　菖蒲各一錢　川烏頭　丁香各五分　苦楝酒煮,二錢　玄胡索一錢五分　全蝎一錢　附子　獨活各一錢　桂二分　巴豆霜四分

右除豆霜、茯苓,另爲末,旋入細末,煉蜜丸如梧桐子大。淡鹽湯下,服如上法。

磨塊丸

治鬱氣鬱痰結成痞塊，胸膈壅塞，遂致每晚右脅一團先熱，遂致遍身發熱，天明復止，且飲食少進，煩燥不安，肉削骨露，脉又歇，至而弦，必此丸攻其痞塊，以除其病根，諸症自除矣。

三棱　莪术俱醋炒，各八錢　檳榔六錢　川黃連薑炒，六錢　片黃芩刮淨，水洗，酒拌炒，六錢　陳枳實炒，六錢　陳皮滾水泡，去白，四錢　栀仁薑汁炒，五錢　前胡水洗，五錢　貝母去心，六錢　天花粉八錢　大黃酒炒，八錢　香附童便制，八錢　青皮去穰，醋炒，五錢　南木香不見火，二錢　玄胡索五錢　鬱金三錢　連翹去心蒂，六錢

已上共爲極細末，和勻，先用竹瀝略酒潤，次用粘米粉攪硬糊丸如綠豆大。每服百丸，一日三次，食遠服，臨臥服一次。服至疾除遂止。切忌生冷、煎炒、鮮魚、牛、羊、鵝、麵。

祛塊丸

治痰塊、痞塊、氣塊、血塊，不拘熱氣冷氣。

莪术醋煮過，二兩　香附酒浸漲，炒，三兩　紅花酒炒，二兩　麥芽炒，二兩　神麯酒炒，二兩　鱉甲醋炙，二兩　山查二兩　青皮三兩，炒　昆布一兩，酒炒　阿魏三錢，用醋蒸過用　海石醋炒，二兩　砂仁一兩

右爲細末，好醋爲丸如梧實大。每二三十丸，酒湯送下。

愈元丸

治患十數年痞氣，心下堅硬，狀如覆杯，諸醫不效者。

陳皮去白　青皮去白，炒　枳殼炒，各二兩　山查二兩　小茴炒　甘草各用一兩　三棱醋炒　莪术煨　檳榔　草果去殼，各五錢　砂仁　木香　鍼砂醋炒，各五錢　厚朴薑汁炒　蒼术米泔浸炒，各用四兩

右爲末，酒糊爲丸如梧仁大。每服十五丸，生薑湯下。

羊肝餅

治小兒驚積，左脅下有塊，女人血瘕，發熱瘦弱，但積塊在右，爲食積者不宜用。

黑羖羊肝一具，去筋膜，切成方寸塊，中間割開相連　白术一兩，小米泔浸一宿，切成咀，陳壁土炒黃色，爲細末，一兩　左顧大牡蠣一個重一斤者，炭火煅通紅，候冷爲細末，一兩　真黃蠟一兩，溶化開，入前藥，二味攪勻，乘熱成餅，照肝塊數目。如肝塊大，其重二錢；小者，重一錢五分。

右將蠟餅夾於肝內，用竹葉包裹，以線縛之，入新砂鍋中以水淹一寸，入粟米五六合煮，以米熟爲度。候冷，去竹葉，任小兒食之，一頓二三塊。夏月將餅系于井中，令色變味臭，小兒不肯食也。重者不過一肝二肝，輕者數塊，則熱止，七日後則積消腹軟矣。

通玄二八丹

治腹內飲食宿滯積聚，此方又能止瀉痢，但引不同能行能止，真仙方也。

黃連半斤，淨　白芍藥五錢，淨　當歸五錢，淨　烏梅去核，五錢，淨　生地黃五錢，淨

右爲末，用雄豬肚一個，以藥盛於內，用線縫之，用韭菜二斤鋪甑底，於鍋內蒸之，候湯乾，再添水，蒸一日，以藥熟爲度。就豬肚共藥石臼內搗爛，爲丸如梧桐子大。每服七十丸，酒送下。○如治積聚，清晨用姜湯送下，待瀉二三行即除，卻以溫粥補住。○如治瀉痢，食後用清茶送下。

沉香消積丸

治一切痞積氣塊及婦人血瘕等症。大枳殼不拘多少，每個入巴豆仁一枚在內，線紮，醋煮透爲度。冷定，去巴豆，將枳殼咬咀，曬乾爲末，每一兩加沉香一錢、平胃散末三錢，共一處，以醋糊爲丸如桐子大。每服三十丸，空心白湯送下，日久其痰自消。如重病多年及婦人血瘕，用阿魏化痞膏貼之即愈。

琥珀鱉甲丸

治婦人癥瘕經年。

錦紋大黃醋煮透，二兩　琥珀五錢　莪术七錢　當歸尾五錢　桂心去皮，五錢　赤芍五錢　檳榔五錢　枳殼炒，五錢　廣木香五錢　昆布酒洗，五錢　鱉甲九齒者，酥炙透，一兩

右共爲末，煉蜜爲丸如梧桐子大。每服三十丸，米飲送下或酒亦可，服之。

追蟲丸

白雷丸一兩　檳榔一兩　史君子一兩　黑丑二兩　錫灰三錢　廣木香二錢　蕪荑三錢

右共爲末，砂糖爲丸綠豆大。每服一錢，葱白湯送下。

不猛效速膏

治男痞塊，女人血塊。

阿魏一兩　木香四兩，爲末　生漆濾去渣淨，四兩　蜜六兩

右用錫罐一個盛藥，封固，放鍋內水煮[1]三炷香了，取起，冷定。每服二茶匙，燒酒送下，日進三服。忌油膩、魚、發物。

蜀葵膏

治有形之塊，以此鹹軟之、堅削之，併行氣開痰爲主。用蜀葵根煎湯去渣，再入人參、白术、青皮、陳皮、甘草梢、牛膝各等分，煎成湯，入研細桃仁、玄明粉各少許，乘熱飲之。二服當見塊下。如病重者，須補接之後加減再行此方，且攻且補，亦有至理。

化痞膏

淨松香一斤，先以酸漿水煮三四十滾，又以酒煮十數滾，又以白水煮，以口試味淡爲度，聽用。將松香化開，又傾入香油內，取起。以大麻子肉二兩、百草霜一兩，共末，木臼內搗如泥，入蜈蚣十條，去頭足淨、沒藥、乳香、蘆薈、孩兒茶、天竺黃、阿魏、硼砂各五錢、川山甲土炒，末，一兩，將衆藥末糁盡，後入黃香末，徐徐搗成一膏，收瓷罐內盛之。每用滾湯化開，用紅絹攤，臨時灑麝香末半分在膏上，貼之。六七日作癢，十日半月全消。

附　積塊單方

凡遇血塊及一切血氣癥瘕痰飲等症，用瓦壟子，卽花蚶也，取殼，燒以醋淬三次，爲末，醋膏丸如梧桐子大。每服七十丸，酒下。凡遇痞結年久成龜鱉

1　煮：原作"注"。當屬音誤，據文義改。

者，用老军需一味，春夏用莖葉，秋冬用根，不拘多少，用好生酒一罐，外用鯽魚一隻，和藥同入罐內，日落時煮，以魚熟爲度。令患人先食魚，次飲酒，撲至次早去大小便，見物下卽是效。如不應，連服三五次，追其物無迹，神效，妙不可言。而仁人君子切不可輕忽。〇老軍需，俗名社公口鬚，四時常有，青出衆草，爲尊莖藤，青葉似櫃葉而尖小，根如鬚，白似芋頭，根牽藤而去。

凡遇痞積氣塊，其症初則如彈，漸長如刀，或如梭，如碗，形狀不同，令人面黃體瘦，飲食少思，久治不痊，治宜用猪澀皮七個（卽猪赤胰）、新鍼七個，每澀皮用鍼一個，將鍼刺破內外，外用好明淨皮硝七錢，研爲細末，擦于澀皮上，醃七日取出，用鐵器焙乾，研爲細末。再用水紅花子七錢，焙乾爲末，與前末和勻。每服三錢，清晨無灰好酒調服。忌生冷、房室、惱怒。不論男婦老少、腹之左右，并皆治之。若頻服五七料，大便下膿血，卽是效驗，切不可用別藥補之爲妙。服此方，二月漸消，三月斷根，但此藥只可春秋冬合，夏恐壞了澀皮。若夏月急用，將澀皮醃，懸放井中一七取出，用之亦妙。

黃疸　脉宜洪數

疸者，黃也，濕熱相交，脾胃二經積熱所作，面目如金，小便如黃柏汁。有黃汗者，陽明蓄熱也。得此病，因出汗時沐冷水，熱鬱於內，故汗黃也。有穀疸者，食則腹滿眩暈，心中怫鬱，由飢飽所致胃氣蒸衝而黃也。有酒疸，身目俱黃，心中懊憹，足脛滿，尿黃，面黃而生赤斑，因酒後畏熱，醉臥當風，或水濕得之，甚至目黃青黑，或大便亦黑也。有色疸者，因房事後爲冷水濕氣所傷，故額黑身黃，小腹滿急，小便不利。病形不同，當究所因，分利爲先，解毒次之。

其諸疸，口淡怔忡，耳鳴脚軟，微寒微暖，小便白濁者，皆爲虛證，不可過用涼劑，強通小便，恐腎水枯竭，久而面黑黃色。及有渴者不治，不渴者可治。又有傷寒發黃者，蓋爲內熱已甚，復被火蒸，亦發黃也。陽明病被火攻，額上汗出，而小便不利者，必發黃。有由內熱有火而致陽明病，無汗，小便不利，心中懊憹者，必發黃，此熱盛所致也。又有傷寒發汗以後，身目皆黃者，此寒濕在里也。有黃如熏黃，雖黃而色暗者，熱盛所致也。有黃如橘子色者，有如染衣黃柏色者，此濕與熱也。

經云：治濕不利小便，非其法也。大抵黃者，屬太陰脾經，脾土受濕熱，則色見於外也。若寸口近掌無脉，鼻氣出冷，形身如煙熏，直視搖頭，爲心絕；環口黧黑，柔汗發黃爲脾絕，不治。寒熱在里，熱蓄於脾，瘀熱與宿穀相搏，鬱蒸不消，故發黃。其症與瘀血，外症脉理相似，但小便不利爲黃疸，小便自利爲瘀血也。黃爲心脾蘊積發熱，必浮滑而緊數。若瘀血證卽如發狂，大便必黑。其症各異，要當辨之。

黃疸主方

茵陳三錢　白术一錢半　赤茯苓一錢半　豬苓一錢　桂二分　澤瀉一錢　蒼术　山梔　滑石各一錢二分　甘草炙，二分

右用水煎，入燈心一握，食遠服。○身熱，加柴胡。○小便短，加黃柏。○胸膈飽悶，加蘿蔔子。○飲酒人成酒疸者，加瓜蔞仁、乾葛、砂仁。○大便結實，去白术，加厚朴、大黃。○食積，加三棱、莪术、砂仁、神麯。○傷寒濕伏暑，小便不利，煩渴發黃，去桂、苓。

秦艽飲

治五疸涉虛，口淡咽乾，寒熱。

秦艽　當歸　白芍　白术　官桂　陳皮　茯苓　熟地　半夏　川芎　小草

右剉劑，生薑煎服。

當歸白术湯

治酒疸發黃，結飲癖在心胸間，堅滿，骨肉沉重，逆惡飲食，小便赤黃。此因內虛，飲食生冷，脾胃痰結所致。其脉弦細。

當歸　白术炒　茵陳　枳實炒　前胡　杏仁去皮尖　白茯　黃芩各一錢　半夏制，八分　甘草炙，三分

右水二鍾，薑三片，煎至八分，去渣溫服。

茵陳散

治陽明瘀熱在內，發黃便實。

茵陳　石膏　大棗　山梔炒黑　薹草各二錢

右水二鍾,葱白五根,煎至八分,去渣溫服。

茯苓滲濕湯

治黃疸濕熱,嘔吐而渴,欲飲冷,身體面目黃,小便不利,不得臥,不思飲食。

茯苓一錢　蒼术一錢　陳皮一錢　豬苓一錢　澤瀉一錢　黃連一錢　梔子五分　黃芩一錢　枳實炒,一錢　白术炒,一錢　茵陳一錢　青皮一錢　防己一錢

右水二鍾,煎至八分,去渣溫服。

茵陳茯苓湯

治發黃,脉沉細,四肢冷,小便澀,煩燥而渴,脉帶數。

茵陳　茯苓　桂枝各一錢　滑石錢半　豬苓　當歸各一錢

右水二鍾,煎至八分,去滓溫服。

三因白术湯

治酒疸,因下後變成黑疸,目青面黑,心中如啖韭虀狀,大便黑,皮膚不仁,其脉微而數。

白术一錢半　枳殼炒,一錢　豆豉一錢　乾葛一錢　杏仁去皮、尖,一錢　甘草五分　桂心五分　白茯一錢

右水一鍾半,煎至七分,去渣溫服。

茵陳橘皮湯

治陰證發黃,脉沉細遲,發熱,手足冷,喘嘔煩燥,不渴者服之。

茵陳一錢　橘皮一錢　白术三錢　半夏泡,一錢半　茯苓一錢半　乾薑炒黑,一錢

右生薑五片,水二鍾,煎至一鍾,去渣熱服。

茵陳龍膽湯

治發黃,身面眼皮目珠悉黃如金,小便如煮黃柏汁,諸藥不效,此藥主之。

茵陳蒿四錢　梔子炒黑，三錢　黃芩二錢　大黃三錢　柴胡二錢　升麻一錢　龍膽草一錢

右水二鍾，煎至一鍾，去渣溫服。○大便閉實者，加大黃二錢。若小便不利，加木通、滑石、赤茯苓各一錢五分。若怯弱人，去大黃，加生地黃，倍山梔子五分。凡大便不實者，亦去大黃、梔子二味。

茵陳犀角湯

治傷寒時氣，發黃并發班者。

茵陳二錢　龍膽草二錢　生犀角末二錢　升麻二錢

右四味共爲細末。每服二錢，真牛乳一盞，水一鍾，拌勻服之。重者不過再進一次，及發班者神效。

茵陳附子湯

治陰黃，脉沉遲，體逆冷，腰以下自汗。

茯苓　白术　乾薑　茵陳　豆蔻　半夏　澤瀉　枳實　橘紅　附子

右用薑五片同煎服，連進二帖。

茵陳梔子湯

治陽黃，脉緊，火乘脾氣，四肢困倦，心神煩亂，兀兀欲吐，小便不通，熱流膀胱，身體盡黃，此藥主之。

茵陳　茯苓　山梔　蒼术　黃芩　黃連　枳實　防風　豬苓　澤瀉　青皮　陳皮

右劑水煎，二服。

茵陳丸

治傷寒瘀熱或時氣發黃，并疫氣、瘴氣、瘧疾皆可治之。

茵陳　梔子　芒硝　常山酒蒸　杏仁各二錢　鱉甲醋炙，二錢　大黃酒蒸，五錢　香豆豉五錢

右共爲末，以飴糖和丸如桐子大。每服三十丸，溫白湯下，以吐利爲度。大抵此藥熱實、大便不利、人壯者方可用之，人弱者不可下也。

海金砂丸

治黃疸日久，通用良方。

梔子仁一兩　茵陳五兩　海金砂一兩　木通一兩　赤茯苓一兩　滑石水飛，一兩　黃連酒炒，一兩　當歸二兩

右共爲末，荷葉煎湯，打糊爲丸如桐子大。每服六十丸，茵陳湯送下。

皂礬丸

治傷力黃疸，年久身黃者。

白礬用揀淨，下砂罐内醋煮十數滾，候乾，再用青布包住，放火内煅過通紅，聽用，淨末四兩　蒼术米泔浸，去皮，炒，四兩　陳皮四兩　厚朴二兩，薑汁炒　甘草一兩，炙　鍼砂五錢

右爲細末，以熟紅棗去核皮，搗爛爲丸如梧桐子大。每服六七十丸，燒酒早晚送下。

大溫中丸

治黃疸、黃胖與黃腫，又可借爲制肝燥脾之用。

青礬一兩　黃連　陳皮　青皮　厚朴　苦參　蒼术　白术　莪术　三棱各五錢　香附一兩半　甘草二錢

右爲末，釃酒打糊爲丸如梧桐子大。每空心鹽湯送下七八十丸。如脾虛者，須以人參、白术、白芍、陳皮煎湯送下。

茵陳梔黃湯

治發黃疸。

茵陳六兩　梔子十四枚　大黃二兩

右共爲六劑，水煎服。

附　黃胖奇方

凡遇黃胖之症，須用紅棗一斤，去核，雞肫皮四個，焙乾爲末，皂礬一兩，共爲末，用釃醋一碗，煮飛羅麵爲丸如綠豆大。每服五十丸，食遠酒送下。

一方

治黃疸，取小麥苗搗爛絞汁，每用一碗，晝夜飲三四次，三四日卽愈。

一方

治遍身都黃，用生茅根一把切細，豬肉一斤，煮作羹食。又蘿葍子爲末，白湯下。

一方

治眼白變黃，用粟根四兩，酒煎服。一生忌食鵝。

一方

治黑疸，括蔞根一斤，搗汁頓服，小便黃水止。

一方

治瘄[1]疸，手足肩背如米起白色，刮之汁出，皮膚發熱。用蕪菁子炒熟，搗爛，絹包敷之。

水腫　脉宜浮大，不宜沉細

水腫之疾，人因脾胃虛損，濕熱兼盛，凝閉滲道，不得宣通，水隨氣流行，注於經絡之中，泛濫於皮膚之內，四肢百骸，無處不到，一身浮腫，皮薄而光，按之隨手而起，咳嗽喘滿，不得臥，小便不利。治法先實脾土，土實能攝防腎水，其腫自消。先服痹類禹功散下之，甚則三花神佑丸大下之，水去腫消。或平胃合五苓，去桂，加滑石，調胃燥濕，使脾得運，開其滲道，決其邪水，利其小便，則體用兼該，標本兩盡，病自愈矣。《素問》曰：開鬼門，潔淨府。此之謂也。開鬼門，發汗也；潔淨府，利水也。

水腫主方

蒼术米泔制　白术　厚朴薑汁炒　茯苓帶皮　豬苓　澤瀉　香附　砂仁　枳殼　大腹皮[2]　木香各等分

右剉劑，燈心一團水煎，磨木香調服。○氣急，加桑白皮、蘇子、葶藶，去

---

1 瘄：原作"瘝"。據《中華字海》"疒"部，此乃"瘄"之訛字，據改。
2 大腹皮：原作"大伏皮"。此乃大腹皮之俗寫，今改正藥名。後同徑改。

白术。○發熱，加炒梔、黃連，去香附。○瀉，加炒芍，去枳殼。○小水不通，加木通、滑石，去白术。○惡寒，手足厥冷，脉沉細，加官桂少許。○腰以[1]上腫，宜發汗，加藿香，或十神湯、參蘇飲俱可用。○腰以下腫，宜利小便，加牛膝、黃柏、滑石，去香附。○胸腹飽悶，加蘿蔔子，去白术。○病後虛腫，不服水土者，加五加皮、地骨皮、青皮，去香附、枳殼。

凡腫病，視其虛實，若初病元氣未傷，速當下之，以去其邪，久則恐正氣傷而邪氣固，殆不可爲矣。下後即當理脾進食，斷厚味，遠淫樂，燮養數年，庶免再復。

水腫脉多沉，病陽水兼陽證，脉必沉數；病陰水兼陰證，脉必沉遲。煩渴，小便赤色，大便閉，此爲陽水。不煩渴，大便溏，小便少，不赤澀，此爲陰水也。

十皮五子飲
治一切水腫、單腹脹，蠱脹，氣虛中滿，神效。

茯苓皮　草果皮　五加皮　大腹皮　甘草皮　牡丹皮　地骨皮　生薑皮　木通皮　木瓜皮　大腹子　車前子　葶藶子　菟絲子　紫蘇子

右共咀片、水二鍾煎至八分服之。如要斷根者，將十五味等分爲細末，各一錢五分，雄豬肝一個不下水者，先將溫水煮一滾，用竹尖鑽孔數個，入藥在內蒸熟，切片，搗蒜蘸食之。不過一二個，永不再發。

疏鑿飲子
治留滯不行，水氣遍身，浮腫喘呼，氣急胸滿，口乾煩渴不寧，大小便不利。

澤瀉　商陸　赤小豆　羌活　大腹皮　木通　茯苓皮各一錢　檳榔　秦艽　椒目　防己各八分

右水二鍾，薑五片，煎八分，食遠服。○發熱，加柴胡、山梔。○胸膈痞滿，加白术、枳實。○喘咳甚者，加葶藶、蘿蔔子。○有痰加半夏、陳皮。○喉痺作痛，加桔梗、射干。○小便秘者，加肉桂。○大便燥結，加枳殼、桃仁。○足腫，加木瓜、防己。

1　以：原作“心”。據《金匱要略·水氣病脉證并治》改。後一“以”字同改，不另注。

木香散

治一切身腫，小便赤澀，大便滑泄。

苦葶藶炒，一錢　澤瀉一錢　赤茯一錢　猪苓一錢　木香一錢　木通一錢　通草一錢　白术一錢五分，炒　甘草炙，四分　桂枝六分　滑石二錢　蒼术炒，二錢半

右水二鍾、薑一片，煎八分，溫服不拘時候。

檳榔散

治脚膝浮腫，大便不利，喘急，氣往上奔。

木香一兩　檳榔一兩　桂枝二錢半　紫蘇　陳皮五錢　黑牽牛炒，五錢　赤茯五錢　木通五錢　鬱李仁七錢

右共爲極細末。每服一錢，桑白皮湯送下。至重加至每服二錢爲止。

麻黃石膏湯

治滿身浮腫，惡風，腰以上腫者。

麻黃四錢　石膏五錢　生薑三錢　大棗二枚　甘草三錢

右水二鍾，煎一鍾，溫服。

三花神佑丸

治水腫腰以下腫者。

芫花醋炒透　甘遂不蛀者，水煮三炷香，取出，炒乾用　大戟水煮透，炒，已上各五錢　黑牽牛炒，半生半熟，二兩　大黃蒸過，一兩　輕粉一錢

右共爲末，以水糊爲丸如綠豆大。每服十丸，一日做二次用，量人虛實加減白湯送下。忌熱物、甘草。

分氣補心湯

治心氣鬱結，發爲四肢浮腫，上氣喘急。

香附炒，一錢　白茯一錢　甘草炙，五分　大腹皮炒，一錢　桔梗一錢　木香七分　木通一錢　川芎一錢　前胡一錢　青皮去穰，一錢　枳殼麩炒，一錢　白术炒，八分　細辛七分

右水二鍾，薑三片，棗一枚，煎至八分，溫服。

通幽湯

治腫脹，又大便澀難，喉內閉塞，與氣不下降。

甘草炙，四分　紅花三分　生地一錢五分　熟地一錢五分　升麻一錢　桃仁一錢五分　當歸錢五分　檳榔七分

右水一鍾半，薑一片，煎一鍾，溫服。大便閉，加大黃錢半。

磨積丸

治男婦積滯浮腫。

厚朴去皮，薑汁炒　白薑　砂仁　胡椒　青皮去穰　蒼术炒，各五錢

右共一處醋煮，焙乾爲末，酒糊爲丸如桐子大。每服十丸，日午、臨臥時各一服，香附湯下或陳皮湯下。

消腫丸

治一切浮腫之症。

花青皮　木香　澤瀉各三錢　連翹　益智仁　三棱各二錢　莪术二錢　桑白皮四錢　黑牽牛　花椒目　胡椒各二錢　巴豆肉八個，去油　乾漆　甘遂各二錢　沉香三錢

右研末，醋糊爲丸如梧桐子大。每五更送下三錢。○消頭，葱白湯下。○消背肚，陳皮湯下。○消足、下元，桑白皮、射干湯下。每服三朝，周而復始，照前消盡一身爲度。忌生冷、房事百日、鹽。但消腫後，即服緊皮丸、開鹽散。

緊皮丸

腫消後即服。

乾漆二錢　枳殼四兩　蓽澄茄三錢　蒼术　烏藥　香附　木香　三棱　莪术　紅豆蔻　砂仁　茯苓　草果各一兩

右爲末，醋糊爲丸。

開鹽散

服盡此藥，方可吃鹽。

大鯽魚一個，開肚將鹽塞滿，濕紙包，黃泥固濟，炭火煨焦存性，取出去鹽爲末，再以豬苓、茯苓、射干爲末，與魚等分末，飲爲丸如梧子大。每次五個，服盡爲度。

附　水腫單方

凡遇此症，用紅甜葶藶一味爲末，大棗肉爲丸，一服卽消。

一方

治水腫，以冬瓜白煮食或赤商陸根搗爛貼臍上，小便自出卽愈。

一方

治水腫，用山梔仁炒爲末，米飲下。胃脘熱，病在上，帶皮用。

一方

治水腫，用好白蠟刮末，每服二分，酒下，服至一兩，神效。

一方

治單浮腫，不問大人小兒，遍身浮腫，眼目無縫者，用牛刮浪根皮、佛桑花根皮，卽千葉白木槿花根皮，此藥寶山最多，福建尤多。右二味各等分，用鴨蛋一個同煎，水服二三次卽消。

不治證

大便滑泄，唇黑，缺盤平臍突，足背平肉硬，手掌平無紋，男自下腫上，女自上腫下不治。

鼓脹 脉宜浮大洪弦而數

鼓脹之疾，因七情內傷，六淫外侵，飲食不節，房勞虛損，脾土受傷，轉輸之官失職，胃受穀氣，不能運化，陽不上升，陰不下降，遂成天地不交之否。清濁混淆，隧道壅塞，鬱積之久，遂成熱證，熱久生濕，濕熱相生，遂成鼓脹，中空外堅，有似於鼓。其病膠固難治。宜補脾養肺金以制肝木，使脾無邪賊之慮；滋腎水以制心火，使肺金得清化之令；卻鹽醬以防賊邪，斷妄想以保母氣，疾自愈矣。先服前三花神佑丸之類，以開導水邪，後服實脾除濕分消之劑。不可拘執一偏，與水腫門藥酌量可用也。

鼓脹主方

陳皮　茯苓各一錢　川芎　白芍藥酒炒，各八分　蒼术米泔浸炒　澤瀉　黃連薑汁炒　半夏薑汁炒　木通各八分　甘草炙三分　豬苓六分　大腹皮豆湯洗，炙，六分

右剉劑，生薑皮煎服。〇手按之有凹不起者屬虛，加扁豆八分、白术、當歸各五分、厚朴薑制，三分、木香另研、三分。〇按之隨手凸而起者屬實，加酒蒸大黃、枳實各一錢。〇先脹而後喘者，治在脾，加扁豆五分、大麥芽炒，八分、枳實八分、厚朴薑汁炒，四分、木香另磨，三分。〇先喘而後脹者，治在肺，去黃連，加黃芩酒炒，八分、麥門冬去心，六分、厚朴薑汁炒，四分、木香另磨，三分。〇有熱當清金，加黃芩酒炒，八分、麥門冬去心，六分、厚朴薑制，三分。〇氣下陷，加升麻二分、柴胡去蘆，五分。〇氣不運，加木香另磨，三分、厚朴薑汁炒，二分。〇朝寬暮急屬血虛，加當歸身三分、紅花酒炒，少許。〇暮寬朝急，屬氣虛，加人參二分、白术一錢、厚朴二分。〇朝暮俱急者，氣血兩虛，加人參、白术、當歸各五分。〇氣急者，加沉香、蘿蔔子。〇脅痛面黑，是氣鼓，加青皮。〇脅滿，小腸脹痛，身上有血絲縷，是血蠱，加當歸、紅花、牡丹皮。〇噯氣作酸，飽悶腹脹，是食蠱，加山查、蘿蔔子、神麴、麥芽。〇惡寒，手足厥冷，瀉清水，是水脹，加官桂。〇腹如蜘蛛，手足瘦者，加人參八分、白术一錢、當歸四分、厚朴薑汁炒，四分。

木香順氣散

治濁氣在上，胸膈脹滿。

木香一錢　赤茯一錢　厚朴炒，一錢　青皮一錢　益智一錢　陳皮去白　澤瀉各八分　制半夏七分　乾薑炒黑，七分　當歸一錢　升麻一錢三分　柴胡一錢二分　蒼术八分　草蔻仁八分

右水二鍾，薑三片，煎八分，溫服。

中滿分消丸

治上、中、下脹滿。

黃芩五錢　黃連炒,五錢　枳實炒,一兩　制半夏五錢　薑黃一錢　白术炒,二錢　人參二錢　甘草炙,二錢　豬苓二錢　乾薑二錢　白茯二錢　砂仁二錢　厚朴炒,一兩　知母三錢　澤瀉三錢　陳皮三錢

右共爲細末,蒸餅滾水泡開爲丸如小豆大,曬乾。每服百丸,白湯送下。

大正氣散

治脹滿,又爲風寒暑濕侵擾。

厚朴炒,一錢　藿香一錢　半夏制,一錢　陳皮一錢　白茯一錢　白术炒,一錢　檳榔八分　桂皮八分　枳殼炒,八分　乾薑炒,八分,黑　甘草炙,三分

右水一鍾半,薑三片,煎一鍾,熱服。

中滿分消湯

治蠱脹下後,用之甚穩。

白术　白茯苓　澤瀉　豬苓　黃連　黃芩　梔子　甘草　蘿蔔子　滑石　檳榔　厚朴　陳皮　紫蘇子　香附　青皮

○薑三片,煎服。

四制枳殼丸

治蠱脹,不思飲食。

商枳殼四兩,一兩用小茴香炒,一兩用蒼术炒,一兩用乾漆炒,一兩用蘿蔔子炒,去四味不用

右爲末,將原炒四味用水二鍾煮汁,煎一鍾,去渣,打麵糊爲丸。每服五十丸米,米湯下。

調中健脾丸

治單腹脹及脾虛腫滿,膈中閉塞,胃脘作疼,并皆神效。此藥不傷元氣,服有大益。

白术一兩,黃土水拌炒　人參二兩　白芍藥二兩半,火煨　黃芪二兩,蜜炙　陳皮三兩,鹽水拌炒　半夏三兩,湯泡七次　蒼术二兩,米泔浸一宿,炒　茯苓二兩　香附三兩,童便浸一宿　澤瀉二兩半,炒　紫蘇子一兩半,炒　黃連二兩半,吳萸水浸一

宿，炒，去萸不用　蘿蔔子一兩半，炒　薏苡仁三兩，炒　山查肉三兩，炒　草豆仁一兩半，酒拌炒　五加皮二兩，炒　沉香六錢，另研不見火　瓜蔞煅，一兩

右共爲細末，煎薄荷、大腹皮湯，打黃米糊爲丸如梧桐子大。每服百丸，日進三次，白湯下[1]。

煅瓜蔞法

附　用大瓜蔞二個，鏤一孔，每入川椒三錢，多年糞礁二錢，敲米粒大，俱納入瓜蔞內，外以綿紙糊完，再用細紙筋[2]鹽泥，封裹完固，曬乾，入火內煅通紅爲度，取出，擇去泥，與黑皮一併入藥。

皂膏丸

治蠱脹。

大皂角三斤　猪牙皂角二兩　巴豆二兩　檳榔二兩　大黃一兩　木香五錢

右剉碎，先將大皂角以水一桶熬至半桶，去渣後，將諸藥入內再熬成膏，以此膏爲末，丸如黃豆大。每服一丸，一日加一丸至七丸止，黃酒送下。氣蠱，木香湯下。

三香愈蠱丸

治男婦小兒水蠱、氣鼓、血鼓，諸般蠱症。

木香一錢　丁香八分　胡椒八分　黑牽牛二錢半　皂角一錢半　甘遂　大黃各一錢　芫花一錢五分　檳榔二錢　陳皮三錢，去白　苦葫蘆三錢　澤瀉三錢

右爲細末，醋糊爲丸如綠豆大。每服，看人虛實加減，壯者二錢，虛者五分。初服姜湯下，五更空心；二次服，陳皮湯下；三次，桑白皮湯下。要忌口，惟好食精猪肉。

三消蠱腫丸

人參五分　杏仁五分　花椒五分　土狗三五個，焙乾　商陸七分　京墨七

---

1 右共……白湯下：凡34字，原在"煅瓜蔞法"之後。爲使文義明暢，今前移此處。

2 筋：原作"觔"。據文義改。

分　木香一錢　沉香一錢　芫花七錢　大戟七錢　甘遂七錢　橘紅一兩

右共爲細末，醋打糊爲丸，湯使於後。一消頭，生薑、桑白皮煎湯下；二消胸膈，蘿蔔子炒過，煎湯下；三消脚膝，木瓜、生薑湯送下。

附　蠱脹單方

凡遇此症服藥不效，可用商陸、水粉各一兩，土狗七個，共搗爛，子午時敷百羅穴及肚臍眼内，卽出水如泉，後隨時進藥。○百羅穴在大椎下。

一方

治脹，以獨蒜煨熟，去皮，綿裏塞糞門内，冷則易之。

一方

治蠱脹渴悶，用馬鞭草切細，不見火，曬乾，或酒或水煎服，六月雷鳴時采尤妙。

痰 脉宜沉伏弦滑

痰者病名也，人之氣血壯盛，津溢流通，何痰之有。惟夫濕熱所感，七情所傷，脾動濕而生痰，以致氣逆液濁，薰蒸成聚，變而爲痰。或吐而上出，或流注胸膈，或聚於腸胃，或流注於經絡，四肢百骸無處不到。其發而爲病也，咳嗽喘滿，惡吐嘔吐，痞滿壅塞，眩運嘈雜，怔忡驚悸，泄瀉顛狂，手足麻木，背心常如一點冰冷，頭目眉棱酸痛，皆痰之所爲也。治法以清熱爲上，行氣爲先。如熱痰則清之，風痰則降之，塞痰則散之，濕痰則燥之，老痰則軟之，食痰則消導之，鬱痰則破之。在上者吐之，在下者下之，中氣虛者以固之。若攻之太甚，則脾氣虛而痰愈盛，可不謹哉。

治痰主方

陳皮去白　半夏湯泡　白苓　甘草　生薑

右方總治一身之痰，如要下行加引下藥，要上行加引上藥。○若素有火而生痰者，此爲熱痰，加黃連、桔梗、貝母、花粉、玄參、連翹、山梔、知母、竹瀝、童便、薑汁。○若因中風生痰，此爲風痰，加南星、枳實、白附子、天麻、猪牙皂之類。氣虛者，更加竹瀝。氣實者，加荆瀝，俱引薑汁。○若因外感風寒而生痰者，此爲寒痰，加麻黃、杏仁、防風、荆芥、黃芩。寒痰痞寒胸中，倍加半夏。○若因内外受濕而生痰，此爲濕痰，身體多倦，加蒼术、香附、枳殼、黃芩。○若因内傷飲食，餘積不化而生痰者，此食積痰，加神麴、麥芽、山查、炒連、枳實。○若因精血虧少不能制火，熱極似水，凝結極冷，此爲冷痰，實非冷也，加蒼术、川芎、香附、黃芩、桔梗。○血虛有痰者，加天門冬、知母、瓜蔞仁、香附米、竹瀝、薑汁。○滯血者，更加黃芩、白芍、桑白皮。○氣虛有痰者，加人參、白术。○内傷挾痰，加人參、黃芪、白术之類，以薑汁傳送。○有痰上痛，加川芎、白芷。○有痰下痛，加黃柏、牛膝。○頭項痛，加威靈仙。○火痰，加炒連、竹瀝、貝母、半夏。○咳嗽氣逆，發痰呃，加砂仁。○酒痰，加炒黃連、砂仁、乾葛、烏梅、桔梗、貝母、半夏。○痰氣致項背骨節疼痛者，去半夏，加桔梗、枳實、瓜蔞、海石、連翹、香附、黃芩。○痰喘氣急，加蘇子、木香、白芥、瓜蔞、枳實、枯芩、竹瀝、薑汁。○飲酒嘔噦吐痰，加砂仁、烏梅。○老痰熱鬱在里，吐咯難出或成塊者，加瓜蔞仁、香附、五倍子、竹瀝、薑汁。○頑痰，喉中有物，咯不出咽不下，此痰結也，宜瓜蔞仁、杏仁、海石、桔梗、連翹、香附，少佐朴硝，薑汁煉蜜和丸，嚥服。○停水，加檳榔。痰在脅，加白芥子。○痰在四肢，加竹瀝。○痰在經絡，用此探吐。○痰在腸胃，枳實、甘遂、大黃、朴硝、巴豆下之。○痰在皮里膜外，加白芥子、竹瀝、薑汁。○若因脾胃虛損，不能運化精微而生痰，涎似桐油狀，切不可用攻痰之劑，宜倍加白术、麥芽之類。○若因痰在膈上，元氣實而脉浮者，宜吐膠固稠粘者，亦宜吐。吐中就有發散之義，宜用川芎、防風、桔梗、芽茶、生薑、薑汁之類，或瓜蒂散，但吐時先以布帛勒腰，於無風處行之。

枳實二陳湯

消痞化痰甚捷。

半夏薑汁拌透,曬乾　陳皮鹽水微浸,去白　白茯苓各二錢　桔梗去苗,炒　枳實炒,各一錢

右用薑三片，水煎，食遠服或丸亦可。

瓜蒂散

吐痰要藥。

瓜蒂炒　赤小豆等分

右末，香豉一合，水二鍾，煮作稀粥，去渣，取三分之一，和末一錢，頓服。不吐少加，得快吐乃止。

加味四物湯

治因房勞過度，成虛痰之症。

大當歸　川芎　白芍　地黃　馬兜鈴　瓜蔞仁　五味子　阿膠　貝母　知母

右剉劑，水煎，入竹瀝、薑汁同服。

祛痰丸

能清痰降火，甚速，酒客尤宜。

旋覆花去梗葉,淨末一兩　南星五錢,薑制　半夏五錢,薑制

右先以南星、半夏二味水浸，夏二日，秋三日，冬五日，取出曬乾，共爲細末。九月采半黃瓜蔞六枚、淡竹瀝一杯，勻和三味，共入石臼搗極爛爲薄餅。先用黃蒿鋪匣內二寸厚，將餅安於蒿上，仍用蒿覆地下咯薄三七日，取出曬乾。此瓜蔞麯入臼搗爲細末，與後開藥合用。

白术炒　白茯苓去皮,各一兩　黃芩酒炒　黃連薑汁炒　香附童便浸炒　甘草節半生半炙,各五錢　枳實麩炒,五錢　礬　五倍子各一錢　陳皮鹽水浸,一半去白,一半不去白,一兩

右爲末，與前瓜蔞麯末和勻，用淡生薑汁打糊爲丸如梧桐子大。每服四五十丸，早晚各進一服，白湯下。○右此方出醫家必用古今痰方，見效捷者，無右於此，服久且能健脾胃，試有奇驗。痰火爲害危極者，擂爛鼻灌之，無不愈者。

節齋化痰丸

治飲酒之人火氣炎上，老痰結於喉嚨之間如梅核狀，咯不能出，咽不能下。

天門冬去心　黃芩酒炒　海粉另研　橘紅去白,各一兩　連翹五錢　桔梗去蘆　香附米杵研,淡鹽水浸炒,各半兩　青黛另研,一錢　芒硝另研,二錢　瓜蔞仁取肉,另研,一兩

右爲極細末，煉蜜入生薑汁以調和藥，杵極匀，丸如小龍眼大。噙化一丸或嚼爛，清湯細嚥之。或丸如黍米大，淡姜湯送下五六十丸。如爲丸不便，用四物湯加瓜蔞仁、海石、黃芩、桔梗、甘草、連翹，少佐以朴硝之類煎服。

清氣化痰丸

治因飲食厚味，漸至積痰壅塞經絡，輒眩運卒倒，偏枯不隨等症。

橘紅一斤，去白　枳殼八兩，麩炒　黃芩八兩，酒炒　半夏麯八兩，炒　赤茯苓八兩　生甘草五兩　山梔仁八兩，炒　滑石八兩　天花粉八兩　連翹五兩　桔梗五兩　薄荷葉四兩　荊芥穗五兩　當歸尾八兩，酒洗

右爲末，白水滴丸綠豆大。食遠，白湯、茶清任服。

竹瀝導痰丸

治痰盛壅塞，四肢沉困，更消食健脾，清火化痰，老人極宜用之。

橘紅一斤，去白　枳殼八兩，麩炒　黃芩八兩，酒洗　白茯苓四兩　半夏麯八兩，炒　生甘草四兩　蘿蔔子四兩，炒　貝母四兩　天花粉五兩　桔梗四兩　當歸四兩，酒洗　竹瀝汁一碗

右爲末，竹葉湯和竹同滴爲丸綠豆大。食遠，白湯送下百丸。

沉香滾痰丸

治一切宿滯及風熱之痰，諸般怪證，痰火顛狂，胡言亂語，稱神説鬼，甚有神效。

黃芩一斤，酒洗，炒乾　莊大黃一斤，酒蒸九次　沉香一兩二錢，不見火　礞石三兩，用焰硝三兩，以火煅如金色，去硝

右爲末，清水滴丸綠豆大，朱砂爲衣。每服一錢，臨臥服，或白湯或茶送下，次早當下痰。如無，至夜再服。

養神丹

治讀書人勞心過度，神氣不爽，常吐清痰。

人參一兩　當歸一兩　茯神一兩，去木　大熟地一兩　玄參六錢　遠志去心，八錢　桔梗六錢　五味子一兩　石菖蒲以童便浸三宿，焙乾，一兩　杜仲炒去絲，一兩

二錢　天門冬一兩,去心　麥門冬一兩,去心　百部一兩　柏子仁去油,一兩　百合一兩　枸杞子一兩二錢

右共爲末,蜜丸如綠豆大,朱砂爲衣。每日空心服五十丸,燈心、棗湯送下。

川山甲散

治氣痰,右手作痛。

川山甲炒,三分　桔梗四分　梔子四分　防風六分　半夏薑制,六分　枳殼炒,四分　花粉九分　貝母一錢　黃芩七分　甘草三分　生地七分

右水一鍾半,薑三片,煎一鍾,食遠溫服。手以蘿蔔葉煎湯洗。

蘇子二冬湯

治痰流入背心,如冰冷或流肌膚,日夜疼痛不可忍者。

蘇子六分　天門冬去心　麥門冬去心　山梔仁炒　黃連炒　白术　白茯　黃芪各七分　海粉一錢　柴胡七分　貝母去心,五分　天花粉三分　青黛三分　枳實炒,三分　川山甲蛤粉炒,三分　陳皮五分　半夏七分　白芥子六分　蘿蔔子九分　桔梗四分

右水二鍾,膠棗二枚,薑一片,煎至一鍾,食後溫服。

助氣乾薑湯

治中氣不足,津液不能運化,上行吐痰,涎如白沫。

乾薑炒黑,三分　甘草三分,炙　陳皮三分　白茯三分　麥門冬去心,一錢　當歸一錢　草豆蔻三分　黃連炒,二分　蒼术炒,六分　山查六分　白芍四分

右水一鍾半,薑一片,棗一枚,煎一鍾,溫服。

返魂湯

治痰積日久,口鼻聞燒酒之香,乃神氣散化,魂魄離亂,急用此湯。

麥門冬去心,一錢　蓮肉一錢五分　當歸一錢　白芍四分　甘草一分　熟地一錢　遠志去心,八分　杜仲炒去絲,八分

右水一鍾,入男胎乳汁半鍾,煎一鍾,空心溫服。

附　痰證單方

凡遇痰症，一時煎藥不便，可用白礬溶出水，及石膏末以滾白水送下，化痰如神。

一方

治痰症，用酸梅草不拘多少，陰乾爲末，遇患用醋調，將筆塗舌根，痰涎流出，又塗，又流，三四次愈。

一方

治痰裹心胸吐法：用茶子一粒，糯米七粒同炒，去糯米，將茶子研末，吹入鼻中。痰吐出不止，豆腐菜加蜜少許，食之卽止。

卷 之 五

金溪　龔居中　應圓父編輯

潭陽　劉孔敦　若樸父訂刊

喘 <small>脉滑靜而手足溫者易愈，脉浮澀身冷難治</small>

喘者，氣爲火所鬱，而痰在肺胃之間，亦非一端。如痰喘者，凡喘動便有痰聲。火喘者，乍進乍退，得食則減。陰虛喘者，自小腹下火起而上。氣虛喘者，呼吸急促而無痰聲。胃虛喘者，抬肩擷項，喘而不休。大率胃中有邪火，膈上有稠痰，邪火上攻，肺氣不清，火氣鬱遏，發而爲喘。用清金降火之劑，行氣化痰之藥，喘遂止，而火遂降，何喘之有。若以燥熱之藥治喘，以火濟火，咎將誰歸。

喘主方

陳皮一錢，去白　甘草五分　白茯苓一錢　半夏湯泡，一錢　枳殼炒，八分　桔梗去蘆，八分

右剉劑，薑煎服。○哮喘者，加杏仁去皮、尖，一錢，研、麻黄去節，六分、乾葛六分。○喘嗽遇冬則發，此寒包熱也，去半夏、白苓，加麻黄、防風、黄芩、木通、紫蘇、杏仁各等分。○陰虛者，去半夏，加四物、貝母去心，一錢、瓜蔞仁去殼，一錢，杵、黄芩酒炒，一錢。○氣虛者，加人參去蘆，八分、蘇子炒，杵，六分、北五味六粒、阿膠麫炒，一錢。○血虛者，加當歸、川芎、芍藥、芩、連、知母、黄柏。○痰喘者，加黄芩、黄連、桑白皮、石膏、知母。○痰盛者，加杏仁、天花粉、連翹。○胃虛者，加人參、白朮、黄芪密炙，各一錢。○所用阿膠宜分虛實，若久病發喘，必是肺虛，故用阿膠、人參、五味之類補之；若新病氣喘而實者，宜用三拗湯瀉之方見咳嗽。

取痰清喘湯

治喘哮及治風寒鬱於肺，夜嗽者。

麻黄不去節、根　杏仁不去皮、尖　甘草生，減半　知母　貝母各一錢

右用姜三片，水煎服。有熱，加黄芩一錢。

神秘湯

治上氣喘急不得臥者。

橘皮　桔梗　紫蘇　五味　人參各等分

右㕮咀，水煎，食後服。

杏蘇飲
治上氣喘嗽，浮腫。

紫蘇葉二兩　五味子　大腹皮　烏梅肉　肥杏仁各五錢　廣陳皮　牙桔梗　麻黃去節　桑白皮　炒阿膠各七錢半　芫花　甘草各一兩

右剉劑，生薑同煎，食後溫服。

定喘湯
治一切喘哮。

白果二十一枚，去殼炒，黃色　麻黃二錢　蘇子二錢　甘草一錢　款冬花三錢　杏仁錢半　桑白皮三錢　黃芩錢半　半夏三錢

右白水煎服。

四磨飲
治七情鬱結，上氣喘急者。

沉香　烏藥　枳殼　檳榔各等分

右用白滾湯各磨湯內，飲之。

九寶飲
治老人小兒素有喘急，遇寒暄不常發則連綿不已，咳嗽吼喘，夜不得臥者。

蘇子　沉香　薄荷　陳皮　麻黃　桂心　桑皮　杏仁　腹皮　甘草各等分

右㕮咀，薑三片，烏梅一個，食前溫服。

葶藶五皮湯
治上氣喘咳，面目浮腫。

陳皮　大腹皮　桑皮　生薑皮　茯苓皮　葶藶紙挌[1]炒，各等分

右㕮咀，水煎，臨臥服。

1　挌：原作"挌"。同"格"，同"格"，通"隔"。後同不注。

石膏青黛湯

治哮喘氣急，胸膈痞滿，有升無降。

石膏七分　可黛七分　大黃一錢　厚朴五分　玄參七分　柴胡七分　枳實炒，六分　檳榔六分　貝母八分　蘇子八分　栀子[1]七分　花粉八分　黃連九分

右水一鍾半，薑一片，煎一鍾，食遠服。

哮喘斷根方

天門冬去心，二兩　麥門冬去心，二兩　杏仁去皮心，五錢　瓜蔞仁五錢，去油　胡桃仁五錢

○用水熬成膏，碗盛。又用蜜半斤，真麻油四兩，先將十兩生薑取汁，同麻油熬，次入蜜熬熟。和前藥膏，共成一處熬成膏，將罐盛貯，出火氣。每用白滾湯調三五茶匙，空心服此藥膏，亦可治火喉疳，如神。

玉液丸

治風壅，化痰涎，利咽喉，清頭目，除咳嗽，止煩熱。

寒水石燒令赤，出火毒，水飛過，三十兩　半夏薑汁浸，洗淨，焙爲末，一兩　白礬枯過，十兩

右共爲末，麪糊爲丸梧桐子大。每服三十丸，食後淡姜湯下。

火候丹

治多年哮喘如神。

猪肺一個　白砒一兩四錢　爲末，入肺內包煅存性，要肺并藥烏金紙炭色爲度，色若不黑，恐毒傷人。全要火候工夫，不可兒戲。

淡豆豉二兩　生石膏一兩　熟石膏一兩　生礬一兩　熟礬一兩　枳殼炒，一兩　前胡一兩　青皮一兩

右共爲細末，醋打麪爲丸如綠豆大。每服二十丸，火酒溫送下，或茶亦可。小人十五丸，年久重極三十丸，立效。

1　栀子：原作"枝子"。此爲"栀子"的俗寫。藥名從正，故改。

附　喘單方

凡諸喘不止，須用椒目，研極細末，一二錢生薑湯調下止之。或用蘿蔔子蒸熟，皂角燒灰等分，爲末，生薑煉蜜丸如豆大，服五七十，嚼化止之。

一方

治老人久喘，新秋患痢數日，咳逆，其脉豁大，其形瘦弱，用黃柏炒褐色爲末，粥丸，以參、术煎湯下。

又方

治久喘，用皂角燒灰，蘿蔔子二兩，蒸熟爲末。每服二錢，蜜水調下。

又方

治久喘，用杏仁去皮、尖，童便浸，一日一換，半月取出，焙乾搗爛。每用棗大一丸，以薄荷一葉，蜜一匙，水煎服。

一方

治齁疾，用陝棗七枚，烏梅七個，俱將肉剝下，入信[1]二分、百草霜一分，同搗令極勻，如綠豆大。每服五丸至十丸，量人大小用之，茶清下。當發時，日進一服，除根。

哮

哮者，竅隙氣聲之名也。此病多感于幼稚之時，呼吸急促，客犯鹽、醋，滲透氣脘，津液不清，鬱積成痰，窒塞道路，不得舒暢，所以作聲也，故名曰哮。丹溪專主於痰，多用吐法。愚以施于初起之時稟受壯者，可行而愈；恐久者或不能取效也。雖用吐法，暫得一時之快，復來依然如舊矣。必須淡食薄味，行氣消痰，庶可見效。

哮主方

陳皮去白，一錢　甘草五分　白苓一錢　半夏制，二錢　枳殼炒，八分　桔梗七分　貝母一錢　海粉一錢　細辛二分　香附鹽水炒，六分

---

1 信：卽砒石。據《本草綱目》卷十"砒石"條云："惟出信州，故人呼爲信石，而又隱'信'字爲人言。"

右剉，姜水煎服。○如哮吼十數年不愈，宜竹瀝化痰丸，久久服之奏效方見痰門。

五虎二陳湯 治哮吼喘急痰盛。

麻黃　杏仁各一錢　石膏二錢　陳皮一錢　半夏一錢，薑汁炒　茯苓去皮，一錢　人參八分　細茶一撮　沉香　木香各五分，另水磨入

右剉劑，生薑三片，葱白三根，水煎服。

三白丸 治諸般咳嗽吼氣。

白大半夏一兩，生用　白砒三錢　白礬三錢　雄黃通明，三錢　巴豆仁去油，三錢

右將白礬熔化，入砒末在礬內，焙乾，取出擂爛，再炒成砂，同煎藥爲細末，麵糊爲丸如粟米大。大人服十丸，小兒三五丸。咳嗽，茶下；吼氣，桑白皮湯送下。

附　哮單方

凡遇哮證，用雞蛋一個略敲殼損，膜不損，浸尿缸內三四日夜，取出煮熟吃，神效。

一法

用細葉馬蹄香一握，薑一小片，杵碎，用米飲湯調和，絞渣溫服，用鵝翎探吐。

一方

以訶子爲末、白芥子蒸熟，搗丸服之。

一方

治哮喘，遇厚味發者，用蘿蔔子淘淨，蒸熟曬乾爲末，薑汁浸蒸餅爲細丸，每服三十粒，津下。

一方

用豆豉二錢、白礬火煅二錢、人言二分火煅爲末，飯爲丸如綠豆大。每晚茶吞三五個，神效無比。但宜淡食薄味，切戒葷、腥、熱毒之物。

嘔吐 附惡心 脉宜滑數微，胃強而乾嘔，脾強而吐食

有聲有物謂之嘔吐，有聲無物謂之噦，皆火氣焰上之故也。有痰膈中焦食不得下而嘔吐者，有氣逆而嘔吐者，有寒氣鬱於胃口而嘔吐者，有食下反出而嘔吐者，有久病胃弱聞穀氣而嘔噦者。《內經》曰：諸逆嘔酸，暴注下迫，皆屬於火。以降火爲先，化痰爲次。惡心者，欲吐不吐，欲嘔不嘔，心中兀然而煩，乃是熱氣侵胃，非心經之病，皆胃口之病也。宜以運脾和胃爲主，清熱爲上。熱散胃和，何惡心之有。

嘔吐主方

陳皮一錢　茯苓一錢　半夏薑炒，一錢　香附鹽水炒，八分　藿香六分　甘草三分　神麯炒，八分　生薑五片

若因痰膈中焦而嘔吐者，脉當沉滑，加貝母去心，八分、枳殼炒，八分、桔梗去蘆，八分、蒼术泔浸炒，八分、川芎八分。亦當探吐，以提其氣。○若因胃中有熱而嘔吐者，脉當洪實，加黃連、梔子俱薑汁炒，各八分、砂仁八分，或只加芩、連，去香附、藿香、神麯。○若因怒氣相干而嘔吐者，脉當弦澀，加川芎、芍藥酒炒，各八分、吳茱萸六分、川黃連酒炒，八分，倍生薑。○若因久病胃弱而嘔吐者，脉當弦緩，加扁豆炒，杵，八分、山查子一錢、紅豆六分、白术四分。○若因飲食過傷而嘔吐者，脉當氣口緊盛，加川芎八分、大棗芽炒，八分、山查肉一錢、砂仁八分，或可探吐之。○若飲酒之人早晨作嘔者，脉當洪滑，加乾葛八分、吳茱萸六分、蒼术泔炒，八分、澤瀉六分。○若因夏月感暑熱作嘔者，宜用六和湯方見霍亂門。○若因痰熱惡心，加黃連、炒梔子、炒白术、黃芩，去香附、藿香、神麯。○若時常惡心，口吐清水，心胃作痛，食則止，飢則痛，此胃中有蟲，去香附、藿香，加苦楝根、史君子煎服。○若因胃虛而嘔吐惡心者，去香附、藿香、神麯，加人參、白术、生薑汁。○若胃熱嘔吐煩渴，去香附、藿香、神麯，加黃連、山梔、竹茹、人參、白芍、麥門冬、烏梅、炒米。○若胃寒，嘔吐清水冷涎，去香附、神麯，加人參、白术、乾薑、丁香、砂仁、官桂、烏梅。○若嘔吐發熱，去藿香、神麯，加柴胡、黃芩、人參、竹茹。

生薑橘皮湯

治乾嘔噦，或致手足厥冷。

橘皮四兩　生薑半斤

右㕮咀，水七盞煮至三盞，去滓，逐旋溫服。

藿香安胃散

治胃氣虛弱不能飲食，時時嘔吐惡心者。

藿香　人參　陳皮各一錢　丁香五分

右剉，作一服，水一盞半，煎至七分服。

四君佐使湯

治久病胃弱，聞穀氣則惡心而嘔，聞藥氣亦嘔者。

人參去蘆　白术炒　茯苓各一錢　甘草二分　橘紅　藿香各五分　砂仁四分　神麴炒，一錢　陳倉米一撮

右取順流水二盞，加伏龍肝，研細攪渾，候澄清去滓，加薑、棗煎，稍冷服，遂納而不吐。

附　嘔吐單方

凡遇嘔吐，一時無藥，用雞卵一枚，以滾水浸，候內熱，吞下卽止。如不止，再煮糖心雞卵一枚，加薑汁一二匙和勻服。又寒入胃嘔吐不止者，用生薑、韭菜搗汁，斗熱酒服卽止。若吐蟲而嘔者，只用黑鉛炒成灰，與檳榔末等分，米飲調下，如神。

一方

治因暑因熱而嘔吐者，削竹上青皮一團，藍靛一匙，水一鍾，煎冷服。

膈噎翻胃 氣虛脉緩而無力，血虛脉數而無力，痰脉沉伏而大，氣滯脉沉而濇

膈噎翻胃之症，病源不一。有因思慮過度而動脾火者，有因忿怒太甚而動肝火者，有因久食煎炒而生胃火者，有因淫欲忘返而起腎火者。蓋火氣炎上，薰蒸津液成痰，初則痰火未結，咽膈乾燥，飲食不得順利，爲膈爲噎；久則

痰火已結於胃之上脘，飲食雖進，停滯膈間，須臾而出，謂之嘔吐。至於胃之下脘不開，飲食雖進，良久而出，謂之反胃。治宜各從其類而施，切不可妄用香燥之藥及厚滋味。蓋香能散氣，燥能耗血，厚滋味能助火而生痰也，慎之慎之。

膈噎翻胃[1] 主方

白术一錢　陳皮八分　甘草炙，五分　半夏湯泡，薑汁炒，八分　白茯苓一錢　川芎六分　山查子一錢　大麥芽炒，杵，八分

血虛者，左脉數而無力；滯澀者，加當歸四分、白芍藥酒炒，六分、紅花酒洗，五釐。○氣虛者，右脉大而無力，加人參去蘆，八分。○氣血兩虛者，口中多出沫，加當歸、川芎、白芍、人參。○熱者，亦脉洪數而緊，加黃連酒炒，八分、童便一盞、梔子一錢。○寒者，亦脉沉微而遲，加人參、乾薑各一錢、白豆蔻仁、丁香、沉香各七分。○痰者，寸關脉沉，或滑，加貝母八分、桔梗六分、竹瀝一盞、薑汁少許。○氣結滯者，寸關脉沉而澀，加香附米童便浸炒，六分、柴胡去蘆，六分、青橘葉四片、紅花酒洗，二釐、沉香、降氣散可用。○有飲酒人痰火在胃者，加瓜蔞去殼，八分、乾葛六分、甘蔗汁一盞、竹瀝一盞、薑汁少許。○有積血者，當消息去之，加桃仁去皮、尖，研，一錢。右并用童便、韭汁、牛羊乳、竹瀝、薑汁，共半鍾，入前藥半鍾和勻服，一日服一次，久必獲奇效。○若因夏秋間得噎證，胃脘痛，食不下，或食下良久後，出大便燥結，人黑瘦甚，其脉右寸弦滑而洪，關後脉沉小，左三部俱沉弦，尺帶芤，此中氣不足，木來侮土，上焦濕熱鬱結成痰，下焦血少，故大便燥結，陰火上衝吸門，故食不下。治宜二陳八物湯，又間服潤腸丸、丹溪墜痰丸，一二月必愈。

王道無憂散

治翻胃膈噎。

當歸　白芍　川芎　赤芍　生地各八分　白术炒　砂仁　白苓各一錢二分　香附　枳實麩炒　赤苓　烏藥　陳皮　半夏薑汁炒　藿香　檳榔　豬苓　黃柏人乳炒　天門冬去心　知母人乳蒸　黃芩炒　麥門冬各八分　粉草三分

右剉劑，水煎溫服。

---

1 膈噎翻胃：四字原脫。據目錄補。

四物陳术飲

治因食過咽膈壅塞，大便燥結，脉澀形瘦，面黑者。

當歸　川芎　芍藥　地黃　陳皮　白术

右剉劑，濃煎入桃仁十三粒，煎數沸飲之，更以諸般血助其藥，服久必便潤而安。

膈氣散

治胸膈痞滿，停痰氣逆，脅脹惡心。

青皮去穰，一錢　官桂五分　甘草四分　三棱醋炒，一錢　乾薑炒黑，七分　厚朴炒，一錢　木香五分　檳榔一錢　蓬术八分　莪术四分　益智一錢　陳皮一錢　枳殼炒，一錢　肉蔻五分

右水二鍾，薑三片，棗一枚，煎八分，溫服。

和中湯

治胸膈結聚，不能通暢，以致惡心。

熟半夏一錢　陳皮一錢　厚朴炒，一錢　檳榔一錢　枳殼麩炒，一錢　木香一錢　白术炒，八分　甘草炒，三分

右水二鍾，薑三片，煎至八分，溫服。

五膈散

治五膈胸痞悶，諸結聚肋脅脹滿，痰逆惡心。

半夏姜制，一錢　乾薑炒黑，八分　甘草炙，三分　丁香七分　白术炒，七分　神麯炒，一錢　膽南星一錢　大附子八分　青皮一錢，去穰　枳殼麩炒，一錢　草豆蔻八分　麥芽炒，五分

右水二鍾，薑三片，煎八分，不拘時候溫服。

十聖開中湯

治膈噎，連藥不下，此湯立開。

當歸　橘紅　山梔仁童便炒黑　枸杞子　石菖蒲　山查各一錢　紅花六分　赤茯一錢　檳榔一錢　香附一錢，炒

右水一鍾半，煎至六分，以豬牙皂莢去皮肉取筋，燈上燒灰存性，用七釐，先放舌尖上，卽以藥湯送下，立開。

通關神效酒

治轉食不分虛實，上、中、下皆可服之。

沉香五錢　木香一兩　丁香一兩　母丁香七錢　白蔻一兩　草果一兩，去皮　砂仁一兩，爲末　雞肫皮十個，爲末　紅棗半斤　乾葡桃半斤　蜂蜜半斤　核桃肉半斤，去細皮

右用好鏡面燒酒二十斤，將藥用絹袋盛之，入於壜內，竹葉紮頭，封固壜口，扎七孔眼，入鍋水淹壜半，度卯時煮到酉時，取出，埋土七日或十四日，三七更妙，取出。每空心服二三小杯。

養血助胃丸

此方嘔吐翻胃愈後，收功保後。

當歸酒洗，一兩　川芎一兩　白芍鹽酒炒，一兩二錢　熟地薑汁浸炒，八錢　人參三錢　扁豆薑汁炒，六錢　白术土炒，一兩三錢　白茯苓六錢　山藥炒，一兩　蓮肉去皮、心，一兩　甘草炙，三錢

右爲末，薑汁打神麴糊爲丸如梧子大。每服六七十丸，空心白滾水送下。

附　膈噎翻胃單方

凡遇膈噎氣，用自死大鯽魚，剖去腸，留鱗用；大蒜去皮，薄切片，填於魚腹內，合着，用濕紙包定，次用麻縛之，又用黃泥厚厚固濟，日曬，微微炭火慢慢煨熟，取出，去鱗、刺、骨。用平胃散杵丸如梧桐子大，日曬乾，瓶收，勿令洩氣。每空心米飲送下三十丸。○又噎食，用碓嘴上細糠，蜜丸如彈子大，每用一丸，嚥化，津液咽下。○又翻胃初起，用大生半夏二個、生薑一塊同搗挌汁，略入滾水半盞，調開，再入醋一二滴，吞下卽止。

一方

治因酒色患反胃，面白形瘦，此精血俱耗也，宜取新牛乳，晝夜飲五七次，間以甘蔗汁飲少許，半月之餘，必便潤而安。

一方

治膈食，用貓胞一個，新瓦焙乾存性，不可枯焦，爲末，每一錢加麝香五

鰲，每服五分，燒酒下。但取貓胞，必于初生時卽取，遲則貓自食之。

不治證

年高者不治，氣血衰也；糞如羊屎者不治，大腸無血也；口吐白沫者不治，氣血俱斃也。

嘈　雜

夫嘈雜之症，似飢不飢，似痛無痛，有懊憹不寧之狀是也，皆由痰因火動，食鬱有熱也，治宜消痰降火，調胃化滯，壯其本元。又當節欲忌口，無不安也。

嘈雜主方

南星　半夏　石膏各五分　橘紅一錢　黃芩酒炒，七分　黃連薑汁炒　栀子薑汁炒，各一錢　白术一錢五分　知母五分　蒼术　白芍各五分

右剉劑，薑煎服，以神麴糊丸服亦可。○因痰因火，因食鬱及眩暈者，俱依本方。○但心血少者，加當歸、地黃、人參、茯苓、麥門冬各八分、烏梅肉一個、辰砂末二分，去石膏、芩、連。○嘈雜悶亂，惡心發熱，頭痛者，加茯苓、神麴、山查、川芎、麥芽、香附、藿香，去石膏、白术。○肥人作嘈雜者，去南星、石膏、黃芩、知母、白芍，加茯苓、撫芎，俱薑汁炒過。

三聖白术散

止嘈雜先用，及治心嘈索食。

白术一兩　黃連五錢　陳皮一兩

神麴爲丸。五十丸姜湯下。

化滯理胃湯

止嘈雜次用

陳皮　香附　黃連炒　山栀炒　黃芩　半夏　茯苓　甘草　白术　川芎　蒼术米泔，浸

右薑三片煎服。

加味二陳湯

治嘈雜或吞酸。

陳皮　半夏　茯苓　枳實炒　黃連炒　神麴　蒼术　川芎　香附　柴胡各一錢

右剉劑，生薑三片，水煎服。

南星芩連飲

治痰火嘈雜。

南星要膽者，一錢　天花粉一錢　黃連薑汁拌炒，一錢　黃芩酒炒，一錢　山梔仁炒黑，一錢　黃柏鹽水炒，一錢　蒼术炒，一錢二分　香附炒，一錢　熟半夏五分　陳皮去白，一錢　白茯一錢

右薑三片，煎至八分，溫服。

附　嘈雜單方

凡遇久鬱嘈雜之症，宜用香附、黃連二味爲末，神麴糊丸。每白湯送下七十丸，久服神效。

吞酸吐酸　脉多沉數，有時而大

吞酸之症，酸水剌心也，乃濕熱鬱積於肝而出於肺胃之間。飲食入胃，被濕熱鬱遏，阻滯其氣，不得傳化，故作酸也。如穀肉在器，被熱氣蒸遏而易爲酸也。吐酸之症，吐出酸水也。由平昔津液隨上升之氣，鬱積之久，濕中生熱，遂從火化，作酸水而吐出。其有積久不能自涌，伏於上膈，咯不得出，咽不得下，肌表又被風寒外束，內熱愈甚而酸味剌心。若外得溫暖開發腠理，津液得行，其酸少愈。宜用平胃除濕，開鬱行氣而已，甚則一吐而安。

吞酸吐酸[1] 主方

陳皮一錢　蒼术泔炒，八分　白茯苓　半夏湯泡，各一錢　山梔仁薑炒　黃連薑炒　黃芩酒炒　神麴炒，各一錢　甘草六分　吳茱萸八分　香附米童便浸炒，八分

1　吞酸吐酸：原脫。據本章內容及本書體例補。

○吐酸者加山查子杵，一錢、白扁豆炒，杵，八分、木香另磨，三分。○挾食者，加山查肉一錢、大麥芽炒，杵，一錢、砂仁研，八分。○食鬱有痰者，加南星炮，一錢。○如胃家不清，作熱吐酸，肝經氣滯，噯氣，去神麯、香附，加厚朴炒、大腹皮各一錢。

人參安胃散
治吞酸吐酸，或宿食不化。

藿香一錢　陳皮一錢　丁香七分　甘草三分　人參五分

右水二鍾，薑三片，煎八分，熱服。

藿香治中湯
治脾胃受寒，停滯飲食，作酸惡心。

藿香八分　青皮八分　陳皮一錢　白术炒一錢　乾薑炒黑一錢　熟半夏七分　白茯一錢　甘草三分

右水二鍾，薑三片，煎八分，熱服。

加味二陳湯
治痰飲爲患，嘔吐，頭眩，心悸，或因食生冷，脾胃不和，以致吐酸。

丁香二錢　熟半夏二錢　陳皮三錢　白茯三錢　甘草一錢

右水二鍾，生薑五片，煎至八分，食後熱服。

三因麯术丸
治中脘宿食留飲，酸措心痛，口吐青水。

神麯炒，三錢　蒼术米泔浸三宿，乾炒，一錢半　陳皮一錢

右共爲末，生薑汁煮神麯糊爲丸如桐子大。每服七十丸，姜湯食後送下。

加味平胃散
治吞酸吐酸，或宿食不化，俱效。

厚朴　蒼术制　陳皮　大麥芽炒　甘草　神麯炒　黃連炒　梔子炒

酸甚加茱萸一撮、川芎、香附。薑三片，煎服。

二术飲

治吐清水。

蒼术　白术俱壁土炒　白苓　陳皮　滑石炒

右剉劑，薑煎服。

茱萸丸

治酸，順其性而折之。

吳茱萸去梗，湯泡浸半日　陳皮去白　黃芩壁土炒，各半兩　黃連土炒，一兩　蒼术米泔浸，七錢五分

右爲細末，神麴糊丸如綠豆大。每服二三十丸，津液嚥下。

附　吞酸吐酸單方

凡遇此症，用黃連、茱萸二味，煎服卽愈。

一方

治胸膈不利作酸，用山查、香附、陳皮、麥芽，水煎服。

噯　氣

人於飲食，不能中節，或失飢傷飽，或失志氣鬱。積之日久，鬱火内生；鬱之日久，痰生胃中。邪火熾盛，升降不通，津液衰少，胃氣不清，熱氣上攻，心中悶脹，所以隨上升之氣而噯氣，氣出則寬舒矣。故丹溪曰，胃中有火有痰。誠哉言也。宜用化痰清熱，行氣破鬱之藥，選而用之。

噯氣主方

南星　半夏　香附　軟石膏　梔子　黃連

右剉劑，煎服。○或爲丸散服之，亦可。○胃中鬱火，膈上稠痰，飲食鬱成而噯氣者，依本方。○若氣盛實噯，及食罷噯轉腐氣，甚則物亦噯轉，此傷食濕熱所致也，加陳皮、蒼术、神麴、麥芽、白苓。○若胃寒噯氣者，去石膏、梔、連，加乾薑、木香、茴香、益智仁、陳皮、厚朴、沉香。

破鬱丹

治婦人噯氣胸緊，連十餘聲者。

香附米四兩,醋煮　梔子仁酒炒,四兩　黃連薑汁炒　枳實麥麩炒,二兩　檳榔　廣木香　青皮　瓜蔞仁　蘇子各一兩

右爲末，水丸梧子大，清茶送下三十丸。

勻氣丸

治不因飲食常噯，日久屬虛者。

草蔻　沉香　橘皮　人參各五錢　益智　檀香　大腹子各一兩

右爲末，飯爲丸。不因飲食常噯，日未甚久者，用六君子湯加沉香爲君，厚朴、蘇子、吳萸爲臣煎服。

咳逆　脉宜浮緩,忌弦急

丹溪所謂咳逆者，氣逆也。氣自臍下直衝上，出於口而作聲之名也。人之陰陽，依胃爲養，胃土傷損，則木侮之。陰爲火所乘，不得內守，木挾相火，故直衝清道而上，乃陰虛之甚也。有痰，有氣虛，有陰火，宜分辨而治之。

咳逆主方

蓮子去心,七個　白扁豆一錢　連翹六分　香附米鹽水浸炒,八分　陳皮一錢　甘草炙,六分　川芎　白芍藥酒炒,各八分

○痰者，加半夏薑炒,八分、白茯苓八分、貝母去心,八分。○氣虛者，加人參去蘆,八分、白术去蘆,一錢、白茯苓八分。○陰火者，加黃連酒炒,八分、黃柏酒炒,六分、滑石研,一錢。○若痢，咳逆者，加滑石研,一錢、桃仁去皮,研,一錢、枳殼八分。○久痢咳逆者，加黃連薑炒,一錢、木香另磨,三分、枳殼炒,八分。○飲食後咳逆者，加山查一錢、大麥芽炒一錢、茯苓二錢。

凡傷寒發呃有四證，不可不辯。有中氣不足，脉虛微，氣不相續而發呃者，宜用補中益氣湯，加生脉散方見暑門，黃柏以治虛火，或少加附子服之，立愈。○有傷寒症陽明內實，失下而發呃者，宜大承氣湯下之而愈。○有傷寒症渴而飲水太過，或水結胸而又發呃者，宜小陷胸湯，或用小青龍湯，去麻黃，

加附子，治水寒相搏發飯大妙。○有傳經傷寒熱症，醫者誤用姜、桂等熱藥助起火邪，痰火相搏而爲咳逆者，宜用黃連解毒、白虎湯方見傷寒，及竹瀝之類治之。○有傷寒餘熱未解，氣虛發飯者，宜用陳皮、竹茹、人參、甘草、生薑煎服。

丁香柿蒂湯

治胃寒咳逆。

丁香　柿蒂　官桂　半夏　陳皮　茴香　藿香　厚朴　砂仁　乳香爲末　甘草　木香另研　沉香另研

右剉劑，生薑煎，磨沉香、木香，調乳香末同服。○如手足冷，脉沉細，加附子、乾薑，去良姜、官桂。

桂苓白术丸

消痰止咳逆，散痞塞，開堅結痛悶，進飲食，調臟腑。

揀桂　乾生薑各二錢半　茯苓　半夏各一兩　白术　陳皮　澤瀉　黃連　黃柏各五錢

右爲末，水丸如小豆大。每生薑送下二三十丸，取效如神。

附　咳逆單方

凡遇咳逆欲死，用半夏一兩二錢半、生薑一兩，以水二盞，煎八分，去滓，分作二服，神效。

瘰　瘤

瘰有五種，曰石瘰、氣瘰、筋瘰、血瘰、肉瘰。生在項下，粗而且大。因氣惱積注於胸膈之間，結滯而不散，憂悶而成，不得舒暢，所以上攻于項，急用順氣化滯之藥散之。有因生於山澗之中而食水土者，不在此類也。

瘰氣主方

海藻洗　龍膽草　海蛤　通草　昆布洗　礬石　松蘿各七錢　麥麴一

兩　半夏湯泡，七次　貝母去心，各三錢

右爲末，每服二錢，酒調服。五癭通治。忌甘草、鯽魚、雞肉、五辛、五果等物。

海帶丸
治癭氣久不愈者。

海帶　貝母　青皮　陳皮各等分

右爲末，煉蜜爲丸如彈子大。每服一丸，食後嚼化。

八海散
治男婦諸般氣癭[1]大如球者。

海馬五對，火煅醋淬　海蛤五錢，同上制　海帶五錢　海布五錢　海藻五錢　海燕五對，火煅醋淬　海硝五錢　海桐皮五錢

右爲細末，臨眠仰臥將一分嚼化，七日取效。忌生冷、鹽茶。

附　癭瘤單方
一方

用山羊角米泔浸、當歸均，合爲丸，頻服，神效。如初起者，只用單蜘蛛擂酒服，亦妙。

一方

治小瘤，先用甘草煎膏，筆蘸塗瘤四圍，乾而復塗，凡三次後，用大戟、芫花、甘遂等分爲末，好醋調，另筆塗其中，不得近甘草處。次日縮小，又如法塗之，自然焦縮。

一方

治皮膚頭面癭瘤，大者如拳，小者如栗，或軟或硬，不痛不癢，用大南星生者一枚，細研稠粘，用醋五七滴爲膏。如無生者，用乾者爲末，醋調如膏。先將鍼刺患處，令氣可透，卻以此膏隨瘤大小貼之。

---

1 癭：原作“影”。據本節上文“癭有五種”之“氣癭”改。

結　核

結核者，結滯而不散也。氣血凝聚，結于項下，或在於臂，或在於胸，側腫而高起，不疼不痛，不紅不腫，名爲痰核也。宜以消痰行氣之藥，而核自消散。

結核主方
陳皮　半夏　茯苓　連翹　甘草　生薑

右剉劑，煎服。○如核在項者，加大黃、柴胡、桔梗。○核在臂者，加川芎、皂角刺、防風、黃芩酒炒、蒼术。○項臂俱有者，并加煎服。

散核飲
治項下或手足起核，如神。

桔梗　枳殼　青皮　赤芍　連翹　半夏　陳皮　赤苓　防風　歸尾　天花粉　前胡　獨活　玄參

右剉劑，十服卽散。○或用蠟、礬丸，亦妙。

四神丸
治耳後、項各一塊。

僵蠶炒　酒大黃　青黛　牛膽南星

右爲末，蜜丸，嚼化。

附　結核單方
一方

用紫背天葵草研酒，飯後服。○如頸核疼痛者，用鳥不伏一味，頭生酒同煎，食遠去渣服，醉隨眠床上，患左則側左，患右則側右，把手撚核上，睡醒方起。

一方

治頭面周身痰核，用半夏以薑汁磨漿擦之。

驚悸怔忡 寸勁而弱，或寸緊，胃浮，或寸微而滑

驚者，恐怖之謂；悸者，惕跳之謂；怔忡者，心中不安，惕惕然如人將捕之者是也。皆由憂愁思慮則傷心，心主血，血虛則神不足，而怔忡驚悸之病作矣。宜安神丸、定志丸。○有怒氣傷於肝，肝藏血，肝傷則損血，血少則心無所養，而前症作矣。宜理心脾，養血安神爲主。○又有膏粱之人，過食厚味，鬱積痰飲於胸膈，俾清氣不得升發，亦爲是症者。宜溫膽湯，導痰開鬱爲主。○又有因事失志，或遇怪異危險聲響，惕惕不安者，宜歸脾湯。○若瘦人血少，用四物湯下安神丸。肥人多痰，用溫膽湯下安神丸，去歸、地。血虛之脉，浮澀濡弱；痰鬱之脉，緊細而沉。血虛則補養，痰鬱則疏利，治方詳之。

開鬱散
治痰鬱怔忡。
陳皮　半夏　白苓　甘草　川芎　香附　枳殼　蒼术　連翹　木通　腹皮右剉劑，白水煎服。

定心湯
治心氣不足，怔忡，常懷憂慮，血衰氣少，精神恍惚，夢中失精。
官桂二兩半　半夏薑制，二兩　人參　白茯　甘草炙　當歸　龍齒另研　桔梗炒　遠志去心　黃芪蜜炙　茯神去木，各一兩半
右共一處，爲粗末。每貼用末一兩，水二鍾，薑三片，棗一枚，粳米百粒，不拘時候煎服。

育神散
治理心氣不寧，怔忡健忘，夜夢驚恐，如墮險地，小便白濁等症。
人參五分　白术一錢　白茯一錢　甘草炙，四分　當歸酒浸，一錢　乾薑炮，六分　茯神一錢　防風八分　遠志去心，一錢　龍齒煅過，一錢　紫菀茸七分　桂心四分　赤石脂煅，八分　赤芍藥一錢
右水二鍾，薑三片，棗一枚，煎至八分，食後溫服。

益榮湯

治思慮過度，耗傷心血，心帝無輔，怔忡恍惚，夜多不寐。

甘草五分　人參八分　當歸　柏子仁　酸棗仁　紫石英　黃芪蜜炒　白芍　麥門冬去心　小草　木香　白茯各一錢

右水二鍾，薑三片，棗二枚，煎至一鍾，溫服。

平補鎮心丸

治心血不足，時或怔忡，夜多異夢，如墮層崖。常服安心益腎，養榮衛。

酸棗仁　車前子　五味子　白茯神　茯苓　天麻　桂枝　麥門冬去心　人參　大淮熟地　遠志　甘草　山藥　龍齒煅　朱砂水飛，已上各一兩

右共爲細末，煉蜜爲丸如桐子大。每服五十丸，食遠溫酒或米飲送下。

安神丸

治血虛怔忡驚悸。

黃連六錢　朱砂四錢　生地　歸身　甘草各二錢

右爲末，湯浸蒸餅丸如黍米大。每服十五丸，食後津下。○一方無歸、地。

定志丸

治心虛怔忡驚悸。

人參一兩　茯苓　遠志　石菖蒲　麥門冬　茯神各七錢　牛黃一錢

右爲末，蜜丸梧子大，朱砂爲衣。每用二三十丸，食後白湯送下。

溫膽湯

治心膽怯，怔忡易驚。

二陳湯加枳實、竹茹，水煎服。

導痰湯

治痰鬱怔忡。

二陳湯加麥門、枳殼、人參、桔梗、竹茹、黃連、山梔，薑煎。

金箔丸

治憂愁思慮，傷心驚悸。

歸身　遠志　生地　茯神各五錢　石菖蒲　黃連各二錢五分　牛黃一錢,另研　朱砂二錢,另研　金箔十五片

右前六味爲末，入牛黃、朱砂和勻，用猪心血丸如黍米大，金箔爲衣。每服五十丸，空心白湯下。

加味八物湯

治憂思過度，氣血虛損。

八物湯加麥門冬、五味、遠志、酸仁，煎服。

茯神散

治驚悸心疼。

茯神　遠志　人參　酸棗仁　黃芪　通草　桔梗　甘草　麥門冬　薑

右水煎服。

益氣安神湯

治七情六淫相感而心虛，夜多夢寐，睡臥不寧，恍惚驚怖，痰癭。

當歸一錢二分　茯神去皮、木,一錢二分　黃連八分　麥門冬去心　酸棗仁炒　遠志去心　人參　黃芪蜜炙　膽星　淡竹葉各一錢　小草六分　生地黃一錢

右剉一劑，生薑一片，棗一枚，煎服。

養血青火湯

治心慌神亂，煩燥不寧。

當歸一錢　川芎七分　白芍酒炒　生地黃酒洗　黃連酒炒,各一錢　片芩去朽,八分　栀子炒,八分　酸棗仁炒　遠志去心　麥門冬去心,各一錢　辰砂五分,另研調服　甘草三分

右剉一劑，生薑三片，水煎服。

附　單方

一方

除驚，補血，產後驚悸，用豬心煮食。

一方

心病初熱驚悸，用豬心血同青黛、朱砂，丸服。

一方

治心有虛損，驚悸，用豬腎同參、歸，煮食。

一方

治心虛作痛，驚悸恐惑，用六畜心煮食。

一方

治怔忡，用人參、當歸末、豬腎，煮食。

健　忘

健忘者，陡然而忘其返也，為事有始無終，言語不知首尾。皆因思慮過度，勞傷心脾，痰停心下，邪火使然，心氣不足，轉展不安。治法大抵與怔忡驚悸頗同，須兼理心脾，神凝意定，其病自除矣。

健忘主方[1]

白茯神　遠志肉　清河參各八分　不油白术一錢　酸棗仁去殼，略炒　石菖蒲　川黃連酒炒　川貝母去心　麥門冬去心，各八分　當歸身酒洗，四分　紅花酒洗，少許　炙甘草五分　圓眼肉十個　蓮子肉去心，七分

右剉劑，煎服。○時復振跳，加沉香，去紅花。○中風後健忘，加丹參、天門冬、熟地黃、朱砂，去白术、黃連、貝母。

歸脾湯

治思慮過度，損傷心血，健忘，怔忡不寐，短氣自汗，坐臥不安，此藥解鬱

---

1 健忘主方：此方及其後歸脾方、加減定志丸，凡一葉，原錯簡，誤訂在下一節"癎主方"之後，今據內容乙正。

結，養心，健脾生血。

白术　白茯神　黃芪　當歸各一錢　木香三分　圓眼肉三枚　人參八分　甘草炙，三分　酸棗仁炒，研，一錢二分。

右用薑一片，棗一枚，水煎，食遠服。○膈脹痞滿，加陳皮、枳實。○有痰，加半夏、麥芽。○煩渴，加麥門冬。○盜汗，加當歸、黃柏。○嘔吐惡心，加生薑五片。○心悸，加小草。○五心熱，加地骨皮。○潮熱，加柴胡。○小水不利，加蓮子、石韋。○大便秘結，加桃仁、麻仁。○心煩，加山梔仁。○耳聾，加石菖蒲、木通。○頭痛，加川芎、白芷。○惡寒，加桂枝、防風。○腰疼，加杜仲、小茴香。○脅下脹疼，加青皮、柴胡。○鼻衄，加丹皮。

加減定志丸

治痰迷心膈，心氣不足，驚悸怔忡，恍惚健忘等症。

白茯苓三兩　人參一兩　遠志肉　石菖蒲各二兩　鬱金五錢　琥珀一錢

右爲末，煉蜜爲丸梧子大，朱砂爲衣。每三十丸，米湯送下。

附　健忘單方

凡遇健忘，端[1]午節採取菖蒲，炒，爲末。每空心溫酒調下二錢，久服自愈。

一方

治人多忘事，用遠志、石菖蒲，每日煎服極妙。

癇　脉浮大洪弦

癇疾，忽然而倒，不省人事，手足搐搦，叫吼吐涎，良久而復醒者是也。病先身熱，在表者爲陽癇，屬六腑，易治；病先身冷，在里者爲陰癇，屬五臟，難治。小兒多有此疾，癇雖有五等，馬、牛、羊、猪、犬之分，而治法不必分也，宜以清熱行痰爲主，除風利驚爲次，或通聖散、瀉青丸、安神丸，擇而服之。若不愈，以瓜蒂散吐去胸中寒痰，後服前項等藥。小兒亦用此法。

1　端：原脱。據文義補。

癇主方

陳皮一錢　半夏一錢　白茯神一錢　南星炮,一錢　枳殼六分,炒　甘草五分　黃連酒炒,一錢　瓜蔞仁去殼,杵,一錢　遠志去心,八分　麥門冬去心,八分　牛黃六分,另研入藥

右剉一劑,生薑三片,水一鍾,煎至半鍾,入竹瀝一盞,薑汁少許,和服。

五癇丸

治癲癇發作,不問新久,并宜服之。

全蝎去毒,炒,二錢　皂角四邊槌碎,米半升,將汁與白礬同熬乾　半夏湯泡七次,二兩　南星炮,一兩　白附子五錢,炮　烏蛇一兩,酒浸一夕,去骨,焙乾　雄黃一錢半,另研　白礬一兩　朱砂二錢半,另研　蜈蚣半條,去頭、足　麝香三錢,另研　白僵蠶一兩半,炒去絲

右爲末,薑汁煮麵糊爲丸如梧桐子大。二三十丸,姜湯下。

瀉清丸

治癇病。

龍膽草　梔子仁　煨大黃　川羌活　軟防風各五錢　川芎六錢

右煉蜜爲丸。每服一丸,竹葉、薄荷湯下。

安神丸

治諸癇。

黃連一錢五分　朱砂一錢,水飛　生地黃酒洗　歸身酒洗　甘草炙,各五分

右湯泡蒸餅爲丸如黍米大。每服十五丸,津液下。

斷癇丹

治癇既愈而後復作。

黃芪　鈎藤　細辛　甘草各五錢　蛇退三寸　蟬退四個　牛黃一分

右爲末,棗肉爲丸,大人梧子大,小兒麻子大。每服二十丸,人參煎湯送下。

顛狂　滑大可治，沉細難治

重陰爲顛，重陽爲狂，《難經》之言也。劉河間謂：《素問》云多喜爲顛，多怒爲狂，五志所發，皆爲火熱。心熱甚則多喜，心實制金，不能平木，則肝實而多怒也。又肝盛而復生火，則干及陽明而爲妄言也。此《原病式》本《素問》所論，以明顛狂爲熱症，而重陰之説皆非也。愚意此疾，先宜解毒，承氣湯下五六行；其後，以涼膈散合解毒湯蕩滌胸中之餘熱，或安神丸以鎮其心經。有痰，前藥内合二陳，以豁其痰氣。痰消，火降，神安，而顛狂之疾自可愈而不再作矣。

顛狂主方

白茯神一錢　遠志去心，六分　半夏湯泡，一錢　貝母去心，一錢　天花粉八分　山梔仁酒炒，八分　黃芩酒炒，八分　歸身三分　甘草六分　牛黃三分，另磨　辰砂三分，研入藥汁

右剉一劑，薑三片，水煎，入荆瀝一盞、自然薑汁少許，和服。火盛，加童便一盞。

茯神湯

治婦人心虛，與鬼交通，妄有見聞，言語雜亂。
茯神一兩半　茯苓　人參　石菖蒲各二兩　赤小豆五錢
右㕮咀。每服八錢，水一盞半，煎至八分，通口食前服。

牛黃瀉心散

治心經邪熱狂語，精神不爽。
腦子研　牛黃研　朱砂研，各一錢　大黃生，一兩
右研爲末。每服三錢，生薑湯、蜜水調下。

追風祛痰丸

治痰迷心竅，顛狂妄語。
防風　天麻　僵蠶炒去絲　白附子煨，各一兩　全蝎去毒，炒　木香生，各五

錢　皂角炒，一兩　白礬枯，半兩　半夏湯泡七次，爲末，六兩，用生薑汁作麴，一半用皂角漿作麴　南星三兩，一半白礬水浸，一半皂角漿浸，各一夕　朱砂七錢半，另爲衣

右爲末，薑汁糊爲丸如梧桐子大，朱砂爲衣。每服七八十丸，食遠臨臥，用淡姜湯或薄荷湯送下。

附　顛狂單方

凡遇顛症，用朱砂、甘遂各一錢爲末，將猪心一角破開，以末藥入内，飯上蒸熟，熱酒送下，以醉爲度。如發狂逾牆上屋者，用牛黃一錢、朱砂五錢、蒼术四兩，煉蜜爲丸，金箔爲衣，服之自愈。

一方

治狂妄上屋、呼罵等症，以病者兩手大拇指，細麻繩縛定，大艾炷置於其中，兩介甲兩指角内俱要各灸七壯，一處不着不效。

一方

治風顛，用明礬一兩、細茶五錢爲末，蜜丸茶下。

火證 脉不宜細數

火相者，有君火、相火。君火者，心火也。心爲君主之官，配於五行，守位而不動。相火者，輔助之火也，生於虛無，寄於肝腎之間，聽命而行。凡動皆是相火，五臟皆有火，相火易起，五火相扇動矣。又曰：相火乃元氣之賊，無時而不煎熬其陰，陰虛則病，陰絶則死，陰虛火動者難治。凡人發熱咳嗽、吐痰血者，午後至夜發熱，面頰唇紅，小便澀者，便是陰虛火動也。大抵治宜明輕重虛實之分，而輕者降之，重則從其性而折之。實火宜瀉，虛火宜補，陰虛火動，又宜滋陰降火，庶免虛虛實實之禍也。

火證主方

防風　當歸　白芍　柴胡　黃芩　人參　大黃　甘草各一錢　滑石六錢

右剉劑，每服至五錢，水一大盞，生薑三片，同煎至七分，去渣溫服。按此方用大黃，瀉陽明之濕熱從大便出；用滑石，降三焦之妄火從小。用黃芩以涼膈；柴胡以解肌；防風以清頭目。用人參、甘草以補氣；當歸、芍藥以補血。

瀉心肝之陽，補脾腎之陰，而無辛香燥之謬。大治風熱、燥熱、濕挾虛火之良劑也。若別症另用後方。

若脉沉而實大者，實火也。其症內外皆熱，煩渴便赤，口生瘡。丹溪曰：實火可瀉。宜用黃連解毒湯方見傷寒。○若脉數無力者，虛火也。丹溪曰：虛火可補。宜用補中益氣湯加黃柏、知母方見內傷。○若人壯，氣實火盛顛狂者，其脉實而數，可用正治，硝、黃、冰水之類。○若虛火盛狂者，以生薑湯與之，若投以冰水之類正治，立死。○飲酒人發熱難治，不飲酒人因飲酒發熱亦難治。

升陽散火湯

治男婦四肢發熱，筋骨間熱，表熱如火，燎於肌膚，捫之烙手。此病多因血虛而得，或脾胃過食冷物，鬱遏陽氣於脾土之中，并治此火鬱之義也。

升麻　防風各五分　葛根　羌活　獨活各七分　柴胡　白芍藥一錢　人參去蘆　黃芪生用，各七分　甘草四分，半生半炙

右用生，薑、棗，水煎服。忌生冷、寒物。此虛火，宜補宜散。

滋陰降火湯

治陰虛火動，起於九泉，此補陰之妙劑也。

當歸一錢　川芎五分　白芍藥薄荷汁炒　黃芩各七分　生地黃薑汁炒　黃柏蜜水炒　知母酒炒，各八分　麥門冬八分　柴胡七分　熟地黃八分

右用薑三片，棗一枚，水煎服。別以附子爲末，唾津調，貼涌泉穴。○氣虛加人參、黃芪各八分。○咳嗽加阿膠、杏仁各七分、五味子三分。○咯唾衄血，加牡丹皮八分、藕節自然汁三匙、犀角末五分。○此與前補陰散[1]大同小異，詳輕重參用。○玄明粉、秋石皆降火甚速，宜頻用之。童便亦好，方并見前。

黃連湯

治心火，左寸脉洪數，或舌上生瘡，或腫燥裂，或舌尖出血，或舌硬出血等症。

---

1 補陰散：前并無此方。疑爲“補陽散火”之誤。

黄連　山梔　生地　麥冬　歸尾　芍藥　薄荷　犀角　甘草

各等分，清水煎服。

柴胡湯

治肝火，左關脉洪數，或脅痛，或氣從左邊起者。

柴胡　芍藥　川芎　膽草　當歸　青皮　山梔　連翹　甘草

各等分，白水煎服。

黄芩湯

治肺火，右寸脉洪數，或咳血，吐血，衄血，咽喉腫痛，乾燥生瘡，或鼻孔乾燥腫痛。

黄芩　桔梗　山梔　芍藥　桑皮　麥門冬　荆芥　薄荷　連翹　甘草

各等分，白水煎服。

芍藥湯

治脾火，右關脉洪數，或消谷易飢，或胃熱口燥，煩渴，或唇生瘡等症。

芍藥　梔子　黄連　石膏　連翹　薄荷　甘草

各等分，白水煎服。

滋水制火飲

治腎虛火炎上，下元虛弱，尺脉弱，而寸、關亦不旺，或齒痛、口舌痛，久服爲妙。

人參　當歸　熟地　白苓　五味　石棗肉　巴戟　故紙　蓯蓉　仙茅　遠志　枸杞　菟絲　鹿角膠　酸棗仁　天冬

○用山藥酒糊爲丸。

四物二皮飲

治陰分潮熱在日晡之時。

當歸身　大川芎　杭白芍　淮地黄　地骨皮　牡丹皮

右剉劑，煎服，入童便同服。○若血虛發熱，去牡丹皮，加柴胡、防風。

○如婦人骨蒸潮熱，以逍遙散加地骨皮、牡丹皮二味，尤妙。

參芪湯

治氣虛潮熱。

人參一錢五分　黃芪三錢　甘草一錢五分　甚者加熟附子五分

右溫能除大熱之劑，棗煎，溫服。

加味左金丸

治人多鬱怒，以致肝火旺盛，脅痛，或連腹腰。

黃連一斤，薑拌炒　吳萸三兩，湯泡，去苦水　青皮一兩，醋炒　木香一兩　檳榔四兩　川芎二兩

右爲末，滴水爲丸如梧桐子大。食遠以姜湯送下七八十丸，神效。

上清丸

治因勞動厚味，火性炎上等症。

薄荷葉五兩　荊芥穗五兩　當歸尾五兩，酒洗　苦桔梗八兩　川芎四兩　玄參八兩，洗　片黃芩八兩，酒炒　生甘草五兩　陳皮八兩，鹽湯洗　大黃八兩　枳殼八兩，麩炒

右爲末，白水滴丸綠豆大。每服一錢或錢半。

涼膈散

治大人小兒臟腑積熱，口舌生瘡，痰實不利，煩燥多渴，腸胃秘澀，便溺不利，一切風熱病皆治之。

大黃　連翹　黃芩　薄荷　梔子　朴硝　甘草各一錢

右加玄參名人參敗毒散。○脾虛不能食，去石膏，加白术。

附　火症單方

凡遇痰火童子癆，用人中白須天露者，不拘多少，炭火煅過，用布包，放在青靛缸內浸七日，取起曬乾，爲末。每服三錢，蜜湯送下，十日卽愈。

血症 脉宜沉細而芤，忽浮大者死。又云：
見血，身熱脉大者難治。血症，復下惡痢者，易得愈也。

吐血者，血從上出，陽盛陰虛，有升無降，血不下行，隨火而上出。嘔血者，嘔出全是血。咳血者，嗽動便有血，或與痰相伴。咯血者，隨咳而出，皆是血疙瘩。衄血者，血從鼻出是也。名雖不同，均爲熱症。故經曰，火載血上，錯經妄行，陽氣怫鬱於上，所以血出也。法當以清熱降火之劑，以下其逆熱之氣，其後以行經和血之藥，以散其上行之火。若虛勞吐、咯血者，以滋陰降火、兼以清肺爲[1]主。如小便血出，熱結於小腸，移於膀胱，而爲血淋。涼血降火，利小便爲主。大便下血，熱結於大腸，隨糞而出，爲之臟毒。又當清火、除濕、涼血，以解臟毒，清其源而塞其流耳。但身熱脉大者難治，血證復下惡痢者易愈。

血症主方

生地黃二錢　牡丹皮　當歸　芎藭　白芍　麥門冬去心　黃芩酒炒　山梔子炒黑，各一錢

右剉劑，水煎，臨服入童便一盞，藕汁一盞，溫服。或磨犀角水門[2]服。○若陰虛火動，血熱妄行，吐、衄、嘔、咳、咯、唾等血，加紫參、丹參。○若虛損勞咯血者，加柴胡、知母、地骨皮、桑白皮。○若溺血，去芎藭，加滑石、燈心、竹葉、蒲黃，同煎服。○或加四苓湯去門冬、丹皮。○大便下血，加黃連、黃柏、枳殼、槐子、白术、茯苓，去牡丹皮，或加槐角、地榆。○若因患虛損，每日大便下血二三碗，身甚黃瘦，加藕節汁一合、紅花、蒲黃各一錢、白芷、升麻、槐花各五分，去丹皮、黃芩、梔子。○若因積熱下血者，加黃連炒，八分、升麻三分、蒼术泔炒，六分、連翹三分、黃柏炒，六分、桃仁六分，去牡丹皮、麥門冬。○若因濕熱傷血者，加蒼术泔炒，八分、白术六分、陳皮八分、秦艽二分。○若因惱怒下血者，加柴胡六分、升麻三分、黃連炒，八分、秦艽三分，及香附米鹽水炒，四分，去麥門冬、黃芩。○若因吐衄不盡下血者，加桃仁去皮、尖，一錢，去麥門冬。○若因風邪下陷者，加柴胡八分、升麻三分、秦艽三分，去丹皮、門冬。○若因虛而下血者，加乾薑炒、升麻、阿膠炒，各五分，去門冬、牡丹皮、梔、芩。

---

1 爲：原脱。據文義補。
2 門：原作“閗”。同“門”，據改。門服，當爲衝服之意。

加味犀角地黃湯

治火載血上，錯經妄行，嘔吐血，衄血，脉芤者。

犀角鎊　黑山栀仁炒黑，韭菜根自然汁吃透　生地黃　牡丹皮　芍藥　麥門冬各等分

右每服五錢，水一鍾半，煎七分服。

歸桃承氣湯

治諸血暴作，錯經妄行者。

當歸　桃仁　厚朴　枳實　大黃

右剉大劑，煎服，行二三次，再以四物湯加黃芩、連、柏炒、栀、生地、麥門冬煎服，必愈。

消怒止血飲

治因怒氣嘔血。

黃芩　黃連　黃芪　地骨皮　生地黃　熟地　白芍　柴胡

右剉劑，水煎服。

三七止血飲

因鬱怒勞倦，忽然吐紅數口，十餘日未服藥，自後每日必吐數口，診其六脉頗旺，胸膈嘗緊，時或作痛，此鬱火鬱痰盛者。

片芩　黃連　花粉俱用酒拌蒸，曬乾，各七分　貝母六分　前胡水洗　當歸酒洗　玄參　連翹去心、蒂，研碎　側柏葉炒　天門冬蜜蒸，各五分　黃柏酒炒　知母各六分　麥冬　童便　香附　牡丹皮酒洗　生地黃酒洗　白芍酒蒸曬，各七分　陳枳殼炒，七分　山栀仁慢火炒黑，六分　白桔梗三分　甘草三分　生薑一片

水煎，食遠服。服至三十劑必安。倘自後遇勞觸發，亦以此藥服一二劑，有效。○若青年人稟氣怯弱，忽患吐血，每日或二十餘口，病勢頗熾，治宜用三七止血飲，去連翹、枳殼、栀子三味，煎服一二十劑而愈。

制炒清涼飲

治因多飲燒酒，咳嗽吐痰有血，每日起卽吐痰血一二十口。

麥門冬去心，八分　側柏葉炒，六分　貝母去心　知母　黃柏俱用鹽酒炒，各用六分　山梔仁炒黑，各六分　牡丹皮去骨，酒洗　黃連酒洗，炒　前胡　玄參去蘆，各五分　天花粉酒蒸，八分　片黃芩酒炒，八分　生地酒洗，八分　香附童便制，七分　白桔梗五分　天冬去心，蜜拌蒸，六分　陳枳實炒，五分　生甘草四分

生薑一片，同煎，每日溫服。又每日雪梨絞一甌，飯上頓溫服，過兩旬必愈。

止血飲

治青年人患痰咳吐血，時或遍身發熱，熱退四肢冷而冰，瘦削將危者。

懷地黃酒浸，曬乾，用六分；又薑汁拌，砂鍋炒熟，用六分　牡丹皮去梗，酒洗，八分　麥門冬去心，八分　生甘草二分　大白芍生用四分，炒用六分　黃柏去皮　知母去毛，俱用青鹽炒，各七分　天門冬去心、皮，蜜拌蒸，曬乾，五分　貝母六分　白花粉人乳拌蒸，曬乾，八分　當歸身酒洗，六分

右水二碗，煎至七分，食遠將飢時服。每一劑，各入法制髮灰五分，調服。服二十餘劑而血止熱退，再用十四味滋陰丸一料而全安。

制髮灰法

用壯年無病男女梳下亂髮，溫水肥皂洗油垢極淨，又用清水洗淨肥皂氣，將髮放入新瓦罐內，以塞滿緊實爲度，用瓦蓋量罐口大小蓋定，用鹽泥封口，又將鹽泥遍圖[1]罐四圍，日中曬乾。然後用木炭煽紅，圍罐一大半，煅一炷香久，去火，候冷取出。其灰成塊，仍研碎篩過入藥。此髮灰止吐血、咳血等症俱效，不特止衄血也。若衄血暴發流不止者，用童便三酒盃，好酒一酒盃和勻，調細髮灰一錢服，立止。曾有流鼻血盈盆，單用此而止者多矣。

十四味滋陰丸

甘枸杞三兩　白茯苓三兩　北五味二兩　懷牛膝去蘆，二兩　麥門冬　片黃柏　炒知母俱用青鹽炒　大白芍酒炒　覆盆子去蔕，酒蒸　酸棗仁揀淨，炒熟　杜仲去粗皮，薑汁和酒拌濕，炒去絲，各二兩　懷地黃薑汁拌炒過，三兩　天門冬去心、皮，蜜拌，蒸曬乾，二兩　牡丹皮去梗，酒洗，一兩五錢

---

1 圖：通"塗"。唐代劉知幾《史通·雜說》："觀其朱墨所圖，鉛黃所拂，猶有可議者。"清代浦起龍通釋："圖，通'塗'。"

共磨爲極細末，另用懷山藥三兩，碾末，入好酒打糊爲丸如梧桐子大。每空心溫酒下二錢五分。

化痰滋陰飲

治咳嗽吐痰，其中有線紅而不止者。

天花粉酒蒸　片芩酒炒　麥冬各八分　側柏葉炒，五分　天門冬七分　當歸身七分　知母制俱同前　大白芍酒蒸，各六分　牡丹皮酒洗，五分　玄參去蘆，水洗，五分　紫菀水洗，五分　生地酒洗，七分　貝母六分　前胡水洗，五分　陳皮去白，二分　生薑一片　龍眼肉三個

服三十餘劑而咳止，吐痰亦無紅。後或忽然大便下血，此血在下爲順，不可遽止。俟過十餘日，用新制臟連丸服數次而便血立止。

新制臟連丸

用川黃連爲細末，酒拌潤，入猪大臟內，兩頭縛定，韭菜蓋之，蒸爛搗匀，曬乾或焙乾，仍爲末。每黃連末一兩，入側柏葉炒、當歸末各二錢，和匀，米糊爲丸如梧桐子大。空心溫酒下二錢五分，或滾水下亦可。

滋潤帶補湯

治年久鼻衄之症。

當歸身酒洗　懷生地水洗淨，曬乾，酒浸一時，生用五分，炒熟用五分　甘草生用二分，炒熟用二分　麥門冬去心，八分　杭白芍酒浸軟，剉片，生用四分，蒸熟曬乾用四分　制何首烏六分　天門冬蜜蒸，六分　牡丹皮去骨，酒洗，五分　酒炒花粉七分　酒炒黃柏六分　片黃芩酒炒，六分　香附米童便炒，六分　酒炒黃連三分　知母蜜蒸，五分　龍眼肉三個　川芎三分

水煎，每劑煎二次。每次煎熟去渣後，調法制髮灰五分，食遠服。或三四十劑，或五六十劑，致病癒則止。○如素無衄症，鼻中無故出血，用梔子燒存性，五錢、髮灰五錢、百草霜五錢、白雞冠花存性，五錢，共爲末，酒調下。

滋陰抑陽湯

治陰虛火動，血熱妄行，吐、衄、嘔、咳、咯、唾等症。

生地黃忌鐵　紫參　丹參　當歸　芎藭　牡丹皮　白芍各一錢　梔子炒黑，一錢　黃芩酒炒，一錢　麥冬去心，一錢五分

右剉劑，水煎，臨服入童便一杯，溫服。或磨犀角汁同服。

人參貝母湯

治咽喉作癢，血腥氣，嗽痰帶血絲，人瘦力倦。

人參一錢　川歸一錢　白芍一錢　杏仁八分，去皮、尖　貝母一錢半，去心　白茯苓一錢　陳皮八分　桔梗六分　玄參七分　麥門冬去心，一錢

水一鍾半，韭菜白三段，煎一鍾，溫服。

大阿膠丸

治肺虛客熱，咳嗽咽乾，勞傷肺胃，吐血、嘔血者。

麥門冬去心　柏子仁　茯神去心　茯苓　阿膠炒　五味　熟地黃　百部根　杜仲炒，各一兩　遠志　人參各二錢五分

右爲末，煉蜜爲丸如彈子大。每服一丸，嚼化。

加減四物湯

治痰中血絲，是肺經實火。

生地八分　當歸六分　白芍五分　陳皮去白，五分　紅花七分　丹皮七分

水一鍾，童便半鍾，煎至一鍾，去渣，空心溫服。

青連飲

治憂思傷脾，怒氣傷肺，肺血積熱，心血雜宮，血從口鼻中出。

青皮去穰[1]　黃連酒炒，各七分　赤芍五分　生地五分　丹皮五分　柴胡　桃仁各七分　鬱金四分　當歸一錢　紅花七分　梔子炒，七分　黃芩八分

水一鍾，入乳半鍾、童便半鍾，煎至一鍾，溫服。

玄霜膏

治吐血虛嗽。

---

1 穰：原脫。據上文各方青皮制法補。

烏梅煎濃汁，四兩　薑汁一兩　蘿蔔汁四兩　雪梨汁四兩　柿霜四兩　款冬花二兩　紫菀二兩，俱爲末，已上藥制下聽用

另用白茯苓十兩，取淨末半斤，用人乳三斤，將茯苓末浸入，取出曬乾，又浸又曬，乳盡爲度。卻將前冬花、紫菀末、柿霜、白糖，并各汁，再加蜜糖四兩和勻，入砂鍋內慢火煎熬成膏，丸如彈子大。每服一丸，臨臥時嚼化一丸，薄荷漱口，半月卽效，如神。

太平丸

治男婦咳咯血不止者。

麥門冬去心　天門冬去心　款冬花去梗，蜜炒　知母去毛，蜜炒　杏仁去皮、尖，各用五錢　貝母去心，五錢　胡黃連　薄荷葉　當歸　阿膠炒　白桔梗各一兩　生地黃一兩　蒲黃　京墨各五錢，炒　白硼砂三錢　麝香三分　沉香五錢　靈砂五錢

○各如制法，煉蜜爲丸如小指大。每用一丸，嚼化，薄荷湯下。

斷紅丹

治男婦吐血、便血不止者。

側柏葉焙乾　人參一兩，焙乾　百合五錢

右爲細末。每服三錢，旋入飛羅白麵三錢打和，用新汲井花水調如稀糊，啜吃，血如涌泉不過三服。後進茯苓補心湯。

當歸和血散

治腸澼下血，濕毒下血。

槐花　青皮各六錢　歸身　升麻各二錢　荆芥穗　熟地黃各六錢　白术六分　川芎四分

右爲末。每食前清米飲調下二三錢。如糞前有血，單用石榴皮爲末，煎茄子湯調一錢服。糞後下血，單用艾葉煎湯，以生薑汁三合和服。○如大便下血，不拘糞前糞後，用烏梅四兩、白芷一兩、百草霜五錢，各存性爲末，早米糊丸如梧桐子大，每空心米湯送下百丸。

升麻蒲黃飲

治先積熱日久，後犯房勞太過，大便下血。

當歸一錢　蒲黃五分，炒　熟地九分　黃柏炒，九分　知母八分，炒　甘草三分　白芍三分　升麻三分　紅花三分　丹皮六分　梔子七分，炒　阿膠七分，炒

右水一鍾半，煎至一鍾，空心溫服。

槐角地榆湯

治食煎炒厚味，積熱太過，大腸瀉血。

槐角一錢　地榆一錢　當歸一錢　生地一錢　柴胡八分　梔子仁　黃連各八分　條芩一錢　阿膠炒，一錢

右水一鍾半，煎至一鍾，食遠溫服。

生地黃飲

治溺血屬熱盛。下焦痛者爲血淋，不痛者爲溺血。

生地黃四錢　小薊　滑石　通草　蒲黃炒　藕節　當歸　山梔　淡竹葉　甘草用梢，各五分

右用水煎，空心服，并治血淋。或用生地黃汁、生薑汁各一合相合服，亦妙。○小兒溺血，用甘草、升麻煎湯，調六一散空心服，立效。

養血歸源湯

治吐、衄、咳、唾，諸血失後，虛羸昏倦，精神怯弱。

人參　黃芪蜜炒　白及　百合　牡丹皮　鹿角霜　當歸各一錢　阿膠蛤粉炒成珠，一錢　生地二錢　熟地二錢　炙甘草五分

右剉劑，藕節五個同煎，臨時入童便一盞、藕汁二盃，俟溫徐徐緩服。○若大吐血後昏倦，脉細微者，以人參四五錢煎湯服之。醒後再不可服，恐動火故也。

附　失血單方

凡遇諸失血，用壯血餘燒灰存性，每服一錢，米飲調下，立效。衄者，以少許吹入鼻中，妙。或茅草根、側柏葉煎湯常服，止血極效。○若吐血不止，用

乾薑炒黑，臘月裝入牛膽內，至春取出爲末。每用方寸匕，童便下立效。此從治也，或青柏葉一握、乾薑二片、阿膠一挺，炙、水二升，煮一升，另絞藕汁，或童便一盞，去渣服。

一方

治恚怒嘔血，煩滿少氣，胸脅疼痛，青柏爲末，米飲下二三匕。

一方

治熱極嘔血，用黃柏蜜炙爲末，麥門冬湯下。

一方

治男婦嘔血不止者，用葫蘆乾殼、舊敗筆毫各等分，燒灰存性，每老酒調服一錢。

一方

治咯血，用柳絮焙研爲末，每一錢，米飲下。

一方

治舌上無故出血，如線不止者，宜用槐花炒末，乾摻之。

一方

治卒暴吐血，用藕節、荷蒂各七分、蜜少許，搗爛，水煎温服。

一方

心熱吐血，用蓮心七個、糯米二十七粒，末之，酒服。

一方

吐血，胸膈刺痛，川大黃一兩爲末，每一錢，以地黃汁一合，水煎服。

一方

吐血損肺，煉成鍾乳粉，每三錢，糯米湯調下，立止。

卷之六

金溪　龔居中　應圓父編輯
潭陽　劉孔敦　若樸父訂刊

痔　漏

痔漏之源，皆因飲食過度，色欲妄行，以致濕熱內生，充於臟腑之中，溢於經絡之內，墜乎穀道之左右，衝突而爲痔，久而成漏。痔輕而漏重，痔實而漏虛。熱甚則痛，熱微則癢，皆火熱攻擊之所爲也。《內經》曰：諸痛癢瘡，皆屬心火。宜以清熱降火爲主，凉血解毒爲上。若以燥熱之藥，則終身而不愈。悲哉。

痔漏主方　并治腸風臟毒

用大雄雞一隻，罩地板上，不與食，伺其飢甚，別移於淨地上，用猪胰四兩，切碎，漸喂雞，待其放屎漸收下，如此二三日，候雞屎積至四兩，曬乾，加入後藥。

透明礬四兩　千葉雌黃　雄黃各六錢　膽礬五錢　朴硝二兩

右各另研爲粗末，用砂鍋，須要寬高，貯藥之餘，上有半節空者，先以雞糞一兩在鍋底，次以明礬一兩，次膽礬，次雌黃，次朴硝，次雄黃，後盡以明礬在內，次加雞糞在上，然後以新碗蓋鍋頂，簇炭火煅青煙盡爲度。候冷取出，入石碾研爲極細麪，再加乳香、没藥各五錢，各研極細和勻，以小口瓷罐收貯。用時唾津調勻於手心，以新筆蘸點患處，日三五次，夜二次，先以羊毛筆蘸溫湯洗淨，軟絹拭乾，然後點藥。庶得藥力透肉，點後黃水瀝出不止最妙，雖多不妨。三日後，其痔自乾枯剝落。倘硬，煎湯頻洗，自脫肛，自紅軟，收上。忌毒物、酒色一月，卽除根矣。內服後方。

加味臟連丸

治飲酒食炙，熱毒下墜，爲腸風臟毒，痔漏下血。

用雄猪大臟一副，去兩頭各七寸，用黃連去毛淨末一斤、槐花淨末四兩，裝入臟內令滿，用繩紮兩頭口上，用小麥數十粒，放甑上蒸三時，以臟黑，取看小麥極爛爲度。入石臼搗如泥，丸如綠豆大。每服百丸，空心薄酒下。按此方藥價廉而功極大。膏粱酒色人尤妙。

膽槐丹

治一切痔漏。

十月上巳日，取槐角子，揀肥嫩結實者，用新黃瓦盆二個，如法固濟，埋於背陰牆下，約二三尺深。預先尋黑牛膽五六枚，臘月八日取出，裝在膽內高懸陰乾。至次年清明日取出，新瓷罐收貯。空心滾白湯下。一日一粒，二日二粒，以漸加至十五日，服十五粒止；以後一日減一粒，至三十日，復減至一粒止。如此周而復始，其效如神。

治遠痔漏[1]仙方

岩泉石一分　雄黃五分　硇砂五分　乳香　沒藥　歸尾　芫花各一錢三分　白丁香一錢三分　巴豆去油，五分　蟾酥三分　輕粉一分　甘草一錢　真番砂白的佳，二分　黃蠟三錢　川烏　草烏

門前掛蜘蛛四五枚，連紙包放在瓶內，黑鉛三分，都放瓶內。用水三碗，煎成一碗，去渣。將絲線二三錢放瓶，將紙封固，再煎一二鍾，將線取出，一日一浸，浸乾了又浸，七日爲度。用蜘蛛絲打合絲線聽用，有口授。

附　痔漏單方

用豬懸蹄甲爲末，陳米湯調二錢，空心服。或用荊芥、防風、朴硝煎湯洗之。次用熊膽、片腦和勻塗之，尤妙。

一方

治痔瘡，穀道中蟲癢不止，以水銀、棗肉各一兩，搗勻撚如棗形薄片，裹納穀道，次日蟲出。

一方

治痔漏疼不可忍，用地骨皮根皮、硝煎湯，薰蒸溫洗，大效。

一方

治痔痛，用田螺一個，挑開，入片腦一分，過一宿，先以冬瓜瓢煮湯洗淨，方取螺中水搽之。

一方

治痔，以鵝膽汁點之，或蔥涎入蜜點之。

1　痔漏：原作“痔癟”。“癟”，字書查無此字。“痔癟”當爲“痔漏”之俗字。

脫　肛

脫肛者，大腸有熱，瀉痢日久，積氣下墜，用力太過，努出大腸者。皆火熱之氣所爲也。雖是火熱，而有氣血虛實之分。氣虛者補氣，血虛者補血，氣血俱虛者加升提之藥。

脫肛主方
半邊蓮、荆芥、細辛、苦參、芒硝、蓮葉，同煎水熏洗，後將鮮蓮葉托上。內服槐角、地榆、赤芍、歸尾、荆芥、連翹、黃連、赤茯、皂刺、升麻之類。

加味四君湯
治氣虛脫肛。
人參　白术　茯苓　黃芪　升麻　枳殼　條芩　川芎　甘草

加味四物湯
治血虛脫肛。
當歸　川芎　白芍　黃連　黃柏　熟地黃　生地黃　枳殼

加味八物湯
治氣血兩虛而脫肛。
當歸　川芎　白芍　地黃　人參　白术　茯苓　黃芩　黃連　升麻　柴胡　甘草

右三方俱等分，剉劑，隨症加減。再用文蛤子爲末托上，一次未收，三五次卽收。此內外兼治之治也。

附　脫肛單方
用屋簷前蜘蛛大者一個，去頭足，烘研爲末，以生桑葉盛之托肛頭上薰半刻，卽進去，神效。

一方

治積痢脱肛，用枳實石上磨令滑，鑽着柄，蜜塗，火炙令暖，更易熨肛，取縮卽止。

一方

治瀉痢脱肛，用槐花爲末，食前米湯調一盞，頻頻服之。

一方

治脱肛不止，取豆腐一塊，微入雄黃末，炙熱蓋之卽愈。

一方

治小兒泄瀉脱肛，以赤石脂、灶心土爲末，敷之。

淋閉 附不禁

淋閉之症，其種有五。或因房勞，陰火動也；或因忿怒，氣火動也；或因醇酒厚味，濕熱火動也。積熱旣久，熱結下焦，所以小便淋閉，欲去不去，不去又來，而痛不可忍。初則熱淋、血淋，久則煎熬水液，渾濁如膏，如沙，如石。以清熱降火之藥，以瀉其下焦之邪熱，熱退則小便自利，《經》所謂"病在下者上取之"。王注曰：熱攻於上，不利於下，熱盛於上，則以辛溫散之，苦以利之。若小便失禁，不覺而出，膀胱有熱，邪火妄動，水不得寧，故不能禁而頻頻來也。年老之人小便多者，膀胱血少，陽火偏妄，補血清熱而已，不治無效。

淋閉主方

當歸　滑石　生地黃　牛膝　赤苓　山梔　枳殼　黃柏　知母　萹蓄　麥門冬去心　木通　甘草減半

右剉一劑，燈草一團，水煎，空心服。○血淋，加蒲黃、茅根汁。○膏淋，加萆薢。○氣淋，加青皮。○勞淋，加人參。○熱淋，加黃連。○肉淋，加連翹。○石淋，加石韋。○尿淋，加車前。○死血淋，加桃仁、牡丹皮、玄胡索、琥珀，去黃柏、知母。○老人氣虛作淋，加人參、黃芪、升麻少許，去黃柏、知母、萹蓄、滑石。

車前子散

治諸淋，小便痛不可忍。

車前子生，五錢　淡竹葉　赤茯苓　荆芥穗　新燈草各二錢

右剉二劑，水煎服。

海金沙散

治小便淋瀝及下焦濕熱，癃閉不通。

海金沙研　木通　滑石　通草　瞿麥穗各五錢　杏仁去皮、尖[1]，麩炒，一兩

右㕮咀。每服一兩，燈心二十莖，水煎服。○如兼小腹痛不可忍，去海金沙、杏仁，加黑牽牛三錢。

茯苓湯

治心腎不足，精神恍惚，小便淋瀝不禁。

赤茯苓　白茯苓

各等分，爲末，水澄過，生地黃同酒搗汁熬膏爲丸，鹽酒下。

雞腸散

治小便不禁，五十已上人是虛寒，少壯人是濕熱。

肉桂一錢半　龍骨煅透紅，一錢半　雞腸一副，去穢，燒枯存性　淮熟地二錢　桑螵蛸益智仁末一錢

右水一鍾半，煎一鍾，空心熱服。

附　淋閉不禁單方

凡遇諸淋急痛，用海金沙七錢、滑石五錢，或爲末。每服二錢，煎木通、門冬、車前草湯，入蜜少許送下。如膀胱有熱，小便不通，用朴硝研爲末，每空心以茴香湯調下二錢。如老年虛弱人，小便不通，須用琥珀爲末，每空心服一錢，以人參、茯苓煎湯送下。如遺尿失禁，用雌雞肶胵一具，并腸洗淨，及猪肺，二味燒灰，爲末，每空心酒調服。

1　去皮、尖：原作“皮尖去”。據上文杏仁炮制法乙正。

白濁 <small>脉驗於尺，結芤動緊</small>

濁者，尿前尿後凝面澄下，如膿相似。此蓋心血虧，相火旺，所以中焦濕熱，淫氣不清，濁氣滲入膀胱，則爲之白濁，譬如井中取水至清，一烹之爲白湯，則澄之有脚，豈非濕熱渾濁者乎。故土燥水濁，土堅水清。治法宜抑火養心，安脾實腎，則水火相交，其流自清矣。

白濁主方

柴胡　黃芩　半夏　牡蠣火煅，童便鹽淬　石蓮子去殼　甘草

右爲末。每酒調，空心服。○如濁七八日或半月日，加酒炒黃柏、知母。○日久小便後遺濁，加牛膝、當歸、白芍、黃柏、鹽水炒萆薢、栀子仁。○骨蒸，加地骨皮。○有寒，加官桂。○腰痛，加蘇木、木瓜、檳榔。○但服此藥，先宜表之。遇春冬，用香蘇散加車錢、升麻、乾葛、木通、瞿麥、麻黃表之；遇夏秋，用茹苓湯，仍加車錢、木通、升麻、瞿麥、乾葛，俱以薑、葱煎，隨量入燒酒和藥服，以醉爲度。俟汗透如流，卽用此主方，服之卽愈。

水火分清飲

治遺精白濁。

茯苓　芡實肉　益智取仁，炒　山藥　土石蓮　萆薢　甘草

右用薑一片同煎服。○尿色赤，加麥門冬、澤瀉、黃芩。○小便頻數多，加烏藥、石菖蒲。

滋腎飲

治白濁初起半月者，極效。

川草薢去皮　麥門冬去心　遠志去心　黃柏酒浸　菟絲子酒炒　五味子酒炒

右各等分，剉作劑，竹葉三個，燈草七根，大黃少許，水煎，空心服。

清火二連飲

治遺精夢泄，赤白濁。

黃連　生地黃酒洗　麥門冬　當歸酒洗，各一錢　茯苓一錢二分　酸棗仁八

分　遠志七分　石蓮肉一錢二分　人參八分,初起不用　甘草半生半炙,五分
右用水煎,空心服或加知、柏、龍骨,牡蠣、萆薢,或再加菟絲子。

血分飲
治濕熱干血分,赤濁之症。
阿膠炒,二錢　豬苓　澤瀉　赤茯苓　滑石各一錢　車前五分
右水煎,空心服。

氣分飲
治濕痰干氣分,白濁之症,形肥味厚者多宜。
陳皮一錢　半夏七分　白茯苓五分　甘草四分　蒼术六分,制　升麻　柴胡
各四分　白术七分
如用升動胃氣藥,覺胸滿作脹,此必素有痰也,加神麯、香附以瀉其滿,兼
用青黛、樗白皮、蛤粉、炒黃柏、炒乾薑、滑石,以神麯糊爲丸,神效除根。

清心蓮子飲
治小便白濁,或有沙漠,夜夢走泄,遺瀝澀痛,或赤或白,上盛下虛,心火
炎上,口苦咽乾,發熱煩燥等症。
麥門冬去心　黃芩蜜炒　黃芪蜜炒　地骨皮　車前子　石蓮肉去心,各一
錢　白茯苓一錢　人參　甘草各五分
右剉劑,水煎,食前服。有熱加柴胡、薄荷。

山藥桂皮湯
治白濁不止,名曰淫精。日久腎虛無力,午後微熱。
山藥炒,七分　桂皮三分　枸杞四分　黃柏五分　知母五分　地骨皮五
分　白芍炒,五分　熟地一錢　甘草五分,炙　當歸一錢
右水一鍾半,薑一片,煎至一鍾,空心溫服,連進十貼全愈。

膚子車前飲
治白濁,玉莖管疼痛,小便黃熱症。

地膚子三分　車前子七分　黃柏炒　知母各八分　生地一錢　瞿麥五分　白芍五分　赤茯苓七分　海金沙炒,五分　木通六分　甘草十分,炙　當歸九分

右水一鍾半,煎至一鍾,空心溫服。

枸杞知母湯

治小便如米湯色,下消不足。

枸杞五分　知母七分　杜仲炒,五分　柴胡五分　白茯七分　升麻三分　香附子童便炒　甘草各三分　當歸一錢　白芍四分　熟地一錢　桂皮三分　黃柏人乳炙,三分

右水一鍾半,薑一片,燈心三十條,煎一鍾,早服。

淡竹葉湯

治五淋白濁通用。

車前子　淡竹葉　荊芥穗　赤茯苓　燈心各二錢

右水二鍾,煎一鍾,空心溫服。

分清飲

治白濁小便後多。

益智酒浸一宿　石菖蒲童便浸　赤茯苓　烏藥　萆薢各一錢　甘草四分

右共爲末。每服二錢,空心鹽湯調下。

芡實丸

治思慮傷心,疲勞傷腎,心腎不交,精元不固,面無顏色,驚悸健忘,夜夢不寧,小便赤澀,遺精白濁,足脛酸疼,耳聾目昏,口乾脚弱者。

芡實肉二兩　蓮鬚　茯神去木　五味子　肉蓯蓉　熟地黃各一兩　龍骨火煅,研　韭子各五錢　枸杞子一兩　石棗肉二兩　紫石英火煅,研,五錢　牛膝肉二兩

右爲末,酒煮山藥糊丸如梧桐子大。每七十,淡鹽湯下。

十味附子湯

治假陰虛,白濁不固。

當歸　柏子仁　黃柏鹽水炒　厚朴　知母鹽水炒，各一錢　麥門冬炒，二錢　熟地一錢　乾山藥一錢　茯神豬心血炒　熟附子三片

右水二鍾，棗一枚，燈心五十根，煎一鍾，空心服。

濁症單方

用茅珠根，研生酒一碗服。如濁症，小便數且痛，自覺陰頭氣墜如腫，陳屋茅煎水，入枯礬少許，先熏後洗。如漏精白濁，小便數多，白苓、山藥、礬水，水煮過，等分爲末。每飲調二三錢服。○若初發白濁，小便疼痛，用牛刮浪根，取皮一兩，海金沙五錢，共爲細末，每無灰酒空心送下一錢。

夜 夢 遺 精

人身之精氣，靜則安位，動則妄行。何以言之？左腎所藏者精也，真水也；右腎所藏者氣也，相火也。人心愛欲之甚，動其相火，所以夜夢婦女而遺精。遺之日久，氣血俱虛，身體瘦弱，虛火益甚，所以滑精，出而不覺。心火一動，相火翕然而動，所以激搏真水而疏泄也。切不可概用燥熱澀精之藥，以火濟火，只宜詳其證而施治之。

夢遺主方

當歸　川芎　黃柏　知母各酒浸　白术各八分　熟地黃一錢　白芍一錢　甘草六分

右剉劑，水煎服。○如因房欲損傷精血而夢遺，脉見浮澀者，加小草、茱萸肉、淮山藥、蓮鬚各八分、枸杞子一錢。○若因思想而夢遺，脉見沉澀，加遠志、蓮肉、棗仁、茯神各六分。○若因厚味而精滑，脉見滑而有力者，加酒炒黃連、蛤粉、神麯各八分、蒼术泔炒，六分、升麻二分。仍須斷酒厚味。○若因虛損身發潮熱，夜多夢遺者，加人參、茯苓、麥門冬、前胡、五味、龜板、地骨皮、銀柴胡。

治遺精方

覆盆子一兩五錢，去梗　石蓮子一兩五錢　白龍骨五錢，煉存性　菟絲子二

兩，酒浸三宿，煮菟絲子乾爲度　　芡實二兩，去殼　　沙菀蒺藜三兩，如茄子相似微炒黑色　　白蓮鬚一兩五錢

右用金櫻糖爲丸梧桐子大。每服一百丸，鹽湯送下。

固精丸

治夢遺。

川黃柏一斤，要選肉厚皮薄者，去皮，劈成條子，將水酒浸稍透，取起，咀成片。用牡蠣半斤，要青色不枯者，火燒一紅，取起爲細末。與黃柏各均，作四次，柔火炒茶褐色，不可焦，篩去牡蠣，獨用黃柏爲末，煉蜜爲丸如梧桐子大。要丸得大而圓，取其易下，不停胃中。空心用鹽滾水服下三錢。服後手摩胸膈，徐行一二百步，卽食水煮飯壓之，使墜下速入腎經，免停滯也。服時切忌房室，譬猶築壩未固，水卽衝之，壩豈能成。更宜戒暴怒，少勞頓，忌食椒蒜辛熱之物。如藥未服之，先自覺精欲泄，必待其泄去方可服藥。不然谷道作痛，蓋精已離舍，服藥中道而止，故此作痛。數日内，其火降下，小便反黃；數日後，小便卽清，是其驗矣。如心有妄想不寧，則用朱砂爲衣，如無不必用也。

治精滑夢洩方

人參去蘆　　沙菀蒺藜炒　　甘州枸杞子去蒂　　遠志去心　　天元一氣已上各一兩　　芡實去殼，一兩　　山萸肉二兩

制天元一氣法

取頭生男河車一具，米泔水浸洗極淨；用大脚魚一個，煮死，去其内肉，以河車入之，四圍厚紙封固，微火烘乾。外魚烹食，取内河車入藥蜜丸梧桐子大。子丑時，滾湯下一百丸。

豬肚丸

治夢遺減食面白。此方久服，身肥食進，而夢遺自止。

苦參三兩　　白术五兩　　牡蠣煅，四兩

爲末，用雄豬肚一具，洗淨，砂鍋煮爛，石臼搗，和藥，乾則入汁，丸小豆

大。每四十九丸，米湯送下，日三服。

心腎丸

治水火不能濟，心下怔忡，夜多盜汗，便赤遺精者。

牛膝肉酒洗　熟地黃忌鐵　菟絲子酒蒸　白茯神去木　淮山藥　當歸各二兩　肉蓯蓉　肥遠志去心　五味子　鹿茸去毛，酥炙　黃芪蜜炙　人參各一兩　龍骨煅，五錢

右爲末，淡鹽湯，另以山藥末糊丸梧桐子大。每七十，空心淡鹽湯下，卽止。

金櫻煎丸

治夢遺精滑及小便後遺瀝，或赤白濁。

芡實粉四兩　白蓮花鬚未開者佳，二兩　白茯苓二兩，去皮　龍骨煅，五錢　秋石真者，一兩

右藥爲末聽用。外采經霜後金櫻子，不拘多少，去子并刺，石臼內搗爛，入砂鍋內用水煎，不得斷火，煎約水耗半，取出澄濾過，仍煎似稀餳，和藥末爲丸如梧桐子大。每服七八十丸，空心鹽湯下。餘膏每用一匙，空心熱酒調服。其功不可具述。

菟絲子丸

治夢遺精滑，腰腎不足，疼痛。

菟絲子五兩　山藥　蓮肉三兩　白茯苓二兩五錢

一方加五味子一兩。右爲細末，酒糊丸如梧桐子大。每服二錢，白湯空心下。

金鎖匙丹

治男婦精滑，遺泄不止，夢與鬼交，久瀉久痢，并皆治之。

茯苓　茯神各二錢　遠志　龍骨各一錢　左顧牡蠣煅，四錢

右爲末，醋糊爲丸如梧桐子大。每服五十丸，空心鹽湯下。○脾胃虛弱，胸膈痞滿，加人參、白术、枳實、陳皮。○如氣虛下陷，加升麻、柴胡、黃芪、

人參。○口乾煩渴，加麥門冬、五味子。○血少脉數，加當歸。○心神恍惚，加朱砂爲衣。○小腹痛，加益智仁、小茴香。○早晨瀉多，加肉豆蔻、木香。○腰腿酸，加杜仲、牛膝、枸杞。○虛脱遲效，加芡實粉，金櫻膏爲丸。

九龍保真湯

治玉門不禁，脱陽漏精。

金櫻子皮　石蓮肉　蓮花鬚　枸杞子　當歸　芡實粉　淮熟地黃　白茯苓各一兩　龍骨五錢

右爲細末，煨蜜爲丸。每空心鹽湯送下。○如服此不愈，再用芡實肉四兩、人參一兩、白苓四兩、蓮肉去皮、心二斤、糯米一升炒赤，每朝米飲調服。

滋陰百補固精治病膏

先用香油一斤四兩，入蒼耳草一兩，熬數滾，再下

谷精草五錢　天門冬　麥門冬　蛇床子　遠志去心　菟絲子　生地黃　熟地黃　肉豆蔻　虎骨　續斷　鹿茸　紫稍花各一兩　熬得藥黑色，又下

木鱉子去殼　肉蓯蓉　大附子　官桂各六分

少熬，待藥俱焦黑枯，濾去藥，將油又熬滾，方下黃丹八兩、柏油二兩，用槐條不住手攪，滴水成珠，方將後藥爲細末，投入

硫黃　赤石脂煅過　龍骨煅　木香各二錢　陽起石四錢　乳香　没藥　丁香　沉香各四錢　麝香一錢

下盡攪均，又下黃蠟六錢，傾在罐內，封固好，井水中浸七日，每個膏藥用紅緞[1]一方、藥三錢，貼在臍上。再用二個貼在兩腰眼，只用一錢一個貼。男子精冷寒，陽不舉，夢泄遺精，小腸疝氣等，貼在丹田臍下。女人血崩，赤白帶下，經水不調，臟寒，貼臍上下。

附　夢遺單方

凡夜夢鬼交，精洩，巴戟天一味煎服。如虛滑遺精，白茯苓二兩、砂仁五錢爲末，入鹽二錢，精羊肉批開，摻藥炙食，以酒送下。

---

1 緞：原作"叚"。此爲"段"之訛，而此處"段"同"緞"，據改。

眩運 <small>脉宜浮緊數</small>

眩運者，目花黑而頭旋也。丹溪謂痰在上，火在下，火炎上而動其痰也。《經》曰：諸風掉眩皆屬肝木。蓋木中有火，得風則焰；火中有痰，得風則運。所以旋轉也。治宜消痰退熱，熱退則運自正，痰消則頭自清矣。

眩運主方

陳皮　白茯苓　半夏湯泡　黃芩酒炒　黃連酒炒　白术　天麻各一錢　蒼术泔炒，八分　羌活三分　川芎六分　甘草五分

左手脉數，熱多者，倍黃連，加山栀仁酒炒，八分。○脉芤澀，有死血，加桃仁去皮、尖，杵，一錢、紅花少許。○右手脉實，有痰積，加南星湯泡，八分、香附鹽水炒，八分。○挾風，去蒼术、芩、連，加防風、荆芥、秦芃、白附子各八分。○挾寒，去芩、連、二术，加乾薑、肉桂、附子各八分。○因七情，去芩、連、蒼术，加丁香、砂仁各六分。○如停水心悸，加猪苓、澤瀉、肉桂。○如久病之人氣血虛而脉大者，痰濁不降，倍白术，加枳實炒，六分。○去血過多而眩運者，去芩、連、蒼术、羌活，加大麥芽炒，杵，一錢、枳實炒，一錢、倍白术。○傷飲食作運者，去芩、連，加山查肉一錢半、大麥芽炒，杵，一錢、枳殼炒，八分、砂仁八分。○如胸中宿痰，眼暈手麻，髮脱，健忘眩暈者，用此主方探吐之，吐後再服清上辛涼之劑。

清陽除眩湯

治因虛，痰火炎上而眩運者。

旋覆花八分　半夏制　陳皮　白术　白茯苓各一錢　檳榔八分　人參六分　甘草四分

右用薑三片，水煎，食遠服。

加味四君湯

治肥白人頭眩暈，氣虛濕痰。

人參　白术　茯苓　天麻　半夏　陳皮　白芷　黃芪蜜炒　桔梗　當歸　川芎　甘草

右剉劑，薑、棗煎服。痰盛而挾氣虛者，去白芷、桔梗、當歸，少加炮附子煎，入竹瀝、薑汁服。

加味四物湯

治瘦人頭眩運，血虛有痰火。

當歸 川芎 白芍 地黃 陳皮 片芩 天麻 茯苓 山梔 人參 甘草

右剉劑，薑煎，少入竹瀝、童便同服。

獨活散

消風化痰，治頭目眩暈。

細辛去葉 防風去蘆 藁本去土 旋覆花 蔓荆子 川芎 獨活各一兩 石膏研 甘草炙,各五錢

右爲末，水一鍾，薑三片，每服二錢，煎至六分，食後熱服。

芎术湯

治冒雨中濕，眩運嘔逆，頭重不食。

川芎 白术 半夏各一兩 甘草炙,五錢

右剉劑，每服四錢，姜一片，水一鍾，煎半鍾，溫服。

黑神丹

治男子婦人頭目眩暈，暗風不時舉發，并頭疼皆效。

廣木香三錢 没藥煅 沉香 乳香煅 藿香酒洗曬乾,各三錢 川椒去子,五錢 白檀香二錢 白茯苓五錢 人參一兩,去蘆 麻黃五錢,去節 大黃五錢,酒蒸透 防風一兩 生地黃一兩 熟地黃一兩 金釵石斛一兩 青皮五錢,去穰 陳皮五錢 天麻一兩,酒浸 全蝎三錢,酒洗,去尾,焙乾 甘草二錢,炙

右共爲末，煉蜜爲丸如彈子大。每服一丸，不拘時，茶、酒任下。

清頭鉤藤散

治肝厥頭運。

鉤藤　陳皮　半夏　麥門冬　茯苓　茯神　人參　防風　甘菊各五錢　石膏一兩

右爲粗末。每服四錢，加薑三片，水盞半煎服。

附　眩運單方

凡遇風痰上攻眩運者，用白芷一味爲末，食後沸湯調服。如眩運不可當者，以酒炒大黃爲末，茶湯調服。

一方

治頭旋眼眩，用乾薑爲末，每服五分，熱酒調下，立效。

一方

急救痰暈，用薑汁半小酒盞，好真糖一二匙，服時入鹽少許，再入白滾水，共一處化下。

頭痛 脉宜弦浮而滑，忌短澀

頭爲諸陽之首，貴乎清靜，不可有邪氣以薰蒸之，況人有内火鬱熱、陽氣上攻，毛孔常疏，風寒易入，外寒内熱，閉逆而爲痛。有痰火上攻而作痛者，有血虛而作痛者，有感風寒而作痛者。痛之甚者，火多也。宜降火清金爲主，則火消而痛自止也。

頭痛主方

陳皮　半夏　川芎　白苓　白芷

右剉劑，薑煎，飯後熱服。○太陽頭痛，惡風寒，脉浮緊，加羌活、麻黃或十神湯主之。○少陽頭痛，往來寒熱，脉弦細，加柴胡、黃芩。○陽明頭痛，自汗，發熱惡寒，脉浮緩長實，加升麻、乾葛、石膏。○太陰頭痛，體重有痰，或腹痛，脉沉緩，加南星、蒼术。○少陰頭痛，寒厥，脉沉細，加附子、細辛。○厥陰頭痛，吐沫厥冷，脉浮緩，加吳萸，或吳茱萸湯。○偏頭風在左，加當歸、白芍、羌活、荊芥、防風、芩、連。○偏頭風在右，加酒炒芩、連、蔓荊子。○左右頭俱痛，治宜調中益氣湯。○肥人頭痛，加蒼术、南星、羌活。○若體虛肥人，加細辛、白芍、羌活、桔梗、人參、荊芥、白术。○瘦人頭痛，加當歸、芍藥、酒炒芩、柏、天麻、蔓荆，或加當歸、生地、細辛、羌活、酒芩、桔梗。○巔頂痛，加藁本、升麻、防風。○頭頂項背俱痛，加羌活、吳萸。○眉棱骨痛，去川芎，加羌活、酒芩、甘草。○患傷寒頭痛，似瘧，加柴胡、黃芩、人參、草果、紫蘇、青皮。

清火止痛飲
治諸般頭痛。

片黃芩酒浸炒，一錢半　蒼术　防風　白芷　羌活各一錢　細辛六分

右用姜三片，水煎，食略遠服。○左痛屬風與血虛，加川芎、當歸各一錢半、荆芥、薄荷各八分。○右痛屬痰，加半夏一錢半、茯苓、陳皮各一錢、甘草生三分。○瘦人多兼熱，倍用酒芩，少佐石膏。肥人多是濕痰，加川芎、半夏各一錢，倍蒼术。○痰厥頭痛，非半夏不能除。頭旋眼黑，風虛內作，非天麻不能除，并宜倍用。

當歸補血湯
治頭痛偏左。

當歸　白芍　川芎　荆芥　藁本　柴胡　防風　香附　蔓荆　甘草

黃芪益氣湯
治頭痛偏右。

川芎　當歸　人參　藁本　白术　陳皮　半夏　升麻　黃柏　細辛　甘草

調中益氣湯
治左右頭俱痛。

人參　當歸　黃芪　黃柏　柴胡　川芎　蒼术　陳皮　細辛　蔓荆　升麻　甘草

半夏白术天麻湯
治痰厥頭痛，眼黑頭旋，惡心煩悶，氣促上喘，心神顛倒，目不敢開，如在風雲中，及頭痛如破，身重如山，四肢厥冷，不得安臥。

黃柏酒洗，一分　乾薑三分　澤瀉　茯苓　天麻　黃芪　人參各五分　神麴

一錢　白术一錢　蒼术五分　半夏　麥蘗麵　陳皮各一錢五分

右剉劑，每服五錢，水煎，食前熱服而愈。

清空膏

治偏正頭痛，年深不愈，及濕熱上壅，損目及腦，痛不止者，惟血虛頭痛者不治。

川芎五錢　柴胡五錢　黃連炒　防風　羌活　甘草炙，各一兩　條芩三兩，一半酒制，一半炒

右爲細末，每服二錢，熱盞入茶少許，湯調如膏，臨臥抹口內，少用白滾湯下。○如若頭痛，加細辛二分。○如痰厥頭痛，去羌、防、芎、草，加半夏一兩半。○如偏正頭痛，服之不愈，減羌、防、芎，加柴胡一倍。○頂巔痛，加藁本，去川芎。

芎芷散

治遠年近日偏正頭風痛，諸藥不效，收功如神。

白芷　川芎各三錢

右共爲細末，黃牛腦子一個，擦藥末，瓷器內加酒頓[1]熟[2]，乘熱和酒食之，儘量一醉，睡後酒醒，其疾如失。

吹鼻散

治偏正頭風，以此藥鼻中吹之，火眼亦可。

火硝四兩　黃丹五兩　石膏五兩　沒藥　乳香　天麻各二錢　藜蘆　細辛　雄黃各三分　川芎三錢　皂角　甘草　麥門冬　天門冬各六錢

右爲末。吹時，須令病人含水一口。

順氣和中湯

治氣虛頭痛。

黃芪一錢二分，蜜炙　人參一錢　白术五分　陳皮三分　當歸五分　白芍五

1　頓：通“燉”。元代關漢卿《金線池》第一折：“這紙湯瓶兒再不向紅爐頓。”
2　熟：原作“熱”。據明代龔廷賢編、王肯堂訂補《古今醫鑒》卷之九《頭痛》“芎芷散”改。

分　甘草三分　升麻　蔓荆子　柴胡　細辛各二分

右水二鍾,煎一鍾,溫服。○其一切新久偏正頭疼,風毒上攻,眩運心煩,項背拘急,面上若蟲行瘙癢,俱宜風門龍蛇換骨丹,服之如神。

石膏散
治熱燥上、中二焦,實火頭痛。

石膏五錢　川芎五錢　生大黃　熟大黃各三錢

右水二鍾,竹葉三十,燈心三十,煎一鍾,食後服。

防風散
治偏正頭風,一切諸風,一通治之如神。

膽南星一兩　薑蠶直者,四枚　川烏去皮、尖,火炮,一兩　防風一兩

右四味共爲細末,每服一錢半,米飲下。

治頭風痛
細辛　川芎　石膏　皂角末各五分　雄黃七分　焰硝七分

右共爲末,口中含水,右邊疼吹右鼻,左邊疼吹左鼻,效驗如神。

治偏正頭風
當歸三錢,酒洗　川芎三錢　人參七分　藁本三錢　黃芪三錢,蜜炙　甘草五分　山梔仁二錢　枸杞甘州者,三錢　龍膽草三錢,酒洗　柴胡五分　黃芩一錢五分　升麻八分　枳實一錢五分　生地三錢,酒洗　薄荷一錢　甘菊一錢　防風五分

右十七味,用水五鍾煮,酒一鍾,煎二鍾半,飽服。第二次,水二鍾半,酒不用,煎一鍾半。第三次,水二鍾煎一鍾,俱飽服,只吃一劑全好。

一粒金搐鼻方
治偏正頭風。

蓽撥不拘多少,細研,用公豬膽汁拌勻,再入膽内懸陰乾　玄胡　藁本　白芷　川芎各等分

右爲末,入制蓽撥末,用無根水丸。每用一粒,以長流水化開,搐鼻,以銅

錢二三文口咬定，出涎爲度。

選奇方

治眉棱骨痛不可忍，大效。

羌活　防風　甘草夏生冬灸，各三錢　酒芩一錢，冬月不用，有熱者用之

右每服三錢，水煎，食遠服。

通氣防風散

治肩背痛不可回顧，脊痛項強，腰似折，項似拔也，是太陽經氣鬱不通行也，以本經藥散之。

羌活　獨活各一錢　藁本　防風　甘草各五分　蔓荆子三錢　川芎三錢

右剉片，水煎，半空通口服。

都梁丸

治風攻項背，頭目昏眩，以及腦痛，婦人胎前產後頭風、頭痛并宜。

香白芷揀白色大塊者，洗淨曬乾

右爲末，煉蜜和丸如彈子大。每服一丸，食後荆芥湯點茶細嚼下。

附　頭痛單方

凡頭風經年不愈者，灸顖會、百會、前頂、上星等穴卽瘥，或用蘄艾燒熏之亦妙。如雷頭風，發悶憒憒，用羊屎搗爛，篩過爲末，酒調熱服，神效。

一方

治諸風上攻頭目，痛如斧劈者，用川烏爲末，燒煙熏碗內，以熱茶刺煙服，神效。

一方

治頭風痛，百藥不效，取水銀置手心中，用口水研死，擦頭痛處，仍用青衣大襟接水銀落下者，仍如前死之，擦上最效。

一方

治偏頭痛，生蘿蔔汁一小鍾，仰臥注之鼻，左痛注左，右痛注右，左右痛俱注。

一方

治八般頭風，用魚鰾膠燒灰，每服三錢，臨睡葱酒下。

一方

治頭風極驗，用附子一枚，生，去皮臍，以綠豆一合同入銚子内煮，豆熟爲度，去附子，服豆，卽時立愈。每個附子，可煮五服，後爲末，服之。

一方

治腦頂空痛，用馬牙硝研細，和酥油爲餅，安鼻上，卽愈。

一方

治頭痛連睛，用石膏、鼠粘子炒爲末，或茶或酒下。

眼　　目

眼目爲五臟之精華，雖有五輪八廓之不同，皆宗脉之所聚，其白仁屬肺金，肉輪屬脾土，赤脉屬心火，黑水神光屬腎水，兼屬肝木。目不因火則不痛，何以言之？白仁變赤，火乘肺也；肉輪赤時，火乘脾也；黑水神光被翳，火乘肝與腎也；赤脉貫目，火自甚也。故曰，善醫目者，一句可了，治火而已。年少之人，水在上，火在下，其目則明。年老之人，火在上，水不足，其目則昏。暴赤者，散其風熱。花暗者，補其腎水。至於攀睛瘀胬[1]，翳膜赤爛，彌年不愈，失其調理，過服辛熱之藥，點其冰片之劑，外用乾薑點目，則血散而熱退，自愈矣。若徒一時快樂，悔之何及。

眼疾主方

當歸　川芎　黄芩　生地　赤芍　白芍　栀仁　薄荷　黄連　蔓荆各八分　柴胡　菊花各七分

右剉劑，燈心七根，蓮子五個，同煎服。○如腎經有火，加知母、黄柏。○如有翳膜，加木賊、白蒺藜。○退赤，加大黄。○除昏，加夜明砂，水洗去土，五分。○止淚，加蒼术、木賊、香附。○止痛，加防風、白芷。

---

1 胬：原作“努”。據文義改。

四物三黃湯

治目赤暴發，雲翳赤腫，痛不可忍。

當歸　川芎　芍藥　生地黃各一錢　羌活　防風　黃芩各八分　黃連　膽草　甘菊花各八分　玄參　薄荷各五分

右用水一鍾半，煎八分，食後通口服。

石膏羌活散

治久患兩目不見光明，遠年近日內外氣障，風熱上攻，昏暗，拳毛倒睫，一切眼疾，并宜服之。

羌活治腦熱頭風　密蒙花治羞明怕日　木賊退翳障　白芷清利頭目　甘菊花明目去風　麻子起拳毛　細辛起倒睫　川芎治頭風　蒼术行氣開鬱　石膏去胃熱　甘草和諸藥　荊芥治目中生瘡　片黃芩退肺火　藁本治偏正頭風，各等分

右爲末。每服一錢至二錢，食後臨臥用蜜水一盞調下，或清茶亦可，日進三服。十日漸明，二十日大驗。此方治數十人俱效。後人加當歸、枸杞子、栀子仁、連翹、柴胡、薄荷、防風、桔梗、天麻各等分，爲小丸服，亦效。

防風清熱飲

治肥人眼痛，乃是風熱。

防風　羌活　荊芥　酒芩

右水煎服。

養血清熱湯

治瘦人眼痛，乃是血少兼熱。

當歸　玄參　川芎　菊花　防風　荊芥　酒生地

右水煎服。久昏暗者，亦以當歸、熟地黃爲君，防風、甘菊花之類佐之。

萬選方

治眼生翳障。

牛蒡子　蔓荊子　蒺藜　石膏　栀子　歸尾　石決明　木賊草　黃柏皮　赤芍　細辛　前胡　莪术　荊芥穗　甘草

初服用大黃，痛加羌活，或加些雄黃。右爲末散，煎服。

祛風清火飲

治風火眼，及暴赤昏翳等證。

蔓荊子　白蒺藜　連翹　黃連　防風　川芎　甘菊花　龍膽草　車前草　蟬退　黃芩　甘草　木賊

右剉一劑，加生薑三片，蔥一莖，水煎服。首帖加大黃二三片，外用赤芍、荊芥穗、當歸梢、川黃連各等分，剉細入碗內，以滾水泡，仍將一碗合上，毋令泄氣，俟溫熱洗眼。

金花明目丸

治火炎上，目先眵而漸紅腫痛，服洗心洗肝、發散清浮之劑不效者。

川黃連酒炒　黃芩酒炒　山梔子連殼搗炒　白菊花　川黃檗鹽水炒褐色

右等分，爲末，清水滴丸綠豆大。食遠百沸湯吞百丸，甚者日二服。

還睛妙丸

治色眼及虛眼。

楮實子二兩　覆盆子一兩　枸杞子一兩　防風五錢　荊芥五錢　川芎一兩　當歸一兩　淨連翹五錢　車前子五錢　密蒙花二兩　白蒺藜一兩，炒　生地黃　熟地黃　人參　甘草　青鹽各五錢　木通　白芷　山藥各一兩

右爲細末，煉蜜爲丸如梧桐子大。每服六十丸，家菊煎湯，半空心下。

地芝丸

治不能遠視，反能近視，此除火風熱。

生地黃　天門冬各四兩　枳殼炒　甘菊花各二兩

右爲末，煉蜜爲丸，酒、茶任下。

定志丸

治不能近視，反能遠視。

人參　遠志甘草水泡，去骨　白茯神去木，各一兩　石菖蒲二兩

右爲細末，煉蜜爲丸，朱砂爲衣。每服二十丸，臨臥白湯下。

明目益腎還睛丸

治人中年之後，眼目昏花，腎水不足滋溉者。

當歸身四兩,酒洗　天門冬去心　麥門冬去心　生地黃酒洗　百部酒洗　山藥炒　川杜仲酒炒　川牛膝酒洗　甘菊花各二兩　陳皮二兩,洗　川黃柏四兩,用鹽炒　白芍藥一兩,醋炒　知母八兩,鹽湯炒　黃芪三兩,酒炒

右爲末，煉蜜丸如梧桐子大。早晚白湯吞百丸。

加味羊肝丸

治一切目疾，翳膜、內外障。

白乳羊肝一具,以竹刀割開,去膜蒸熟,搗如泥　黃連一兩　甘菊花　防風去蘆　薄荷去梗　羌活　當歸　荊芥去梗淨　生地黃各五錢　川芎三錢

右爲末，羊肝泥和爲丸，不就加少酒糊丸如梧桐子大。每服六七十丸，食後漿水下，臨臥茶清下，減半。

育神夜光丸

明目，去翳障，神效。

菟絲子酒洗去土,再以酒浸經宿,煮爛搗成餅,曬乾聽用　牛膝去蘆,酒洗,懷慶者佳　甘菊花去梗葉　懷熟地黃酒洗,同生地黃煮爛,二味同入石臼內搗如泥　懷生地黃酒洗　當歸酒浸洗,全用,烘乾　遠志以甘草水煮,去心　甘州枸杞子去梗　地骨皮去木,洗淨

右除地黃外，共爲末，以地黃膏和勻，煉蜜爲丸如梧桐子大。每服六十丸，空心鹽湯、食後溫酒、臨臥茶清送下。

明目紫金膏

點時熱火眼、氣眼，如神。

黃連　黃芩　黃檗　山梔子　野菊花　蔓荊子　玄參　連翹　防風　薄荷葉　六月雪　九里明　荊芥　大黃　芒硝　羊膽一個　草決明　當歸尾　生地黃　豬膽二個　熊膽五錢　穀精草　天門冬　女貞實　扁柏枝　甘

草梢　白硼砂一兩　青魚膽二個　冰片一錢

右除膽、硼在外，咀藥二十四味，用大鍋井花水一斗，煮一炷香，以淨瓷器盆盛湯，渣再入熱水又煎一炷香，傾湯於一處，再入熱水煎，共四次，其渣無味去之。用前湯煎熬過三分之二，以密絹濾淨，再用淨砂鍋熬成膏，方入膽汁熬和如飴，用小瓷器罐分收之，或卽以硼砂和勻亦可，或臨用加硼、片亦可。熱火眼、氣眼，井水調點三五次，應手而愈。

撥雲膏

點風熱翳障，赤腫癢爛等眼。

上等黃丹用水飛過九次以去鹹味，定下粗滓，只取浮於上面者，烘乾，三錢　膽礬一分　硼砂五分　制熟爐甘石煎黃連汁湯研而飛過，三錢　乳香　沒藥二味各三分，銅器內炒去油，研　冰片　麝香各五分　海螵蛸二分，滾湯煮淡，去外皮

右藥皆研極細，口內試嚼，以無砂爲妙，用上好蜂蜜沸湯中陰煉，滴水成珠，入藥和勻，瓷罐盛之，不時點用。

八寶膏

點諸般翳障虛熱之眼。

硼砂二錢，石制　珍珠二分，匙制　乳香二分半　血竭　辰砂各一分　琥珀鹽葉制，一分　麝香半分　螵蛸　沒藥各二分　甘石三黃湯煅過，水飛，二錢　玄明粉二錢　雄黃半分

右共爲極細末，聽用。

三花散

專治男婦熱眼紅腫如桃，不能開者，神效。

玄明粉五錢　牙硝一錢　雄黃五釐　冰片五釐　麝香三釐

右爲細末，收貯聽用。或用大硼砂一錢、冰片一分爲末，點入目，至冷如水矣，自不疼痛。

洗眼方

去熱明目。

當歸　黃芩　黃連各一錢　銅綠　皮硝　白礬各七分

右藥以絹袋盛，煎湯洗目。

掃雲湯

專治男婦眼目迎風流淚者，神效。

銅青半分，末　白礬稱過一分，末　燈草一分　銅錢一個

將井花水和蒸幾次，將水蘸洗數次，神效。

光明子

專治男婦諸般風熱，眼目疼痛，爛弦瘙癢者，神效。

五倍子一錢，生　雄黃三分　銅綠　膽礬　牙硝各三分

右爲極細末，麵糊爲丸，不拘大小，氣合於定入眼，俟磨一二次，其風蟲卽死，其癢卽止，神效。

二龍奪珠散

專治男、婦、小兒眼生白翳遮睛，此因痰積，吹之神效。

苦丁香四枚，卽瓜蒂　朱砂三分　狸射[1]五分　片腦五釐　輕粉三釐

右爲細末，右有吹左，左有吹右，吹入鼻中，不過五七次卽去，神效。

附　眼疾單方

凡遇火眼，用川黃連五分、白礬末一分半，用生薑一大塊，中挖一孔，藏連及礬於內，合着，將紙包，水濕煨過，取出黃連置小杯內，用生地黃汁同蒸，濾過，點眼立效。如雲翳障膜，只用白礬將上好米醋煮過，爲極細末，久點自除。如眼昏暗，用真桑白皮燒灰，淋瀝澄清，一月洗二三次，必明。

一方

治火眼及眼昏，用王瓜去穰，以皮硝裝入內，醃一宿，待其硝吐出，點洗，眼目極明。

---

1 狸射："射"乃"麝"之俗寫。"狸"卽《本草图经》所云"香狸"，为灵猫科动物。其香腺囊气香如麝，卽本书所称"狸射（麝）"。

一方

治火眼，取艾燒令烟起，以碗蓋之，候烟上碗成煤，拭下，用溫水調化，洗之卽愈。更入黃連甚妙。

一方

治暴赤眼痛，以枸杞子汁點之，立效。

一方

治眼睛無故突出一二寸者，以新汲水灌潰睛中，數易水，睛自入。

一方

治眼眩赤爛，用杏仁一粒，去皮尖，研如泥；銅綠如綠豆大一塊，爲末，入乳調勻，重湯煮之，擦。忌發物。

一方

治諸物落眼中不出，取好墨，清水研，以銅箸點之，卽出。或吹皂角末取嚏，亦妙。

一方

治雀目，用鯉魚膽及腦敷之，燥痛卽明。

一方

治眼翳，用蜂房、細辛等分，濃煎含之卽愈。

一方

治天絲入眼，以乳汁點之卽妙。

一方

治冷淚，用五倍子，打碎洗淨，焙乾，爲極細末，點水出處，除根。

耳聾耳鳴

耳聾者，多屬於火也。有忿怒過甚而動少陽膽火，從左耳聾也；有色欲過度而動膀胱相火，從右耳聾也；有飲醇酒厚味過度，而動陽明胃火，從左右俱聾也。又有耳鳴者，或如擂鼓，或如蟬鳴，人皆以爲腎虛。殊不知痰火上攻，充於耳中，鼓其聽戶，隨其熱之微甚而作聲也。火微則鳴微，火甚則閉塞。必審其平昔，素有痰火，而以清熱降火之藥治之；若是腎虛而鳴者，其鳴不甚，其人必多欲，當見勞怯等症，須詳辨之。

聾鳴主方

木通去皮　麥門冬去心　茯苓　前胡　黃芩酒炒　川芎　菊花各八分　甘草　生地黃各一錢　赤芍七分　升麻六分

腎虛鳴者，其鳴不甚，加川歸、玄參、枸杞子各八分、黃柏、知母各酒炒，六分。○大病後聾者，餘熱未盡，因虛而聾也，加玄參八分、連翹、川歸、黃柏酒炒、知母酒炒，各六分。○痰因火動者，加貝母去心一錢、天花粉八分、青黛六分。○耳痛及出膿汁者，加石膏一錢、天花粉一錢、防風六分。○因鬱而聾者，通聖散內大黃酒煨，再用酒炒，三次後，入諸藥，通用酒炒。○因酒過耳鳴者，亦用大劑通聖散加枳殼、柴胡、大黃、甘草、南星、桔梗、青皮、荊芥。○因肺火盛，腎氣虛而鳴者，用四物湯四錢、黃柏三錢，童便煎，空心服。

加味涼膈散

治耳濕痛腫。

大黃酒炒　黃芩酒浸　防風　荊芥　羌活　朴硝各二兩　連翹四兩　甘草二兩　梔仁　薄荷各一兩

右爲末，加竹葉些小，水煎服。○如體薄下者，去大黃、芒硝，加白芷、桔梗、柴胡、枳殼、赤芍、川芎、當歸。

蔓荊子散

治上熱，耳出膿汁。

蔓荊子　赤芍藥　升麻　赤苓　甘草炙　菊花　桑白皮　生地黃　前胡　木通

右每判三錢，加薑、棗煎服。

龍膽湯

治因忿怒太甚，動膽火，左耳聾者。

龍膽　乾薑　木香　膽星　陳皮　梔子　黃連　黃芩　香附　當歸　青黛

滋陰湯

治因色欲過多，動相火，右耳聾者。

地黄　茯苓　山藥　澤瀉　知母　黄柏　川芎　當歸　白芍　遠志　菖蒲　丹皮　山茱萸

犀角飲子

治因風熱上壅，兩耳聾閉，外内疼痛，膿水流出。

石菖蒲　犀角　玄參　木通　赤芍　粉草　赤小豆各等分　甘菊等分

薑煎服。○如左甚，加蔓荆、生地；右甚，加桑皮、麥門冬。

治腎虛耳聾訣

用花椒一斤，同葶藶四兩、艾一兩裝枕，晝夜枕之，極妙。内服**通腎丸**。

木香　川椒去子,炒去汗　巴戟去心　川芎　杜仲麸炒去絲,各三錢　當歸五錢　乳香煅,五錢

○共爲末，酒糊爲丸如綠豆大。每服二十丸，空心溫酒送下。一料藥完見效。

上清散

治氣虛耳中風響。

當歸一錢　白芍四分　甘草二分　熟地一錢　麥門冬去心,一錢　黃柏八分　知母七分　香附三分　陳皮四分　白茯六分

右水一鍾[1]，煎一鍾，溫服。

蓯蓉丸

治因房勞過度，耳聾耳鳴者。

菟絲子　肉蓯蓉　鹿茸　全蝎　羌活　石菖蒲　大附子　石龍芮[2]　山茱萸　石斛　磁石　射干　麝香一字

右煉蜜爲丸，空心酒下。

---

1 水一鍾：煎前、煎後水量相同，或有誤。

2 芮：原作"芮"，誤。《證類本草》卷八、《本草綱目》卷十七均作"石龍芮"，據改。

當歸龍薈丸

治耳鳴耳聾。

當歸　龍膽草　梔子　黃連　黃芩　青皮各一兩　大黃五錢　蘆薈　青黛各五錢　木香二錢半　柴胡五錢

右爲末，神麯糊爲丸。每六十丸，姜湯下。

磁石羊腎丸

治諸般耳聾，補虛，開鬱行氣，散風去濕。

磁石三兩，火煅醋淬七次，用葱子一合、木通三兩，以水同煎一晝夜，去葱子、木通不用，取淨二兩　川椒去目　川芎　白术　肉棗去核　防風　茯苓　細辛　山藥　遠志去骨　川烏泡　木香　當歸　黃芩　鹿茸酒浸宿，炒，各一兩　熟地二兩　菖蒲一兩半　肉桂六錢半

右爲末，用羊腎兩對，去皮膜，以酒煮爛，研細，以好酒糊丸如梧桐子大。每五十丸，空心溫酒下，鹽湯亦可。

通竅筒

治耳中似風水聲，或如鍾鼓聲。

川椒　巴豆肉二味同去油　菖蒲　松脂各五分

右爲末，以蠟溶紙上，候冷，捲筒塞耳，一日一換。

通靈丸

治耳聾。

松香五錢　巴豆二十粒，爲末

右將松香溶化，入巴豆末，和勻，葱汁爲丸如棗核大，綿裹塞耳。左聾塞右，右聾塞左，兩耳聾次第塞之。如暴聾者，只外用甘遂爲丸塞耳內，服甘草湯妙。

附　耳疾單方

治耳聾用大菖蒲葉，揉軟塞之。

一方

治耳聾，以茱萸、烏尖、大黃爲末，署涌泉足心。

一方

治聤耳膿出，用桑螵蛸一個炙、麝香二分，爲末，滲之。

一方

治耳疳出膿，用白枯礬五錢、麝香五釐、胭脂三分、陳皮灰五分，共爲末，先用棉枝子纏去膿，另用綿裹藥作丸，塞耳內。

一方

治諸蟲入耳中，香油灌入卽出。或驢牛乳、雞冠血，皆妙。

一方

治凍耳，用橄欖核燒灰，青油調敷。

一方

治耳聾，用蓖麻子四十九粒、棗肉十枚，人乳搗膏，石上曬乾，丸如梧桐子大，綿裹塞耳中。

一方

治耳爛，用貝母研末乾摻，俱效。

一方

治大人、小兒耳內生瘡，或刺傷出膿，痛，只以人家花台生的虎耳草，又名金絲荷葉，尋來，搗取自然汁，以茶匙滴入耳中數次，立效。不可輕用別藥。

鼻　病

鼻爲肺竅，氣出入處，貴清淨，不可有壅滯者也。其間不聞香臭者，有遇寒月壅塞者，有感風寒而塞者，不時舉發。人便以爲肺寒，而用解表溫散之藥。殊不知肺經素有火，邪火鬱之甚，喜見熱而惡見寒故，遇寒便塞，遇感便發也，治宜清金降火爲主，而佐以通氣之藥自愈矣。又有飲酒過多，鼻面紫黑，酒熱薰蒸，血凝不行，宜以化血爲主。又有鼻流濁涕不止，膽移熱於腦[1]，則爲辛額，名曰鼻淵，宜以辛涼之劑。鼻中生瘜肉，肺氣盛而生此物，以瓜蒂末吹之卽落。若曾生梅瘡者，宜以瘡門究之。大抵鼻竅屬肺，溫和氣清，風熱氣濁也。

---

1 腦：原作“胸”。據此處言“辛額”及下文“鼻病主方”加減中云“膽移熱於腦，流淚濁臭”改。

鼻病主方

桑白皮　桔梗　黃連　黃芩　羌活　防風　白芷　細辛　廣陳皮　甘草

右剉劑，白水煎食後服。○若偶感風寒，鼻塞聲重，流涕噴嚏者，治宜九味羌活湯、參蘇飲之類方見傷寒門。○肺伏火邪鬱甚，則喜熱惡寒，每略感冒而鼻塞等症便發，加荆芥、連翹。○若不外感，而四時鼻塞乾燥，不聞香臭者，宜清氣化痰丸方見痰門。○若鼻鼽[1]清涕不止，治宜陳皮、半夏、白苓、芎、歸、細辛、白芷、防風、羌活、桔梗、薑煎，入薄荷少許，食後服。○若膽移熱於腦，流淚濁臭，治宜防風通聖散加薄荷、黃連；外用蒼耳根苗子燒灰，醋調塗鼻內方見中風門。○若鼻息肉，名鼻痔，乃肺氣盛，用瓜蒂、枯礬，研細末，脂綿裹塞鼻，數日自消，無服防風通聖散佳方見中風門。○若鼻痛，乃風邪入鼻，與正氣相搏，鼻道不通而作痛也，治宜藿香正氣散方見中風門。○若鼻膈隱痛，乃痰火衝肺也，加半夏、白苓、梔子、麥門冬之類，去細辛、防風、羌活。

御寒湯

治寒邪傷於皮毛，令人鼻塞，咳嗽上喘者。

黃芪一錢　黃柏　黃連　羌活各二分　人參　升麻　陳皮各五分　甘草炙　款冬花　佛耳草　防風各三分　蒼术七分

右水煎，熱服。

增[2]損通聖散[3]

治肺氣不清，鼻塞不利。

鼠粘子　桑白皮　桔梗　紫菀　荆芥穗各三兩　甘草生，二兩

右㕮咀，生薑五片同煎，食後溫服。

麗澤通氣湯

治火鬱清道，鼻不聞香臭者。

---

1 鼽：原作“鼼”。鼻流清涕不止，病名曰“鼻鼽”，“鼼”乃“鼽”字形訛，據改。

2 增：原作“擪”。據《康熙字典》此爲“增”字之訛字，故改。後同徑改。

3 增損通聖散：此方劑量可疑，疑方中之“兩”均爲“錢”之誤。

羌活　獨活　蒼术　防風　升麻各三錢　葛根三錢　甘草炙　川椒　麻黃留節用佳　白芷各一錢

右剉劑，用生薑三片，棗二枚，葱白三寸，煎服。忌冷物、風寒。

防風湯

治鼻淵，濁涕不止。

防風二兩半　黃芩　人參　甘草　川芎　麥門冬去心，各一兩半

右爲末。每服二錢，沸湯調，食後服。

辛夷散

治肺虛，爲四氣所干，鼻肉壅塞，涕出不已，或氣息不通[1]，或不聞香臭。

辛夷仁　川芎　木通　防風　甘草　細辛　藁本　升麻　香白芷各等分

右爲末。每服三錢，茶清調下。

蒼耳丸

治鼻流濁涕不止，名曰濁淵。

蒼耳子一錢五分　辛夷去梗，五錢　白芷一兩　薄荷葉五錢

右爲末，水丸彈子大，每丸一錢。每服二丸，食後葱茶湯下。

加味四物湯

治血熱入肺，鼻赤，準頭紅，名曰酒齇鼻。

當歸　川芎　芍藥　地黃　紅花　黃芩酒炒　陳皮　茯苓　甘草各等分

右用水二鍾、薑三片，煎八分，滴好酒數點於内，調炒五靈脂末同服。氣弱者加黃芪。

又丸方，用苦參淨末四兩、當歸淨末二兩和勻，酒糊丸如梧桐子大。每服七八十丸，食後熱茶下，一方盡立效。或外枇杷葉去毛，炙焦爲末、梔子仁洗去穰炒黑、苦參倍用，井花水調敷，一日一換。

---

1 通：原字漫漶不清。據《普濟方》卷五十七引《醫方集成》“辛夷散”補。

石膏酒

治肺風，酒齄赤鼻，如神。

石膏半斤　地龍二十一條

共搗爛，糯米粽子爲丸，作十丸，每丸用酒半斤將丸燒紅十餘次，淬酒內十餘次，去藥取酒飲之，以後藥搽之。大楓子肉去油、白芷末、好硫黃、真輕粉各等分爲末，每臨睡以唾津塗抹擦上。

附　鼻證單方

治鼻內窒塞不通，不得休息，用菖蒲、皂角等分爲末。每用一錢，綿裹塞鼻中，仰臥片時。

一方

治酒齄，并滿面紫赤酒刺，用青黛、槐花、杏仁研，傅之。

一方

治鼻中瘜肉，胡荽揉爛，塞鼻中，一夕自然落出。○若鼻中時時流臭黃水，甚者腦亦作痛，俗名腦漏，有蟲食腦中，用絲瓜藤近根三五尺許，燒存性，爲細末，酒調服之立愈。若鼻中生瘡，用辛夷爲末，入腦、麝少許，綿裹塞鼻。

口　舌

舌爲心竅，熱毒蘊積於心，中焦土虛，相火上衝，所以口舌生瘡，咽喉不利，或時腫痛，唇上破裂，皆心火之所爲也。以降心火之藥下之，則熱散而瘡自愈。

涼心散

治心熱口苦，或生瘡。

連翹　黃芩　炒梔子　薄荷　黃連　甘草

右剉劑，水煎服。或單黃連去鬚爲末，清水調服，更妙。

加味小柴湯

治肝熱口酸而苦者，并怒則口苦，或脅脹，或發熱，俱可服。

柴胡　黃芩　人參　半夏　甘草　龍膽草　青皮

右剉劑，食遠溫服。○如謀慮不決，膽熱而口苦者，去龍膽、青皮，加麥門冬、酸棗仁、遠志、地骨皮。○口苦甚者，當歸龍薈丸方見耳門。

二黃湯
治脾熱，口甘或臭。

黃連　黃芩　山梔　石膏　芍藥　白术　桔梗　陳皮　茯苓　烏梅　甘草

右剉劑，水煎服。又方用枳殼、枇杷、石斛、茵陳、天麥門冬、生熟地黃、黃芩之類。

瀉白散
治肺熱口辣。

桑白皮二錢　地骨皮二錢　甘草一錢

右剉劑，水煎服。或甘桔湯亦可。

滋腎丸
治腎熱口鹹。

黃柏二兩，用酒拌濕，陰乾　知母二兩，酒浸濕，陰乾　肉桂一錢

右三味俱爲末，以熱水丸，百沸湯下。

化痰清火飲
治舌下腫結如核，或重舌木舌，及滿口生瘡。

陳皮八分　茯苓一錢　制半夏一錢三分　桔梗五分　黃連酒炒，一錢　生地黃酒洗，一錢半　當歸酒洗，八分　竹茹一錢　甘草三分

右用生薑三片，水煎，食後服。

清熱如聖散
治舌下腫如核大，取破出黃痰，已瘥又後發者。

枳殼　荊芥　薄荷各五分　牛蒡子　黃連各八分　連翹一錢　柴胡四分　甘草三分　山梔　天花粉各六分

右用燈草十根，水煎，食後稍冷服。忌魚腥厚味。

瀉黃飲子

治風熱蘊於脾經，唇燥折裂，口舌生瘡。

白芷　升麻　枳殼　黃芩　防風　半夏　石斛　甘草

右㕮咀，生薑三片同煎，溫服。

芎芷香甘丸

治虛火鬱熱，蘊於胸中，乃作口臭。

白芷五分　川芎一錢　丁香三錢　甘草炙，一錢

右蜜丸彈子大，綿裹含化。或單用白芷、川芎等分，蜜丸含化。

黑參丸

治口舌生瘡久不愈者。

黑參　天門冬去心　麥門冬去心，各炒一兩

右爲末，煉蜜丸如彈子大。每用一丸，綿裹噙化，嚥津。如口瘡久不愈，服涼藥反甚者，乃虛炎[1]上攻，用理中湯。甚者，加附子。陰虛者，四物湯加知、柏。

砂水散

治口舌生瘡。

寒水石一錢　硼砂一錢半　黃柏末七分　辰砂七分　冰片半分　兒茶五分

共爲極細末。先將口舌嗽洗淨，搽上卽愈。

陰陽湯

治口瘡立愈。

黃連　乾薑各等分

共爲末，摻上。流去涎水，立愈。

滋腎養心丸

專治血少，心火炎上，口生瘡毒。

---

1 炎：疑爲“火”之誤。

肉蓗蓉酒浸,去鱗　家菊花蕊　枸杞子　生地黃酒浸　白芍各一兩

共爲末,煉蜜爲丸如桐子大。每服七十丸,滾白湯送下。

杏連散

治熱甚口舌生瘡。

杏仁去皮、尖　黃連炒　黃柏鹽水炒　地骨皮　黃芩　升麻　石膏　玄參　山梔仁炒黑　大黃酒炒,各一錢　甘草五分

水二鍾,薑一片,煎一鍾,溫服。

碧青散

治重舌。

皂角刺燒灰　朴硝　黃柏　青黛各一錢

共研極細末。先用布蘸[1]水擦口舌,以此藥糝舌上下,涎出自消。

附　口舌單方

如口中瘡赤者,乃心熱也,用枯礬末摻之,或生礬一塊嚙,良久水漱,又嚙。○如口中瘡白者,乃肺熱也,用黃柏、蓽撥等分,爲末,醋調搽,水漱口。

一方

如口瘡赤白者,心肺俱熱也,用文蛤末頻糝之。夏秋月,西瓜水徐徐飲之,猶妙。或黃柏五錢、青黛錢半、甘草一錢,爲末,糝舌上,一宿卽好。

一方

如口瘡疼痛者,用五味子一兩、滑石五錢、黃柏蜜炒,五錢,爲末,乾糝瘡上。

一方

治虛炎[2]口瘡者,甘草、乾薑和勻,細嚼嚙之。

一方

治上熱下寒,口舌生瘡者,用黃連、乾薑等分爲末,搽上,流涎卽愈。

1　蘸:原爲一字闕。據文義補。
2　炎:疑爲"火"之誤。

一方

如小兒口瘡，不下乳食，以白礬湯於脚上浸半日，頓寬。試效，再以黃柏蜜炒、僵蠶炒等分，爲末，傅瘡上，立下乳而安。

一方

如唇瘡疼痛，用訶子肉、五倍子、枯礬，爲末，貼唇上效。

一方

如舌腫滿口，真蒲黃摻之，卽消。

一方

如舌脹出口，大麻子取油蘸紙撚子，燒烟熏之，卽愈。

一方

如滿口如白麵片相似，謂之口糜，用江茶粉草爲末，傅之。

一方

若舌上血出如線不止，用槐花炒，爲末，摻之。

一方

若小兒走馬牙疳，一時腐爛卽死，治宜用婦人溺桶中白垢火煅，一錢，銅綠三分，麝香一分半，各研和勻，敷上立愈。

一方

治口臭，用枯礬爲末，麝香少許，擦牙根上，卽止。

卷 之 七

金溪　龔居中　應圓父編輯

潭陽　劉孔敦　若樸父訂刊

牙齒 左寸關脉洪數，或弦而洪，腸胃中風熱盡痛；尺脉洪大而虛者，腎虛，主齒動搖疏豁，相火上炎而痛。

夫齒者，腎之標，骨之餘也。足陽明胃之脉，貫絡於齒上齦。手陽明大腸之脉，貫絡於齒下齦。屬熱，屬胃熱，有風寒，有蟲，有濕，須因類而施治可也。

牙齒主方

牡丹皮　黃連酒炒　生地黃　當歸各一錢五分　升麻一錢

右水一鍾半，煎至七分，食後熱服。或爲末作丸，亦可粥汁糊丸，日間食後、夜間臨臥，俱白湯下。○若連顴額半邊痛者，加防風一錢、白芷一錢、羌活一錢五分、細辛三分。○若牙齦脱而血出者，加扁柏葉一錢五分、黃芩酒炒、荆芥、栀子各一錢。○虛損人牙痛者，加知母一錢、黃柏一錢、人參七分、甘草五分。○滿口浮而疼，不能力嚼者，加連翹一錢半、玄參一錢、芍藥一錢。

擦牙止痛散

白僵蠶去嘴足，五條，炒　蝎梢五條，洗淨炒燥　細辛一錢　草烏二錢，米泔水浸，去皮，麸炒焦色

右爲細末後，加冰片一分研匀，少少搽在痛牙根縫中，其涎開口任流出之。

滋陰舒鬱飲

治陰虛氣鬱，牙出鮮血。

白芍藥　生地黃　川芎　當歸　側柏葉　牛膝　香附　生甘草減半，各等分

右[1]用水一鍾半，煎八分，食稍遠服。○如牙縫出血，用草烏、青鹽、皂角等分，燒灰存性爲末，擦之卽止。或鹽水漱之亦妙。

1　右：原作“有”。按本書體例及文義改。

祛風蟲散

治風蟲牙,疼痛不止。

芫花　小麥　細辛　川椒　蜂房　食鹽各一錢

右用水煎,漱之勿嚥,極妙。

白蒺藜散

治牙痛齦腫,搖動,常擦固齒。

用白蒺藜不拘多少,去刺,爲粗末。每服五錢,淡漿水半碗,煎七八分,去渣,入炒鹽末一撮,帶熱時時漱之。

烏鬚固齒方

七月取旱蓮草連根一斤,用無灰酒洗淨,用青鹽四兩醃三宿,取出,無油鍋內炒存性,時將原汁漸傾入,炒乾爲末。每日清晨用一錢刷牙,連涎嚥下。

壯陽固齒散

治牙齒腫搖作痛,甚則酥損如灰,成塊而脫者,俗謂灰牙。

旱蓮草一兩　花椒三錢,炒　石膏二兩,煅　青鹽二兩,煅　小茴香一兩　白芷五錢　升麻五錢

右爲末,早晚[1]擦牙,少頃漱之,嚥下尤妙。

滋陰清胃固齒丸

善治牙齒,力能堅齒。

黃柏酒炒　黃連酒炒　山藥　升麻　牡丹皮　知母　當歸　玄參　乾葛各一兩　山查肉二兩

右以山查肉濃煎湯,去渣,將清汁煮葛粉爲糊,又用秈米飯一盞,研爛,和葛粉同又研匀,調上八味淨末爲丸如綠豆大,以飛過朱砂爲衣,曬乾。每服三錢,食後白湯送下。

1　晚:原作"挽"。當爲"晚"之音訛,據文義改。

旱蓮散　治邪風齒疾，黑髮烏鬚。

旱蓮草搗汁，一斤　何首烏一斤，切片，用黑豆蒸三次　青鹽六兩，水澄過，炒　白芷五錢　黑豆一升　北細辛五錢　石膏八兩，火煅　桑寄生四兩

共爲末。每日侵晨、夜晚擦牙。

七寶散

治一切牙疳。

白硼砂一錢　白礬一錢，共研，火飛枯　青黛三分　輕粉二分　冰片一分　真蘆薈五錢　雄黃二分

右爲細末，候熟睡去時，輕巧以竹管引藥吹在牙疳處，或雞毛敷之。

人中散

治牙疳腐爛臭惡。

人中白火煅透紅，冷定，掃去，煅出毒霜，淨取一錢　銅綠三分　麝半半分

共爲極細末，搽上立愈。

附　牙齒單方

凡遇風牙、蟲牙及牙根腫痛，用地虱子三五個，慢火焙末，以熱清油敷患處，吐出涎，卽愈。

一方

治牙痛不可忍，取雞屎白燒末，綿裹安痛處，咬牙立愈。

一方

治牙根腫痛，用豬牙皂角一挺，於門限上砍作兩截，以好醋一盞□□，候溫漱之。

一方

治牙齒動搖，用核桃殼一二個，將白礬研細填滿，於炭火上煅令存性，共研爲末，不時擦牙，立穩。

一方

治齒間出血，以竹葉濃煮，加鹽少許，噙嗽吐之。

喉痹

喉痹之起，速然而來，或因飲酒過度，或因忿怒失常，或因房室無節，或因過食椒、薑，素有痰火，胃與肝腎忽然火動而發，上攻咽喉，內外腫痛，水漿不下，其症可謂急矣。急以藥吹之，後服涼劑以解熱毒，若事在危急，用鍼刺破，血出即好。

喉痹主方

大南星鮮者，二十五個，切片　大半夏鮮者，五十個，切片　白礬四兩　防風四兩　桔梗二兩　皂角四兩，去核子，炒　朴硝四兩　鹽四兩

揀七分熟梅子大者一百個，先將硝鹽水浸一周時。然後將各藥碾碎，入水拌勻，卻將梅子置於水中，其水過梅子三指爲度，浸至七日，取出曬乾，又入水中浸透，又曬乾，候藥水盡爲度。卻將梅子入瓷瓶密封之，如霜衣起霧妙。若用時以薄綿裹之，噙在口，令津液徐徐嚥下，痰出即愈。一梅可治三人，不可輕棄。喉痹一十八種，俱效。

牛蒡子散

治風熱上攻，咽喉腫痛，或生癰瘡潰爛。

牛蒡子二錢　玄參去蘆　升麻去蘆　生甘草　犀角鎊　木通各一錢　黃芩一錢

右作一服，水二鍾，煎八分，食後服。

加味四物湯

治咽喉乾燥痛。

當歸　川芎　芍藥　地黃　荊芥　桔梗　黃柏　知母

右剉劑，水煎，食後服。

青龍膽

治咽喉閉塞腫痛，并單雙乳蛾，神效。

用青魚膽不拘數，以好鴨嘴膽礬逐個裝滿，陰乾，爲末，淨用三錢；黑牛膽一個，以白硼砂裝入，陰乾爲末，淨用二錢；山豆根末一錢。

右三味和勻，加冰片三分，點至蛾上，或吹入，神效。如有熊膽、牛黃，各加三分入內，尤妙。

甘石散

治喉疳久不愈，神效。

羊腦爐甘石一兩，煅紅，三黃湯淬七次，取淨粉，以童子便拌濕，曬乾用　紅粉霜一錢　冰片二分　瓦壟子卽蚶子殼，取放罐煅紅，以真六安茶汁淬七次，取淨粉二錢

共研極細粉，將筆管吹喉，納入些少，立愈。

開聲丸

治男婦失音不清。

柯子五錢　知母五錢　黃柏一兩，蜜炒　真阿膠五錢　白茯苓一兩　當歸一兩　人參三錢　烏梅十五個，去核　天門冬五錢，鹽炒　麥門冬五錢，鹽炒　黎汁一碗　牛乳一碗　人乳一碗　生地黃一兩　熟地黃一兩

右爲細末，煉蜜爲丸如黃豆大。每服八十丸，柯子煎湯送下，或蘿蔔煎湯送下。○如制丸不及，用柯子三錢，半生半熟泡、木通三錢，半生半熟泡、甘草三錢，半生半炙、桔梗五錢，去頭，剉，水煎，將生地黃搗爛入藥服。

熏法

治咽喉牙關緊閉。

用巴豆去殼，以紙包巴豆肉，用竹管壓出油在紙，就將此紙作爲紙撚點燈，吹滅，以烟熏入鼻中，一霎時口鼻流涎，牙關開矣。○如走馬牙疳，用巴豆去皮，以綿紙微裹，隨左右塞於鼻中，立透。如左右俱有，用二枚塞左右鼻中。

附　華陀[1]危病方

凡治纏喉風喉閉，其症先兩日胸膈氣緊，出氣短促，驀然咽喉腫痛，手足厥冷，氣閉不通，頃刻難治，須用雄黃皂子大，明者、巴豆十粒，三生四熟，生者去殼研，熟者去殼炒，去油存性、鬱金一個

1　陀：原誤作"陁"，據明·萬表《萬氏濟世良方》卷三"喉痹"改。古代稱"華佗"爲"華陀"是很常見的。

右三味研細。每服半匙，茶調，細呷。○如口噤咽塞，用小竹管納藥吹喉中，須臾吐利卽醒。如無前藥，用川升麻四兩，剉碎，水四碗煎一碗，灌服，或吐或不吐，卽安。

消渴　脉宜數大，不宜虛小

二消之症，總是水涸火炎，陰虛陽盛。火旣熾，必上炎，故上消於心，移熱於肺，而爲消上者也。其症舌上赤裂，善飲而易渴，宜補肺而生津。消于脾，移熱於胃，而爲消中者也。其症善食易飢，自汗而瘦，小便赤黃，大便硬，宜調中而益胃。下消於腎，移熱於膀胱，而爲下消者也。其症煩渴引飲，耳輪焦乾，大便難，小便如膏狀，宜滋腎而強陰。是在醫者，詳而酌之。

三消主方
人參　茯神　知母　麥門冬　五味子　葛根　栝蔞根　竹葉　甘草　生地黃

右剉劑，水煎服。○一上消，大渴飲水不厭，煩亂，小便數，宜用白虎湯加人參。○一中消，不大渴，能食快飢，小便數，宜用調胃承氣湯。○一下消，飲不多，隨卽溺下成膏，亦能食快飢，強中多死。惟中進氣法可治，此法三消皆醫，訣在固真門。

黃連瀉心湯
治上消之症。
黃連一錢　黃芩二錢　知母　生地黃各一錢　甘草五分
右剉劑，煎服，或用人參白虎湯。但飲酒人，加生葛汁。

二黃飲
治中消之症。
黃連　黃芩　山梔　天花粉　麥門冬　石膏　知母　甘草
右剉劑，煎服，或用調胃承氣亦可。

滋陰湯

治下消之症。

當歸　川芎　白芍　地黃　知母　五味子　玄參　黃柏

右剉劑，水煎服，或六味地黃丸亦可。

附　三消效方

用黃連、天花粉，二味爲末，藕汁、人乳汁、生地黃汁，佐以蜜、薑汁爲膏，和二味末，舌上徐徐以白湯少許送下。能食者，加石膏。

一方

治中消病，用雄猪膽一個，將川黃連末入膽内，以滿爲度，於老米飯上蒸之，待飯熟取起，去皮，將近膽飯搗爛爲丸如梧桐子大。每食後，用滾水服一二錢，即愈。

燥　結

燥結之症，大便乾燥而不通也。有虛，有風，有濕，有火，有津液不足，有寒者，有氣結者。久病腹中有實熱，大便不通，宜用潤腸丸微利之，不宜峻利。須知在西北，以開結爲主；在東南，以潤燥爲主。

燥結主方

當歸尾　白芍藥　生地黃　枳實　桃仁去皮、尖,各一錢　生甘草六分　麻子仁去殼,二錢　紅花酒洗,六分　升麻三分

右剉，一帖，水煎服。如欲下者，加大黃一錢。

東垣導滯通幽湯

治血虛燥澀，大便不通，幽門秘結，用此辛潤之藥。妊娠忌服。

當歸　生地黃　熟地黃各二錢　桃仁泥一錢　升麻五分　紅花一錢　炙甘草五分　冬葵子　榆白皮各一錢

右水二鍾，煎八分，去渣，調檳榔末五分，稍熱服。○虛寒腹疼，四肢厥，加人參、良薑。○腹中有塊，加莪术。○寒熱往來，加柴胡、人參、黃芩。

○口乾，加麥門冬、乾葛。○小便秘澀，加木通、澤瀉。秘甚者，加肉桂。○心氣不足，不寐者，加酸棗仁、遠志、柏子仁。○虛煩燥，加人參、麥門冬、石膏。○氣滯血不行，加人參、木香。○頭眩運，加天麻、細辛。○頭痛，加川芎、白芷。

生血潤燥湯

治血虛氣弱，口乾唇燥，髮燥鬢黃，肌膚白屑，大便秘結，水少火多，此方養血而潤之。

當歸　生地黃　熟地黃　紅花　天門冬　桃仁　麥門冬　升麻　栝蔞仁　紫石英　阿膠各等八分

右水二鍾，煎八分，食遠溫服。○肌膚燥烈，加黃芪、桂枝。○口渴，加天花粉、葛根。○心煩，加山梔、五味、柏子仁。○夜不寐，加酸棗仁、玄參。○身熱，加柴胡、黃芩。○齒頰腫痛，加牡丹皮、石膏。○氣弱，加人參、黃芪。○脾虛少食，加白朮、陳皮。○頭痛，加川芎、蔓荊子。○耳鳴，加木通、山梔、石菖蒲。○小水不利，加車前、滑石。○腹痛，加芍藥、甘草。○大便秘結，加火麻仁、鬱李仁；甚者，加酒炒大黃。

甘草芍藥湯

治諸病攻補不效，愈覺撩躁，宜用此劑以緩之。

甘草　白芍藥　白茯苓各一錢

右水鍾半，薑一片，棗一枚，煎七分，溫服。○口渴乾，加乾葛、麥門冬。○心血不足，加當歸。○煩燥不寐，加酸棗仁。○驚悸，加遠志、蓮子、茯神。○胸膈滿悶，加枳實、連翹、炮薑。○頭痛，加天麻、黃芩。○有痰，加半夏。○小水澀，加澤瀉、木通。○有汗，加黃芪。○嘔吐惡心，加陳皮、藿香。

小麻仁丸

治血燥，大便不通。

麻仁　當歸　桃仁　枳殼　生地黃各一兩

右爲末，煉蜜丸如梧桐子大。每服五十丸，空心白湯送下。

大麻仁丸

治小便數而大便閉者。

麻子仁去殼，一兩　白芍五錢　枳實麩炒，五錢　大黃酒浸，七錢　厚朴三錢　杏仁五錢，去皮、尖

共爲末，煉蜜爲丸。每服五十丸，白湯送下。

潤腸丸

治久病腹中有實熱者，脾胃中伏火，大便秘澀，不思飲食，及風結血秘。

桃仁去皮、尖　麻仁各一兩　大黃煨　羌活　當歸梢各五錢

右除二仁另研，餘爲末，煉蜜同丸，白湯下。○如風濕，加皂角煨，去皮、秦艽。○如脉澀，覺氣短，加鬱李仁，俱煉蜜梧子大。每服二三十丸，空心白湯下。○如風熱之人及老年人大便燥結，用搜風順氣丸。方見痛風。

加味四物麻仁湯

治陰結大便不通，脉沉而遲，不能食。

川芎七分　當歸身七分　白芍七分　熟地七分　乾薑炒，四分　麻仁七分　附子六分　官桂六分

右水二鍾，煎一鍾，去渣，候溫服。若陽結不通者，其脉浮而數，宜調胃承氣湯主之。

附　燥結單方

凡諸秘結不通，或無他症，又或老弱虛極不可用藥者，用蜜入皂角末少許，同熬至蜜老，乘熱撚如棗子大，以鵝管爲骨，納入穀道中，良久卽通。如大小便不通，用蝸牛三枚，連殼爲泥，再加麝香少許，貼臍中，以手揉按之，立通。田螺亦可。

一方

治二便不通，關格不利，用連根葱二莖、帶土生薑一塊、淡豆豉二十二粒、鹽一撮，同研爛，撚作餅子，烘熱掩臍中，寬布條紮定，久之氣透自通。

一方

治大便不快，用麻子水研汁服之卽止。

一方

治大便燥結，常食蜜有效。

六鬱　鬱脉皆沉，甚則伏，又甚則歇，惟有胃氣可治

夫鬱者，氣之滯也。人身以氣血衝和而運乎百骸，斯無病矣。若夫七情內中，六淫外侵，氣道阻滯，結聚不得發越，升降失常，故而鬱也，皆氣之使然耳。至如鬱久而成病，或病久而能成鬱者有之。《內經》立有五鬱之治，木鬱達之，令吐條達也；火鬱發之，令汗疏散也；土鬱奪之，令下無壅滯也；金鬱泄之，令滲泄解表利小便也；水鬱折之，令抑之制其衝逆也。惟諸火鬱不同，當看何經而治之。戴氏又明六鬱之證，有氣、濕、熱、痰、血、食也，亦當參用。

六鬱主方

撫芎　陳皮　神麴　山查子各一錢　香附米童便浸炒，八分　甘草五分　蒼术米泔浸炒，八分　青橘葉六片

氣鬱者，胸脅痛，脉當沉澀，倍香附、蒼术、撫芎。○濕鬱者，周身走痛，或關節痛，遇陰寒則發，脉當沉細，宜加白芷、防風去蘆，各六分。○熱鬱者，目瞀，小便赤，脉當沉數，宜加山栀仁、黃連各酒炒八分、青黛六分。○痰鬱者，動則喘，寸口脉沉滑，加海粉一錢、半夏湯泡，八分、瓜蔞仁去殼，八分、枳殼炒，七分、白茯苓八分、生薑三片。○血鬱者，四肢無力，能食，大便紅，脉沉，加桃仁去皮尖，杵，一錢、青黛六分、紅花酒洗、五釐。○食鬱者，噯酸，腹胞不能食，左寸脉平和，右寸脉緊盛，加大麥芽炒，杵，八分、山查肉一錢、砂仁杵，八分。

六鬱湯

治氣、血、痰、熱、食、濕六鬱，四時皆可用。

香附子　陳皮　半夏　赤茯苓各一錢　砂仁五分　山栀仁　蒼术　撫芎各八分　炙甘草五分

右爲一劑，水二鍾，薑三片，棗一枚，煎八分，食遠服。渣再煎。○氣鬱

者，加木香、紫蘇。○氣虛者，加人參。○血鬱甚者，加當歸、牡丹皮、桂枝。○痰鬱甚，加瓜蔞、南星、神麴。○女人經秘，加桃仁、紅花、玄胡索。○食鬱甚，加神麴、麥芽、白蔻。○春月，加升麻、葛根。○夏月，加木通薑炒、黃連。○秋，加旋覆、香薷、荆芥穗。○冬，加羌活、防風、細辛、白芷。

開鬱湯

治惱怒思慮，氣滯而鬱，一服卽效。

香附童便浸炒　貝母各一錢半　蒼术　撫芎　神麴炒　山梔炒　陳皮去白　茯苓　枳殼去穰，麩炒　蘇梗各一錢　甘草三分

右用姜一片、水二鍾煎一鍾，食遠服。○有痰，加半夏、南星各一錢。○有熱，加黃芩、黃連各八分、柴胡一錢。○血鬱，加桃仁、紅花各八分。○濕，加白术、羌活各一錢。○氣，加木香五分、檳榔八分。食積，加山查、神麴各一錢、砂仁七分。

火鬱抑遏湯

治四肢五心煩熱，熱伏土中，或得之血虛，又或得之胃虛，多食冷物，抑遏陽氣不得上升。

羌活　葛根　白芍　柴胡　人參各一錢　防風三錢　甘草生三分，炙三分

右用水鍾半，煎七分，溫服。忌生冷寒物。

鐵甕先生交感丹

治一切富宦商賈，名利失志，抑鬱煩惱及婦人七情鬱結，師尼寡婦，抑鬱不開，飲食不思，面黃形瘦，胸膈痞悶。

香附童便浸高一指，待七日洗淨，曬乾搗爛，醋炒，一斤　白茯神去皮心，四兩，人乳浸，日曬夜露七日七夜

右二味爲末，神麴三分、煉蜜七分，神麴打糊和爲丸如彈子大。每服一丸，不拘時，滾白湯化下。

加味越鞠丸

常服調脾，開鬱思食。

香附童便浸炒,曬乾,四兩　蒼术米泔浸,去皮,麩炒,四兩　撫芎四兩　山栀四兩,薑汁炒　白术炒,一兩　山查去子,淨肉二兩　黃芩酒炒,一兩五錢　神麴炒,四兩　陳皮去白,二兩　白术炒,一兩半

右爲末,水丸如梧桐子大。每服六十丸,食後白湯下。

附　鬱氣單方

凡男無室,女無夫,思欲動火,以致胃脘諸痛,自汗,唇紅頰赤,脉亂者,用芙蓉花葉采一朵,爛如泥,并水調和,去渣溫服。

氣 脉沉是氣,澀弱難治

人身之氣,一身之主也,要在周流順行,而無病矣。逆則諸病生焉。男子宜養其氣以全其神,婦人宜平其氣以調氣經。又云,氣症有九,其治則一。順與降,最爲要法也,惟順則宜補。學者辨之。

氣症主方

卽分心氣飲。

木通　半夏薑制　茯苓　官桂各三錢半　桑白皮　青皮　陳皮各五錢　紫蘇二兩　桔梗五錢　赤芍三錢五分　大腹皮五錢　甘草二錢

右用生薑三片,棗二枚,燈心一團,水煎,微溫服。○一治諸氣,加枳殼、檳榔、香附。○如憂思鬱悶,怒氣痞悶滿,加枳殼、桔梗、木香、檳榔、香附、藿香、莪术。○走氣,面目浮腫,加豬苓、澤瀉、車前子、木瓜、葶藶、麥門冬。○氣塊,加莪术。○性急,加柴胡。○多怒,加黃芩。○食少,加砂仁、神麴。○咳嗽,加桔梗、半夏。○胸膈緊,加枳實、香附。○三焦不和,加烏藥。○氣悶,加枳殼、蘿蔔子。○氣滯腰疼,加木瓜、枳殼。○上焦熱盛,加黃芩。○下焦熱盛,加山栀。○翻胃,加沉香,磨服。○上焦滯氣,加黃芩、枳殼、香附、砂仁。○中焦滯氣,加枳實、厚朴、三棱、莪术。○下焦滯氣,加青皮、木香、檳榔。○膈塞腹滿氣,倍紫蘇、青皮炙、大腹皮、香附炒。○氣盛少食,加麥芽、砂仁、山查。○氣結,胸脅不利,咳嗽,加瓜蔞、桑白皮炒。○鬱氣作痛,加青皮、陳皮去白、玄胡索、木香。○鬱氣,胸膈作痛,加香附子童便

浸炒、撫芎。○氣盛久鬱，上下胸間遊走作痛，吞酸刺心嘈雜，加細辛、山梔子炒黑色。○氣鬱胸中，心下滿悶，加黃連薑汁炒、神麴炒香。○氣病感寒作喘，加蘇子、麻黃、杏仁去皮尖,炒、荊芥穗。○病後氣腫，加大腹皮、五加皮、蘿蔔子炒入。○氣病服諸氣藥不效，用破故紙引氣歸腎經，即效。○諸氣病，木香不可無，然木香味辛，如氣鬱不達，固宜用之。若陰火衝上而用之，則反助火邪矣。故必用黃柏、知母，用以爲使。○解五臟結氣，加山梔子炒黑爲末，以薑汁同煎飲，其效甚捷。○開五臟鬱氣，加蒼术、半夏、山梔、香附、川芎、竹茹、枳殼、黃連、連翹、青皮、澤瀉。○怒氣，調肝，加柴胡、青皮俱用醋炒、枳殼、桔梗、白芍、半夏、白芥子、竹茹、木香、蘿蔔子。○腰疼氣，加木瓜、破故紙、枳殼。○水氣面目浮，加猪苓、澤瀉、車前子、木瓜、葶藶、麥門冬。○諸氣痛甚，用蘿蔔子甚效。○相火上衝氣滯，加知、柏、芩、連、香附。陰虛，四物湯加知、柏。○小腸氣，加茴香、川楝子。○梅核氣，加桔梗、枳實。○枳殼，利肺氣，多服損胸中至高之氣。○青皮瀉肝氣，多服損其氣。○木香行中下焦氣。○陳皮瀉逆氣。○紫蘇散表氣。○厚朴瀉胃氣。○檳榔瀉至高之氣。○藿香上行胃氣。○沉香降真氣。○腦、麝散真氣。○香附快滯氣。

上下分消導氣湯

常患氣惱之人可用。

黃連薑汁炒　川芎　半夏水泡,薑汁炮　厚朴薑汁制　茯苓　青皮　香附　澤瀉　瓜蔞仁　桑白皮蜜炙,各一兩　枳殼二兩　桔梗二兩　木通　檳榔　炒麥芽各一兩

右用生薑一片，水煎服。或以神麴糊爲丸，每服七八十，空心白湯送下，淡姜湯亦可，名分消丸。

蘇子降氣湯

治氣不升降，痰涎壅塞，氣滿氣痛等症。

當歸去頭　甘草炙　前胡去蘆　川厚朴薑汁制,各五分　蘇子另研　半夏各一錢　肉桂去皮　廣陳皮去白,各七分半

右用生薑三片，棗一枚，水一鍾半，煎八分，不拘時候。

加味四君子湯

治氣虛症。

人參去蘆　白术去蘆　砂仁　茯苓　陳皮　厚朴薑汁炒　當歸　甘草各等分

右用薑一片，棗二枚，水煎服。○如氣虛多汗，加黃芪。○如元氣虛弱，肺脉小者，只用四君子湯。

正氣天香散

治婦人一切諸氣痛，或上湊心胸，或攻築脅肋，腹中結塊，發渴刺痛，月水因之而不調，或眩暈嘔吐，往來寒熱，無問胎前產後，一切氣候并治。

烏藥一錢半　香附六錢　陳皮　紫蘇　乾薑各六分半

右水一鍾半，煎至一鍾，稍熱服。

五磨飲子

治七情鬱結等氣，或脹痛，或走注攻衝。

木香　烏角沉香　檳榔　枳實　台烏藥

右各等分，以白酒磨服。

十六味木香流氣飲

治男婦五臟不和，三焦氣壅，心胸痞悶，咽塞不痛，腹脅脹滿，嘔吐不食，上氣喘急，咳嗽痰盛，面目浮，四肢腫，小便秘，大便結。憂思太過，陰陽之氣鬱結不散，壅滯成痰，脚氣腫痛，并氣攻肩背，脅肋走注痛，并宜服之。

紫蘇葉　當歸　川芎　青皮　烏藥　桔梗　茯苓　半夏　白芍藥　黃芪　枳實各八分　防風　廣木香各五分　甘草三分　陳皮　檳榔各六分

右用水二鍾，薑三片，棗一枚，煎一鍾，不拘時溫服。

木香流氣飲

治傷寒積聚，膈脅脹滿，脉沉細。

藿香葉　木香　厚朴薑制　青皮去穰　香附童便浸　麥門冬去心，各四分　甘草二分　陳皮去白，五分　白芷四分　大腹皮烏豆汁洗　木瓜　人參　丁香皮　蓬莪术醋炙　半夏薑制，各一分　赤茯苓去皮　石菖蒲各分半　草果仁二

分半　紫蘇葉　檳榔　白术炒　肉桂去皮　木通各三分　沉香四分

右水一盞半，生薑三片，大棗一枚，煎至一盞，去渣溫服。

沉香至珍丸

此丸通利濕氣，凡氣滯而痛者，非此不能除。

沉香劈，石臼搗碎　丁香　廣木香各二錢　陳皮洗　川黃連　莪术炕乾　青皮醋炒　巴豆霜紙槌　檳榔　烏梅肉火炕乾，各五錢

右將巴豆仁滾湯泡，去心，好醋浸一時，煮乾，碾，用皮紙除去油入藥。藥末碾勻，厚糊丸黍米大。每用五七丸或九丸，大人十一二丸，溫湯送下。

木香檳榔丸

治氣鬱脉沉，氣滿便結，積滯粘痛。

木香一兩　蒼术炒，五錢　香附炒　檳榔　黃連炒　青皮去穰　陳皮去白，各一兩　黑丑頭末，一兩半　大黃酒蒸，二兩

共爲細末，醋糊爲丸如桐子大。每服二十丸，生薑湯送下。

附　氣滯單方

治一切氣痰、氣痛，用苦柑子捶[1]碎，擂酒，濾去渣，溫服效。○治氣攻心腹滿悶，以陳皮洗淨，水煎服。

一方

治氣結，用鬱李仁四十九粒，研細酒服。

一方

治冷氣痛，用羊屎不拘多少，先將水熬滾，方入屎再熬，濾去渣，又入熟猪油，入草果、茴香，如打汁湯狀，候滾，或入豆腐、或打雞子入青氣[2]，連湯盡服之。或炒鹽布包熱揉。

一方

治氣痛似刀割，口吐涎，以醋煎滾，入艾葉一把，再煎滾，服之。

---

1 捶：原作"搥"。同"捶"，據改。

2 入青气：義不明。或爲"清汁"之誤。

心痛 <small>脉宜沉細</small>

心痛者,卽胃脘痛也。其痛九種,大抵是舊積有痰,有火也。腹痛者,食積也,痛而有形。氣痛,人多滿悶。冷痛,滿面惡寒。寒熱疼痛,往來無定。假若臍上痛、食痛;臍下痛、寒痛。左爲氣痛,右爲血痛。作瀉,爲風痛。面上起白點,爲蟲痛。臍出膿水,是腸内有瘡痛。腸如絞細,爲氣滯痛。痛在一處定住不移,爲死血痛。有臍下大痛,人中黑色,面上紅黑點,此寒熱痛也。大抵通則不痛,痛則不通。《内經》曰,心痛原來有假真,真心一痛豈容君。面黑手青脉全伏,口有呻吟是死音。

心痛主方

半夏一錢二分　茯苓　陳皮八分　甘草炙四分　川芎一錢　栀子韭根汁炒,二錢　蒼术一錢　黑乾薑炒成炭,七分,存性　生薑三片

右水煎服。如素有痰火,胃脘急痛難忍者,依本方。○氣實者,加牡蠣粉一錢。○有因平日食熱物而後作痛者,去乾薑,加桃仁一錢半、玄胡索一錢、牡丹皮五分。○若心痛日久,鬱火内生,去乾薑,加香附、黄連、厚朴。○或因心膈大痛者,加柴胡八分、桔梗五分。○以手按而痛止者,乃挾虚,去川芎、蒼术、栀子。

姜桂湯

治初起胃脘寒痛。

乾薑　良姜　官桂各七分　藿香　蒼术米泔浸　陳皮　厚朴薑汁炒　甘草炙　木香　茴香酒炒　枳殼麪炒　砂仁　香附炒,各等分

右剉劑,姜三片,水煎,磨木香服。○痛甚,加乳香。○手足厥冷,脉沉伏,加附子,去良薑。

通治飲

治九種心疼。

木通中　赤芍中　麻黄上　靈脂上

右剉劑,水煎,臨起下鹽鹵一蛤殼,通口服,卽止。

失笑散

治心氣痛不可忍，及小腸氣痛。

蒲黄炒　五靈脂酒研，淘去砂土，各等分

先以醋調二錢，煎成膏，入水一鍾煎，食前溫服。

玄桂丸

治死血留胃脘作痛者，左手脉必澀。

玄胡一兩半　肉桂　滑石　紅花　紅麯各五錢　桃仁五十個

右爲末，蒸餅糊爲丸。每服五十丸，酒下，或桃仁承氣湯下之。又脉堅實，不大便者，亦可下。

仙方沉麝丸

治心痛腹痛，氣痛不可忍，三服除根。

没藥　血竭　沉香　辰砂各五錢，另研　麝香三錢，另研　木香一兩

右各研爲細末，和匀，用甘草熬膏爲丸如芡實大。每服三丸，不拘時，姜鹽湯嚼下。婦人產後血氣刺痛極效。若加當歸、琥珀各一兩、乳香五錢，名辰砂聚寶丹。治心腹痛及婦人血氣腹痛，其效尤速。親見服者，永不再發。

沉香化滯定痛丸

專治胃脘及胸中滿悶，停痰積塊，滯氣壅塞，不拘遠年，心胃痛服之卽效。

沉香三錢　没藥五錢　大黄五錢，炒　瓦壟子一個，火煅紅醋淬一次　莪术三錢　乳香二錢　玄胡索三錢，酒炒

右爲細末，醋爲丸綠豆大。每服九丸，壯實者十一丸，滾湯下。行二次，米湯補之卽安。

妙[1] 香散

治七情抑鬱，驚悸作痛。

黄芪蜜炙，一兩　白茯一兩　遠志去心　神麯炒　乾山藥各一兩　桔梗　茯

1　妙：原作“砂”。同“妙”，據改。後同徑改。

神　蒼术　廣木香　人參　香附子炒　甘草炙,各七錢

共爲細末,每末一兩,入麝半分。每服二錢,溫酒送下。

大紅丸

治心腹疼痛。

端午獨蒜七頭　黃丹七錢

共搗爲丸如綠豆大,曬乾。每服七丸,熱鐔酒送下立愈。

降雪丹

治心疼立愈。

陳石灰一兩　明礬三錢　枯礬一錢

○共爲末,薑汁打麵糊爲如桐子大。每服三十丸,燒酒送下。

附　心痛單方

用飛礬、飛丹各等分,溶黃蠟和二末,丸加梧桐子大,姜湯送下。或用樟樹帶土嫩根四兩,搗爛窨,熱酒臨發時任量服。

一方

治蛔蟲攻心如刺,吐清水,用草龍膽一兩,去頭,切細,以水二盞,煮取一盞,去渣。隔宿不食,平旦時一頓服之卽愈。或以水蓼煎汁服。

腹痛 脉宜沉細

腹痛者,内有所傷,外有所感,停飲聚結,阻滯不行,鬱積不通,所以作痛。經曰:痛者不通,通者不痛。此之謂也。然痛非一種,有寒,有熱,有食積,有濕,有死血,有蟲,有火,有絞腸痧[1],隨症施治。得其症情,無有不愈矣。

腹痛主方

陳皮　半夏　茯苓　炒梔　炒連　炒芩　香附　川芎　厚朴　蒼术　良薑　甘草

---

1 痧:原作"紗"。此病名不作"紗"字,故改。後同徑改。

右生薑三片，水煎服。

二姜湯

治寒腹痛，綿綿無增減，脉沉遲者。

乾薑　肉桂　良薑各七分　枳殼麩炒　陳皮　砂仁　厚朴薑汁炒　吳萸炒，各一錢　香附一錢半　甘草三分　木香五分，另研八分

右剉劑，姜一片，水煎服。○痛不止，加玄胡索、茴香、乳香。○寒極手足冷，加附子，去茱萸、良薑。○泄瀉，去枳殼。

散火湯

治火熱腹痛，乍痛乍止，脉數者。

黃連炒　芍藥炒　梔子炒　枳殼　陳皮　香附　蒼术　撫芎　砂仁　茴香　木香另研　甘草

右剉劑，生薑一片，水煎服。○痛甚不止，加玄胡索、乳香。

香砂平胃散

治食積腹痛，痛而瀉，瀉後痛減者。

香附　砂仁　厚朴薑汁炒　蒼术米泔浸　陳皮　枳殼炒　山查　神麴炒，各一錢　官桂　乾薑　甘草各三分　木香另研

右剉一劑，生薑三片，水煎服。

活血湯

治死血痛不移處者。

當歸尾　赤芍藥　牡丹皮　板桃仁去皮、尖　土烏藥　香附炙　舊枳殼　玄胡索各一錢　真紅花　薄官桂各五分　大川芎七分　小甘草二分

右剉一劑，姜一片，水煎，以木香五分，另研，調服。

二陳合四苓湯

治濕痰，小便不利而痛者。

陳皮　半夏　茯苓　豬苓　澤瀉　白术　甘草[1]

右剉劑,生薑煎服。

椒梅湯

治蟲痛,時痛時止,面白唇紅者。

烏梅　川椒　檳榔　枳實　木香另研　香附　砂仁　川楝　肉桂　厚朴　乾薑　甘草

右剉一劑,生薑一片,水煎服。

溫中湯

治虛痛,以手按之腹軟痛止者。

良姜　官桂　砂仁　木香另研　香附　厚朴　陳皮　益智仁　當歸　甘草　玄胡索　茴香

右剉一劑,姜一片,水煎服。

枳實大黃湯

治實痛,腹滿硬,手不敢按者,并治食積痛、積熱痛,大便不通者。

枳實　大黃　檳榔　厚朴各二錢　木香五分,另研　甘草三分

右剉一劑,水煎服。○如因酒所傷,以致腹痛者,用神妙列仙散[2]。

調氣散

治氣滯於內,胸膈虛痞,胸中刺痛。

木香　陳皮　紫蘇各五分　青皮麩炒　香附各一錢　檳榔七分　半夏八

1　甘草:此前原衍"茯苓"二字,據本方第三味藥卽"茯苓",此重複,故刪。

2　神妙列仙散:本書未收此方。據明代《赤水玄珠》卷十三載"神妙列仙散":"神妙列仙散　飲酒所傷,以致遍身疼痛,腰腳強跛,手足頑麻,胃脘疼痛,胸膈滿悶,肚腹膨脹,嘔吐瀉痛,及酒食停久,或一切積聚,黃疸,热鼓,并皆治之。沉香、木香、茴香(炒)、檳榔(各一錢)、扁蓄(三錢)、大黃(微炒,一兩)、麦芽(一兩半)、瞿麦(五錢)。右末,每服三五錢,五更熱酒調下。能飲者多飲二三杯不妨,仰面臥,手叉胸前,至天明,取下大便如鱼脑,小便如血,效。忌生冷、硬物、荤腥,惟啖米粥。"供參考。

分　乳香　没藥　甘草各三分

右咀片，水二鍾，薑三片，煎服。

通草湯

治腹痛，小便不利。

當歸　桂枝　通草各一錢　白芍二錢　細辛八分　甘草炙，五分　枳殼麩炒，一錢半

右水一鍾半，薑三片，棗二枚，煎一鍾，溫服。

一撚金

治一切心腹絞痛，四肢逆冷，急欲打沙者，其效如神。

五靈脂　小茴香炒　乾薑炒　香附子去毛，炒　當歸酒浸，焙乾，以上各五錢　陳皮去白，一兩　良薑炒，八錢半　官桂去皮，五錢　甘草炙，三錢

右共爲末。每服三錢，熱酒調下，不拘時，被蓋微汗卽愈。忌生冷之物。

附　腹痛單方

凡心腹疼痛，用乳香、没藥各等分，爲細末，每空心溫酒送下三錢。或老樟樹赤心的鋸屑一兩，乳、没各一錢，爲末，米糊爲丸，滾水送下。如絞腸痧腹痛，用明礬五錢，爲末，井水調服。如男婦因房事腹臍下痛，用大附子、黃連各一兩，炆水服。

一方

治腹痛甚者，用老葱頭去皮、鬚，細研，入芝麻油調之，灌下喉卽醒。

一方

治蛔蟲攻心腹痛，用薏苡仁根一斤，切細，以水七升，煮取三升，食盡服之，蟲死盡出。或以苦楝根煎服。或乾漆炒烟[1]盡，爲末，酒服。

一[2]方

治肚痛，用鹽一撮，滾水調下，卽止。

1　烟：原脱。據上文乾漆炮制法補。
2　一：原脱。據本書体例補。

脅　痛

脅下疼痛，乃是肝火盛，木氣實，痰與死血相伴，鬱積於胸脅，流注于左而左痛，流注於右而右痛。人或有忿怒憂思之氣，素含於中，發而上衝，被濕痰死血阻滯，不得宣行，所以作痛。亦有火鬱於胸脅而作痛者，又當以開鬱降火之法治之，不可混同一例。

脅痛主方

半夏　茯苓　陳皮　白蒼术　川芎　青皮　龍膽草　柴胡　黃芩　甘草

生薑煎服。○右脅痛，加枳殼。○左脅痛，加枳實。○火鬱者，加黃連、梔子、香附。○痰流者，倍加半夏、南星。○瘀血作痛者，加歸尾、生地、赤芍、桃仁、紅花，或乳香、沒藥煎服。○性急多怒之人，時常腹脅作痛，加炒白芍煎服。甚者以煎藥送下當歸龍薈丸方見耳類。○肥白人氣虛，發寒熱而脅下痛，用參、芪補氣，柴胡、黃芩退熱，木香、青皮調氣。○瘦弱人寒熱脅痛，多怒者，必有瘀血，宜桃仁、紅花、柴胡、青皮、芍藥、川芎、香附、歸尾之類，或加大黃以行之。○氣弱人脅下痛，脈細緊或弦，多從怒氣勞役得者，宜八物湯，用生地黃加木香、青皮水煎服。或加桂。○發寒熱脅痛，似覺有積塊，必是飲食太飽，勞力所致，必用龍薈丸治之方見耳門。○或咳嗽脅痛者，二陳湯加南星、青皮、香附、青黛、薑汁，或用四物湯加青皮等藥以疏肝氣。○若肝火脅痛，又脅下有食積一條扛起者，并用黃連六兩、吳茱萸一兩，湯泡，爲末，蒸餅糊丸如綠豆大，每淡醋湯送下三十。

柴胡瀉肝湯

治鬱傷肝，脅痛在左者。

柴胡一錢二分　青皮麩炒，一錢　黃連炒，八分　當歸酒洗，一錢二分　芍藥一錢　甘草五分　山梔子炒　龍膽草酒炒，各八分

右水煎服。○如左脅疼痛不可忍者，用枳實炒、川芎各五錢、粉甘草二錢五分，爲末，每二錢，姜棗湯送下。

推氣散

治右脅痛，脹滿不食者。

枳殼　桂心各一兩　甘草一錢半，炙　片子薑黃一兩

右爲末。每服二錢，姜棗湯或酒調下。

控涎散

治兩脅走痛，有痰積者。

甘遂去心　川大戟去皮　白芥子痰在脅下，非白芥不能達

右等分，爲末，糊丸如梧桐大。每服五十丸至百丸，食後、臨臥淡姜湯下。

加味桃仁承氣湯

治積血日久，胸脅疼痛。

桃仁九粒，去皮、尖　厚朴一[1]錢半　枳實炒　鬱金　香附　青皮　桔梗　丹皮各五分　黃連　栀子炒　檳榔各七分　生地五分　甘草四分　紅花八分

右水一鍾半，薑一片，煎一鍾，食遠服。

附　脅痛單方

用黃連薑汁炒，爲末，粥糊丸，溫酒下。或小茴炒，一兩、枳殼麩炒，五錢，爲末，每鹽湯調下二錢。或姜蟲炒、桂枝各五錢、甘草炙，三錢，爲末，米湯下。

腰　　痛

腰乃腎之外候，腎虛者多，或有瘀血，有濕熱，有痰氣，有挫閃。但腎虛者，宜補腎生精；瘀血者，宜破血行氣；濕熱者，宜燥濕降火；痰氣者，宜豁痰行氣；挫閃者，行氣和血，下之可也。

腰痛主方

當歸六分　川芎八分　白芍酒炒，八分　黃柏酒炒，六分　知母酒炒，六分　杜仲酒炒斷絲，一錢　陳皮一錢　沉香二分，另研和藥　乾薑微炒，五分　牛膝酒洗，六分　甘草炙，五分

1　一：此前原衍"各"字。據文義刪。

右剉劑，薑、棗煎服。○如腰疼不已，脉浮而澀，腎氣虛，加枸杞子二錢、五味子七個、淮生地一錢、天門冬八分。○腰疼，日輕夜重，脉芤澀者，瘀血也，宜加桃仁粉、紅花、蘇木各一錢、没藥八分。○腰疼，遇天陰或久坐而發，脉見緩者，濕也，宜加防己八分、蒼术米泔浸，一錢、防風三分、木瓜八分。○腰間重痛，脉滑者，痰也，加南星泡、半夏泡，各一錢。

當歸活血湯

治寒濕，氣血凝滯腰痛。

當歸酒洗　杜仲薑汁炒去絲，各五錢　赤芍藥　白芷　威靈仙各三錢　肉桂一錢

右用水、酒各一鍾，煎至一鍾，空心服。加羌活二錢、防風一錢，亦好。○如腎氣虛弱，爲風濕所乘，流注腰膝掣痛，不能屈伸者，亦宜此方。○如寒濕腰痛，見熱則減，遇寒則增，宜用五積散加茱萸、杜仲。

腎着[1] 湯

治腎虛傷濕，身重腰冷，如坐水中，不渴，小便自利。

乾薑泡　茯苓各四兩　甘草炙　白术各二兩

右咀片，每服五錢，水煎，空心服。

燥濕清熱湯

治濕熱腰痛，動止滯重，不能轉動，遇天明[2]或久坐則發者。

當歸酒洗　杜仲鹽酒制，炒去絲　黃柏酒制炒　蒼术米泔水浸，炒　川芎　故紙炒，各一錢　白术一錢

右咀片，水煎，空心服。一方無當歸、故紙。

豁痰飲

治痰積腰痛，脉滑者。

---

1 着：原字闕。此方爲《金匱要略》卷中治"腎着之病"方，據補。原方名爲"甘草乾薑茯苓白术湯"。方中第一味藥"乾薑"原亦闕，同據補。

2 明：疑爲"陰"之誤。

半夏姜制，一錢半　南星薑制，一錢半　茯苓八分　黃柏炒　陳皮各一錢　甘草五分　蒼术米泔制，各一錢

右剉，水煎，空心服。

逐瘀飲

治瘀血腰痛，日輕夜重，脉澀者。

川芎七分　芍藥一錢　桃仁九枚　當歸酒洗，一錢五分　紅花酒洗，八分　杜仲鹽酒制，炒去絲，一錢　香附一錢

右剉，水煎，空心服。

復元通氣散

治剉[1]閃腰痛者。

廣陳皮　小茴香　南木香　大甘草　川山甲蛤粉炒，各一兩　玄胡索　白牽牛炒，各一兩

右爲末，每服一錢，熱酒調服。○又方，用生薑一斤，取真汁四兩、水膠一兩，同煎成膏，厚紙攤，貼腰眼內，極效。

滋腎補陰丸

治腎虛腰痛，動止軟弱，脉弦大而虛，疼不已者。

當歸　芍藥　黃芪　杜仲酥炙去絲　知母酒炒　黃柏酒炒　故紙炒　枸杞　龜板酥炙　五味各一兩

右爲末，煉蜜[2]同猪脊髓和丸如梧桐子大。每服八九十丸，空心鹽湯下。

青娥丸

治腎虛腰膝足痛，滋腎，益陰壯陽，久服奇效。

破故紙川者佳，洗淨，酒浸少時，隔紙炒香，四兩　杜仲四兩，去粗皮，薑汁炒去絲　胡桃肉湯泡，去皮，八兩　川萆薢真者，四兩，一兩鹽水浸，一兩米泔水浸，一兩童便浸，一兩無

1　剉：此處文義欠通。明代李中梓《醫宗必讀》卷八“複元通氣散”作“挫”，供參考。

2　蜜：此后原衍“丸”字。據文義刪。

灰酒浸,各浸一宿,曬乾　知母蜜炒,四兩　黃柏蜜炒,四兩　壯牛膝去蘆,酒洗淨,四兩

右爲末,春夏用糯米糊,秋冬煉蜜,將胡桃肉搗爛爲膏,和勻搗千餘下,丸如梧桐子大。每服七八十丸,空心鹽酒,或鹽湯下,以乾物厭之。

杜仲散

治腎虛腰痛。

巴戟去心　杜仲炒去絲　肉蓯蓉去鱗　大茴香炒　破故紙酒炒　青鹽煅,已上五錢

共爲細末,每服一錢,放豬腰子内,以豆腐包,濕放灰火煨熱,空心熱酒嚼下,一服卽愈。○閃跌作痛者,用風門左金丹三十丸,空心熱酒下,卽愈。○風濕作痛,以致遍身肢體兼痛者,宜用當歸拈痛湯,一劑而愈。

秘傳藥酒

專治虛損,腰腿疼痛不可忍者。

海桐米泔水浸洗　牛膝去梗,水洗　薏苡仁水洗,各二兩　地骨皮水洗　五加皮米泔水洗　川芎水浸洗　羌活水洗　白术米泔水浸二日　蒼术米泔水浸洗,各三兩　當歸酒洗,二兩五錢　甘草去皮,五錢　生地黃酒洗,八兩

右剉碎,入絹袋内,用好黃酒二十斤於瓷瓶内浸七日,方將藥酒溫熱服之。上部痛,食後飲;下部痛,空心飲。

附　腰痛單方

用杜仲三錢,藥酒制炒爲末,以豬腰子一個,薄切五七片,以鹽、椒醃去腥水,摻藥末在内,包以荷葉,外加濕紙再包,灰火煨熱,酒下。

又方

先服發散藥一帖,後用新雞一隻,去雜,洗淨,將杜仲二兩、生薑一兩,入雞腹内,線縫,煮爛,去藥滓,吃雞肉、酒。此二方治腎虛腰疼,屢試有驗。

疝氣　疝脉弦急,或細或動,牢急者生,弱急者死

疝氣者,疝本肝經,宜通勿塞,與腎經無干。或無形無聲,或有形如瓜,有

聲似蛙。是疝氣痛也，始初溫熱在經，鬱久後感寒氣，外束不得疏散，所以作痛，不可執作寒論，須用寒熱相兼治之可也。

疝氣主方

吳萸　木香各七錢　茴香酒炒　玄胡索　蒼术米泔浸　香附　當歸　川烏泡，去皮，減半　山梔炒　益智仁各一錢　砂仁七分　甘草三分

右剉劑，薑三片，燈心一團，水煎，磨木香調服。○如脹悶痛，加乳香、枳實。○有瘀血脹痛，加桃仁、川芎，去益智、山梔。○腎氣注上，心痛悶欲絕者，加沉香、枳實，去益智、山梔。

青皮散

治小腸氣，痛不可忍者。

青皮去穰[1]，二兩　烏藥搗碎，酒浸一宿，炒　高良薑　小茴香各一兩

右爲細末，每服二錢，熱酒下。

二薑飲

治疝氣，膀胱腫脹疼痛。

良姜一錢五分　乾薑炮，一錢　小茴二錢　青皮一錢五分　烏藥泡，一錢　甘草炙，一錢　升麻五分

右剉劑，加薑三片，水煎服。

三味袪疝散

治疝氣久而不愈，發作無時，心腹冷痛，腸鳴氣走，身寒自汗，大腸滑泄。

附子炒，去皮、臍　玄胡索各一兩　木香不見火，五錢

右爲粗末，每服四錢，加薑七片，水一盞，煎至七分，溫服。

神妙丸

治疝氣，小腸氣，膀胱氣，盤腸氣，木腎氣，偏墜氣。

1　穰：原作"瓜"，文義不通。據上文青皮炮制法改。

硫黄溶化，傾入水中，撈起，研細末，三分　荔枝核一錢五分，砍碎，炒黄色　川芎鹽水浸，撈起切片，五分　木香一錢　吳茱萸鹽酒炒，一錢　大茴香一錢半　沉香　乳香　橘核各一錢

右爲末，酒糊爲丸。每服五十，空心米湯下，酒亦可。

天真丸

治偏墜寒疝，如神。

沉香　巴戟酒浸，去心　茴香鹽炒，去鹽　萆薢酒浸炒　葫蘆巴炒　破故紙酒浸炒　杜仲薑汁炒　黑丑鹽炒，去鹽　琥珀各一兩　桂心五錢

右爲末，用原浸藥酒煮糊爲丸如桐子大。每服五十丸，加至八十丸止，空心溫酒送下。

附　疝氣單方

凡遇諸疝，用雄猪腰一對，不見水，去膜切片，用大、小茴香各二兩，俱炒，爲粗末，與腰子拌匀。再以前猪尿胞入藥在内，紮緊，用好酒三碗入砂鍋懸煮至半碗，取胞切碎。連藥焙乾，爲末，將煮藥剩酒打麵糊爲丸如梧桐子大。每空心好酒送下七十丸。

一方

治遠年近日小腸疝氣，臍下撮痛，外腎偏墜，囊間濕癢，抓成瘡癬，用澤瀉去毛，二兩，爲末，酒煮麵糊爲丸如梧桐子大。每服五十丸，鹽湯、酒任下。

一方

治血疝，用苦楝七個，炮，爲末，空心溫酒下。

脚氣 附足跟轉筋及左右手痛

脚氣之症，各有分別。如腫者，名濕脚氣。濕者，筋脉馳長而軟，或浮腫，或生臁瘡之類，謂之濕脚氣，宜利濕疏風。不腫者，名乾脚氣。乾卽熱也，筋脉綣縮攣痛，枯細不腫，謂之乾脚氣，宜潤血清燥。若脉浮無汗，走注，爲風勝，宜汗。脉遲拘急，掣痛，爲寒勝，宜溫。脉細腫滿，重痛，爲濕勝，宜滲。脉數，燥渴便實，爲熱勝，宜下。因類施方，未有不效。

脚氣主方

蒼术米泔浸,炒　白术土炒　知母鹽水炒　黃柏鹽水炒　條芩酒炒　檳榔　木通　羌活各八分　當歸　芍藥　生地　木瓜　獨活各一錢　防己八分　牛膝八分　甘草三分

有寒,加紫蘇。○發熱,加黃連炒,八分。○痛多,加木香另磨、山梔炒,六分。○腫多,加大腹皮黑豆湯洗,炙,六分、滑石研,一錢、半夏湯泡,八分。○如濕熱重者,加澤瀉、香附、枳殼。

五味絕勝飲

治脚氣屢驗。

麻黃三兩,去根留節,炒　黃薑鹽三兩,炒　乳香　没藥各五錢　丁香一錢

右各爲末,和勻,每服一兩,好酒調下,卽取醉,汗出至脚爲度,俟汗乾卽愈。後再用桃、柳、槐、梅、桑五樣軟枝煎湯,先飲好酒三碗,乘熱再洗,以脚住痛爲妙。

獨活寄生湯

治腎氣虛弱,中濕而脚膝偏枯冷痹。

獨活　桑寄生　牛膝　杜仲　秦艽　桂心　細辛　川芎　白芍　熟地黃　茯苓　當歸　人參　軟防風　甘草

右劑生薑三片煎服。外用金鳳花、柏子仁、朴硝、木瓜煎洗浴,每日三次。

清燥湯

治脚氣,發熱紅腫。

黃芪蜜炙,七分半　黃連五分　蒼术米泔浸,五分　五味子四粒　白术　橘紅各二分半　人參一分半　麥門冬去心,二分　當歸酒洗,一分　生地一分　神麴炒,一分　白茯去皮,一分半　澤瀉二分半　猪苓二分　黃柏二分,酒炒　柴胡去蘆,五分　升麻一分半　甘草炙,一分

右剉劑,水二鍾,煎至一盞,去渣,空心稍熱服。

蔞實湯

治風痰流脚膝腫痛。

全蝎去頭足,炒,一錢　薑蠶土炒,直者　陳皮去白　瓜蔞仁去油　軟石膏　黃連炒,各一錢　蓬术醋炒　半夏薑制,各七分　桔梗炒　青皮去穰,各八分　甘草三分　神麯炒,八分　枳實炒,八分

右剉劑,水二鍾,薑三片,煎一鍾,空心熱服。

治手脚風[1]氣如神

當歸　威靈仙　海風藤要真者　生地　牛膝　杜仲炒去絲,各五錢　枸杞子　漢防己各四錢　蒼术　芍藥　川芎各三錢　五加皮六錢　人參五錢　木瓜五錢,如手風則木瓜不同

用好酒十五斤,將前藥用絹袋盛之,煮三炷香,將泥封固,埋土三日後服之。

治鶴膝風方

主膝頭痛,砑子骨腫痛者。

真蘄艾,每一次用半斤,煎水,乘熱蒸洗,洗一次卽消,一日洗數次盡消。

治鶴膝風方

年久石灰　芙蓉葉　生薑　菖蒲各四兩

右爲末,打成一塊,分作膏藥一般貼在患處,三次卽安。

治鶴膝風

骨節腫痛,兩腿不能動者。

防風　熟地　白术　人參　川芎　黃芪　香附　羌活　牛膝　杜仲　當歸　甘草

右水二鍾,空心服。

附　脚氣單方

治脚氣風濕腫痛,不拘久近,用生薑搗爛鋪患處,艾灸之,如熱疼,又取

---

1 風:原作"瘋"。據方內用"風"字改。

起，又灸，以愈爲度。

一方

治孕婦脚痛腫，用橘柑葉煎水洗之。

一方

治脚軟，用商陸根切如小豆大，煮令熟；更入綠豆，同爛煮爲飮。每日以此煮服，以愈爲度。

一方

治腎虛脚軟，用杜仲一兩，切片，酒炒，酒水共盞半，煎服。

一方

治足跟痛及轉筋，皆屬血熱，但跟痛宜四物湯加黃柏、知母、川牛膝；轉筋，宜四物湯加酒芩、紅花煎服。筋動於足大指上至大腿近腰結了，此奉養厚，困風寒而作，再加蒼术、南星。

出　汗

出汗之證，爲病雖一，其源不同。自汗者，乃陽虛、氣虛，有濕也。陽氣虛，則不能保護肌表，故醒時津津然而汗出矣，治宜實表燥濕。盜汗者，乃陰虛、血虛，有火也。陰血虛則不能榮養於中，故睡時湊湊然而汗出矣，治宜滋陰降火。又有無病而常自汗出，與病後多汗皆屬表虛，衛氣不固，榮血泄漏也，治宜益氣養血。若汗出髮潤，汗出如油，汗凝如珠，其難治明矣。

自汗主方

治氣虛自汗，脉微而緩，或大而虛微者宜之，或兼夢遺者亦宜之。

黃芪蜜炙　白术土炒　知母蜜炒　酸棗仁微炒　柏子仁微炒　牡蠣煅，研　白茯各一錢　熟地一錢　麻黃根八分　龍骨煅，研末，五分　人參五分

右剉劑，煎服。○若覺陰虛火盛者，加玄參一錢。○若無傷風，衛氣不與營氣而自汗者，加桂枝三分外，以雌雞、豬肝、羊胃作羹，牛羊脂酒服，皆有益於汗。

盜汗主方

治陰虛盜汗，脉細而數，或弦澀虛數微者宜之，無夢遺者亦宜之。

當歸身　熟地黃　白芍藥煨　黃柏蜜炒　白术土炒　柏子仁炒,各一錢　牡蠣粉一錢　白茯神一錢　黃連酒炒,五分　甘草炙,五分　麥門冬去心,一錢　浮小麥微炒,一撮

右剉劑，煎服。○若盜汗甚者，亦加麻黃根五分、龍骨五分，或單以黑豆、浮麥各一把，煎服。

黃芪白术湯

治自汗陽虛。

黃芪一錢半　人參一錢　白术麩炒,一錢一分　當歸八分　甘草炙,五分

右用浮小麥一撮，水一鍾半，煎七分，食遠服。忌五辛熱物。○若自汗時常而出者，加熟黃、白芍、棗仁、煆牡蠣各一錢、陳皮五分、烏梅一個。

當歸六黃湯

治盜汗陰虛作熱。

當歸　生地黃　熟地黃各一錢　黃連炒　黃柏炒　黃芩炒,各八分　黃芪一錢半　牡蠣煆,五分

右用水二鍾，煎一鍾，臨臥通口服。○若患盜汗虛極，每夜濕被數重，六脉沉伏，加人參七分、黃芪三倍，再以童便煮附子三分，一二服必愈。愈後用八物湯加黃柏、知母調理。

黃芪湯

治因喜怒驚恐，房室虛勞，以致陰陽偏虛，或發厥自汗，或盜汗不止。

黃芪蜜炒,一錢　白苓八分　熟地黃一錢五分　天門冬去心,一錢　麻黃根八分　防風一錢　龍骨煆,八分　五味子二十粒　當歸身　浮小麥各一錢　甘草炙,五分

右剉劑，水煎服。

牡蠣散

治體虛，常常自汗，驚惕不寧者。

牡蠣煅,末,一兩　黃芪蜜炙　麻黃根各一兩　白术土炒,五錢　甘草炙,二錢半　浮小麥百粒

右爲粗末,每服五錢,滾白湯臨臥溫服。

清肺湯

治痰病有汗者。

山梔酒炒　貝母去心　天門冬去心　甘草各八分　黃芩酒炒,二錢　麥門冬去心,一錢　黃芪蜜炒,一錢

右剉劑,水煎服。

漏風湯

治飲食則汗如洗。

牡蠣童便煅,一錢　白术一錢半,炒　防風二錢半

水一鍾半,煎一鍾,食後服。

白术散

治自汗、盜汗,通用效力。

白术四兩,以浮麥半斤,同用水五碗煮乾,炒黃,去麥不用,將白术爲末聽用。每服三錢,浮麥湯送下,不拘時,神效。○此症惟虛汗,髮潤如油,氣喘,汗珠下流,目中無神者不治。

附　汗症單方

凡自汗盜汗,服藥不便,可用五倍子爲細末,以唾調填臍內,絹帛縛定,立效。如別處無汗,獨心孔一片有汗,宜養心血,用艾煎湯,調茯苓末一錢服之。如陰囊出汗,用蜜陀僧研令極細,加蛤粉,撲患處。如遍身汗出不止,乘露采新桑葉烘乾,爲末,每服二錢,米湯下。

惡 寒 發 熱

夫惡寒發熱,或倏寒而倏熱者,有外感、內傷、火鬱、虛勞、瘧疾、瘡瘍等

症之分。若外感風寒者，以邪氣在表，法當散之。半表半里者，和解之。火鬱者，則發之。瘧病寒熱者，初則解之，久則截之。瘡瘍寒熱者，則以外科法治之。惟虛勞內傷，時寒時熱者，非陽虛則陰弱也，何則？陽氣虛則陰往從之，以陰乘陽分，故惡寒也；陰氣虛則陽必乘之，以陽乘陰分，故發熱也。此陰陽自相戕賊為病，亦非邪之所為，雖有寒熱，無乃陰虛陽弱所發之標，惟治其本，則標自蔑矣。若欲妄治，以濕勝寒，則陰火有妨，以寒攻熱，則脾胃愈弱。虛虛實實，咎將誰歸。

惡寒發熱主方

尋常外感，惡寒頭痛，羌活衝和湯微汗即止方見傷寒。內傷陰虛，惡寒自汗，全不任風寒者，宜人參、甘草、白术、桂枝、黃芪之類，或加附子。○若盡夜惡寒者，單用人參、黃芪、桂枝、附子，峻補其陽。○若久病，陽氣鬱陷，惡寒者，宜用升麻、乾葛、人參、附子、白芷、草蔻、蒼术、甘草、葱，煎服。○若挾痰惡者，宜用苦參、赤小豆各一錢，為末，韭汁調服探吐，吐後以川芎、南星、蒼术、黃芩糊丸，白湯下。冬月去芩，加薑汁為丸。○若素病虛熱，忽覺惡寒，須臾戰慄如喪神守，乃火炎痰鬱，抑遏清道，不能固密腠理，四物湯加黃芩、黃連、黃柏，或合二陳湯。○若火尅肺，灑淅惡寒者，治宜甘草、酒芩、桔梗、山梔、麥門冬、五味子之類。○若惡寒糞燥者，當歸、川芎、地黃、芍藥、大黃下之。○若久病過服熱藥惡寒者，先探吐痰後，治宜防風通聖散加生地、當歸。○若酒熱內鬱惡寒者，宜用黃芪一兩、葛根五錢，煎服，大汗而愈。○若陰虛微惡寒而發熱者，治宜四物加陳皮、半夏、白茯苓、知母、黃柏、地骨皮。○若陽明症發熱，發于未申時，其脉大而長實，宜大承氣湯主之方見火門。○若陰虛症發熱，發於子午後，其脉浮細而數，四物湯加知母、黃柏、地骨皮、牡丹皮。○若血分積熱，發熱於下半日，其脉沉實而數，當歸、白芍、地黃、柴、芩、甘草主之。○若氣分積熱，發熱於上半日，柴胡飲子、白虎湯主之方見傷寒。○若內傷勞役發熱，脉虛而弱，倦怠無力，不惡寒，乃胃中真陽下陷，內生虛熱，補中益氣湯主之方見內傷門。○若內傷色欲，陰虛發熱，便硬能食者，治宜當歸、川芎、地黃、芍藥、知母、黃柏、前胡、柴胡、貝母、杏仁，或滋陰降火湯方見火門。○若內傷思慮，血虛發熱，及神昏恍惚，眼燒者，歸脾湯主之方見健忘門。○若凡飢飽勞役，傷胃陽虛，口中無味，晝熱夜輕者，俱宜補中益氣湯，甚加附子見內傷門。○若凡房勞思恐傷腎，陰虛，口中有味，夜熱畫輕者，俱宜四物湯加知母、黃柏、黃芩，甚者加童便、龜板。○若陰陽兩虛，晝夜發熱，煩渴不止者，宜當歸一錢、黃芪五錢，煎服。○若因飲酒發熱，用青黛、瓜蔞，入薑汁，每日數匙入口中，三日而愈。

黃芪建中湯
治內傷表分，衛虛惡寒者。
黃芪　肉桂　芍藥　當歸　甘草
○薑、棗、飴糖煎服。

火鬱湯
治內傷生冷，鬱遏陽氣，及脾虛伏火，只手足心熱，肌膚不甚熱，自汗不食者。
升麻　葛根　柴胡　白芍各一兩　防風　甘草各五錢
右剉，每服五錢，入連鬚、葱白三寸煎，稍熱，不拘時候。

地參散
治骨蒸肌熱，一切虛煩。
地骨皮　防風去蘆，各一兩　人參　雞蘇　甘草各二錢半
右剉，每服一兩，生薑三片，淡竹葉五片，水二盞，去[1]滓，通口服，不拘時候。

人參地骨皮散
治臟中積冷，榮中熱，脉浮，陰不足陽有餘之症。
茯苓去皮，五錢　知母　石膏　地骨皮　人參　柴胡去蘆　生地　黃芪各一兩五錢
右剉，每一兩，薑三片，水二盞，煎一盞，去滓，通口服，不拘時候。

---

1 去：此前當有脫字或爲“煎一盞”三字。

防風當歸飲子

治煩渴發熱，虛煩蒸病。

柴胡　人參　茯苓　甘草各一兩　滑石三兩　大黃九蒸九曬　當歸各五錢　芍藥　防風各半兩

右剉，每服一兩，水二盞半，薑三片，煎至一盞半，去渣，通口服，不拘時候。如有痰，加半夏。泄者，去大黃。

附　惡寒發熱單方

一方

治挾痰濕，惡寒，苦參、赤小豆末，各一錢，韭汁調服，探吐。

一方

治因酒發熱者，宜青黛、瓜蔞仁，入薑汁，每日服數時，效。

卷之八

金溪　龔居中　應圓父編輯
潭陽　劉孔敦　若樸父參訂

癆瘵

男女二十前後，色欲過度，損傷精血，必生陰虚火動之疾，或發熱盗汗，咳嗽吐痰，甚則帶血，日輕夜重，飲食無味，倦怠無力，肌肉消瘦，毛髮枯槁，此爲癆瘵之疾也。輕者期以歲月，重者期以彌年。服涼藥則薄胃口，服熱藥則消爍肌膚。此病之難治也。必清心寡欲，薄滋味，戒房事，日日服藥，庶得延生。不然，則難矣。調養之法，滋陰降火，有熱清熱，有痰化痰，有嗽理肺，有汗止汗，隨症施治。丹溪之法最善，葛可久十藥神書爲良，擇而取之，得其旨矣。

癆瘵主方

川芎一錢　當歸一錢三分　白芍藥一錢三分　黃柏蜜水浸，火炙，七分　陳皮去白，七分　白术炒，一錢二分　乾薑炒紫色，三分　天門冬去皮心，一錢　知母一錢，蜜水拌匀，炒　甘草炙，五分　生地黃五分，酒洗　熟地黃一錢

右用生薑三片，水一鍾半，煎八分，空心服，加減於後。○咳嗽盛，加桑白皮蜜炒、馬兜鈴各七分、五味子十粒。○痰盛，加半夏姜制、貝母、瓜蔞各一錢。○盗汗多，加牡蠣、酸棗仁各七分、浮小麥一錢。○潮熱盛，加沙參、桑白皮、地骨皮各七分。○夜夢遺精，加龍骨、牡蠣、山茱萸各七分。○赤白濁，加白茯苓一錢、黃連三分。○衄血、咳血，出於肺也，加桑白皮一錢、黃芩、山梔各五分，炒。○涎血、痰血，出於脾也，加桑白皮、貝母、黃連、瓜蔞仁各七分。○嘔血、吐血，出於胃也，加山梔仁炒、黃連、乾葛、蒲黃炒，各一錢、韭汁半盞、薑汁少許。○咯血、吐血，出於腎也，加桔梗、玄參、側柏葉炒，各一錢。○如先血症，或吐、衄盛大者，宜先治血。治法：輕少者，涼血止血；盛大者，先消瘀血，次止之、涼之。蓋血來多，必有瘀於胸膈者，不先消化之，則止之、涼之，必不應也。葛可久方，宜次第檢用。內唯獨參湯，止可施於大吐血後昏倦，脉微細，氣虛者。氣雖虛而復有火，可加天門冬三四錢。蓋此病屬火，大便多燥，然須節調飲食，勿令泄瀉。若胃氣復壞，泄瀉稀溏，則前項寒涼之藥又難安矣，急宜調理脾胃，用白术、茯苓、陳皮、半夏、神麯、麥芽、甘草等藥。俟胃氣復，然後用前本病藥收攻[1]，後可常服補陰丸及葛可久白鳳膏等藥。

1　攻：通“功”。《墨子·非攻》：“易攻伐以我國，攻必倍。”

清熱化痰湯

治虛勞嗽，發熱吐血。

當歸　川芎　白芍　地黃各一錢　陳皮　厚朴　蒼术各五分　甘草五分　半夏四分　茯苓四分　黃芪蜜炒，三分　栀子酒炒　白术各二分　黃芩酒炒，三分　黃連酒炒　黃柏蜜炙　柴胡　五味子　杏仁麩炒　桑白皮炒，一分　天門冬去心，一分

右作一劑，加薑三片，棗二枚，煎出，加童便一盞，臨晚食速服。○如痰清，加瓜蔞仁。○腫，加枳殼、厚朴。○飲食不進，加神麯、麥芽。

滋陰降火湯

治虛勞發熱，飲食少進。

當歸　芍藥　川芎　生地黃　熟地黃　陳皮　天門冬去心　半夏　甘草　茯苓　麥門冬去心　知母　白术　牡蠣　黃柏　五味子各七分

右剉劑，薑三片，煎服。○飲食少，加留白陳皮、神麯、麥芽、山查肉各五分。

保和固真湯

治虛勞病。

生地黃酒洗　地骨皮水洗　白芍藥各一錢　當歸酒洗　川芎　前胡　紫蘇　天門冬去心，酒洗　麥門冬去心，酒洗　北柴胡　阿膠麩炒，七分　厚黃柏酒炒，六分　鮮知母炒，六分　半夏泔洗七次，薑汁制　陳皮　茯苓各五分　馬兜鈴去膈，四分　瓜蔞仁三分　五味子十粒　甘草二分

右剉劑，薑三片，煎服。○發熱，加童便一小盞。

清金湯

治一切勞嗽。

桑白皮　薏苡仁　陳皮　半夏　阿膠麩炒　百合　貝母　款冬花夏布包　白茯苓　甘草炙　粟殼去筋、頂蓋，蜜炒黃色　杏仁去皮、尖，麩炒　紫蘇各一錢　人參五分

右剉一劑，加薑三片，烏梅一個去核，棗一枚，水煎服。

柴前烏梅連散

治骨蒸勞熱，三服而除。

柴胡[1]　前胡　烏梅　胡黃連各等分

右每服四錢，加豬膽汁□□[2]、豬脊髓一條，韭白、童便煎服。

地仙散

凡人年四十以下，患勞怯，且不必補，只先退潮熱，調理可愈。此方退潮如神，方外有接天梯之術，宜先用此方。

地骨皮二錢五分　防風一錢五分　薄荷葉一錢五分　甘草梢炙，一錢　烏梅七分半

右用水煎三次，午後頓服。

消化丸

治熱嗽，痰甚壅盛。

青礞石煅　白礬飛過　牙皂去皮弦　南星　半夏　茯苓　廣陳皮各三兩　枳殼　枳實各一兩半　薄荷　黃芩各一兩　沉香一錢

右薑汁打神麴糊爲丸。每服百丸，飴糖伴服，次嚼太平丸[3]，二藥相攻，嗽必除根矣。

黃芪鱉甲散

治虛勞客熱，肌肉消瘦，四肢煩熱，心悸盜汗，減食多渴，咳嗽有血。

鱉甲浸去裙，醋煮　天門冬去心，各五兩　知母焙　黃芪　赤芍各三兩半　秦艽　地骨皮　白茯苓　柴胡去蘆，各三兩三錢　桑白皮二兩半　生乾地黃酒焙，三兩　半夏黃　甘草炙　紫菀各二兩半　人參六分，肺熱忌用　肉桂　苦梗各一兩六錢五分

右剉，每服五錢，水一盞，煎七分，食後溫服。

秦艽鱉甲散

治氣血勞傷，四肢倦怠，面黃肌瘦，骨節煩疼，潮熱盜汗，咳嗽痰唾者。

1　柴胡：原爲二字闕。據方名補。

2　□□：原爲二字闕。參上文豬膽汁用量爲“一匙”，供參。

3　太平丸：此方見卷五“血症”。

荆芥　貝母去心　天仙藤　前胡去蘆　秦艽去蘆,洗　青皮去白　柴胡去
蘆　白芷　甘草炙　廣陳皮　鱉甲醋浸,炙,各一兩　白乾葛二兩　肉桂去皮,半
兩　羌活半兩

右爲末。每服二錢,加三錢,水二盞,薑三片,煎至八分,熱服。

癆症仙方

專治五勞七傷,吐血咳嗽,子午生潮。

黃芩　胡黃連　漢防己　知母　羌活　獨活　生地黃　歸尾　熟地
黃　牛蒡子　貝母　杜仲　扁柏　桑白皮　枸杞　天門冬　麥門冬

右爲散,白木槿花如無花以根代之、茅根煎服。

轉手斷根仙方

紫河車一個,焙,用新丸,須初胎者佳,焙乾,宜童男者　白茯苓二兩　桑白皮粉
一兩　荆芥三錢　家葛粉五錢

用猪肺一具,不可落水,將肺涿[1]混皮同用,新瓶一個,上用粗碗蓋定,炆
至熟爛,取出焙乾,入前藥,再加核桃肉二兩。若冷汗,加熱蒸椒末一錢、茯神
五分、貝母一錢。右爲細末,煉蜜爲丸如梧實子大。每三五十丸,白湯送下。

地膚子湯

治癆瘵,五心煩潮,小便不通,疼痛有濁,腰脹。

當歸　白芍　瞿麥　地膚子　木通　黃柏炒　知母炒,各一錢　赤茯一
錢　甘草五分

右剉劑,水二鍾,燈心五十,竹葉三十,煎一鍾,空心服。

玄參梔子湯

治癆喘急,身腿發班,乃因癆多動火氣,正凝滯則爲喘發班,此藥主之。

當歸　生地　麥門冬炒　白术炒　黃柏炒　知母炒　黃芩　白芍　川
芎　陳皮　地骨皮各一錢　甘草四分　山梔子炒黑　玄參各一錢二分

---

1 涿:zhuō,敲打。"將肺涿混皮"意爲敲打猪肺,使之外皮呈混濁狀。

右剉劑，水二鍾，薑一片，煎一鍾，食遠服。

十二味柴胡湯

治癆瘵發戰如瘧，先熱後寒，飲食少進，皆氣血虛極發戰，戰則動火，前熱後寒，乃氣中有熱在前也。此藥主之。

柴胡　白术炒　白茯　紫蘇　當歸各一錢　黃柏　知母各鹽水炒，各八分　玄參五分　茯神豬心血炒，一錢　天門冬去心，一錢　甘草炙，三分

右剉劑，水二鍾，薑一片，棗一枚，煎一鍾，食遠服。

十一味附子湯

治癆瘵發寒如瘧，先寒後熱，氣血衰極，此藥主之。

當歸　黃柏炒　知母炒　山藥　白芍　熟地　陳皮　白术各一錢　肉桂五分　川芎五分　熟附子三片

右剉劑，水二鍾，薑三片，棗二枚，煎一鍾，空心服。

人參茯神湯

治癆瘵，痰喘急，不知人事，自汗如水不止，亦是血虛火動之故，此藥主之。

人參　黃芪炙　白术炒　白茯　梔子炒　青黛　黃芩炒　遠志去心　茯神豬心血炒　天花粉各一錢　甘草炙，三分

右剉劑，水二鍾，薑三片，煎一鍾，溫服。

附　癆瘵單方

凡遇癆瘵，服自己小便最好，童便亦可。每以黑棗過口更妙。

一方

治癆瘵，用核桃肉四兩[1]，泡，去皮、杏仁四兩，泡，去皮、芝麻四兩，炒退皮、人參四錢，爲末，共搗，以煉蜜一斤和勻，盛瓷器內。每服二錢，燒酒下。

一方

治癆病吐膿血，取烏鴉洗淨，入瓜蔞瓢一個、白礬少許於鴉腹中，煮熟，四物食之。

1　四兩：此前原衍"各"字。此爲本方第一味藥，據刪。

一方

治虛勞，氣衝心脅，塊瘰滿起，用雄黃、大蒜各一兩，爲丸如彈子大。每服一丸，熱酒送下。

虛　損

虛損者，陰陽俱虛之謂也。日輕夜重，口中無味，陽虛之症也；午後發熱，夜半則止，口中有味，陰虛之症也。陽虛者，責在胃，飢飽傷胃則陽道虛，而以補氣爲主；陰虛者，責在腎，房勞傷腎則陰氣虛，而以補血爲主。若氣血俱虛，日夜不安，發熱煩燥，又當以補氣血爲主也。

虛損主方 附陰痿

黃柏去皮，鹽酒炒　知母去皮，鹽酒炒　龜板去弦，酥炙，各□兩，淨　北五味子去梗，一兩　懷慶熟地黃酒蒸九次，乾曬，五兩　甘州枸杞子去梗，三兩　鎖陽酥炙，二兩　白芍藥酒炒　天門冬去心，各二兩　乾薑炒黑色，三錢，冬月五錢

右爲細末，煉蜜丸如梧桐子大。每服八九十丸，空心炒鹽湯送下，冬月溫酒。不飲酒者，清米湯下。○理脾胃，加山藥、白术、白茯苓各二兩、陳皮一兩。○固精，加牡蠣煅童便淬，七錢、山茱萸肉二兩、白术七錢。○壯暖臍腹膝，加虎脛骨酥炙、漢防己酒洗、牛膝去蘆，酒洗，各一兩。○夢遺精滑，加牡蠣童便煅七次、白术各一兩、山茱萸肉、椿根白皮炒，各七錢。○赤白濁，加炒梔仁、炒黃連各五錢、白术、白苓各二兩半。○軟弱無力者，加牛膝酒洗，二兩、虎脛骨酥炙，二兩、防己酒浸洗、木瓜各五錢。○疝氣，加蒼术鹽酒炒，一兩半、黃連薑汁炒、炒梔仁各六錢、川芎一兩、吳茱萸炒、青皮各五錢。○眼目昏暗，加當歸、川芎、菊花各一兩，酒炒黃連、柴胡、烏犀各五錢、蔓荆子、防風各三錢。○左尺虛，右尺微，命門火衰，陽事不舉，加黑附子小便泡，去皮、肉桂各七錢、沉香五錢。○脾胃虛弱，畏寒易泄，加白术一兩、陳皮一兩、乾薑炒，七錢。

人參飲

人遇勞倦，辛苦過多，即服此方，免生內傷發熱之病，主於補氣。

黃芪蜜炙　人參各一錢半　甘草炙，七分　陳皮去白，一錢　白术一錢二分　麥門冬去心，一錢　五味子二十粒，打碎

右用生薑二片，大棗二枚，水一鍾半，煎八分，食前服。勞倦甚，加附子四分。

當歸飲

人遇勞心思慮，損傷精神，頭眩目昏，心虛氣短，驚悸煩熱，卽服此方。補血爲主。

當歸身　人參各一錢半　麥門冬　白芍藥酒炒　酸棗仁炒，各一錢　山梔五分　白茯神去皮、木，一錢　五味子十五粒　生地黃薑汁洗　廣陳皮　炙甘草　川芎各五分

右用薑二片，棗一枚，水一鍾半，煎八分，食遠服。

四君子湯

治一切脾胃虛弱，飲食減少，諸虛不足，無問內傷外感，病之新久，不論諸病服藥無效，宜用此劑以補之。脾胃漸充，諸病皆愈。

人參二錢　白术三錢　白茯苓一錢　炙甘草五分

右水鍾半，薑五片，棗一枚，煎七分，食遠服。○血虛，加當歸、川芎。○氣虛表不固，加黃芪、桂枝。○有痰，加陳皮、半夏。○心虛，加茯神、酸棗仁、益智仁。○嘔吐，加砂仁、藿香。○瀉泄，加山藥、白扁豆。○虛寒久瀉者，加肉豆蔻、乾薑。○咳嗽，加麥門冬、五味子。○胸腹脹滿，加枳實、白豆蔻。○有潮熱，加軟柴胡。○身體腫滿，加大腹皮、厚朴。○胸腹疼，加吳茱萸、廣木香。○大便秘結，加枳殼、桃仁、檳榔。○小便不利，加澤瀉、木通。○遍身酸疼，加羌活、紫蘇。○走氣痛，加玄胡索、木香。○小兒痘疹不出，加升麻、葛根。○女人腹疼，加香附、玄胡索。

十全大補湯

治一切虛損如神。

人參去蘆　白术炒　白茯去皮　黃芪蜜炒　當歸酒洗　熟地　白芍各一

錢　川芎　肉桂去皮　甘草去皮尖[1]，各五分

右剉劑，水二鍾，大棗一枚，生薑一錢，煎至一鍾，去渣溫服。

補中益氣湯

治一切元氣不足，中虛之症，或肥或瘦，身體沉重，四肢倦懶，心煩不安，皆可服之。

黃芪一錢，炙　人參　陳皮炒　當歸各五分　五味子七分　白芍四分　甘草炙　升麻　柴胡各三分

右剉劑，水一鍾，生薑一片，煎一鍾，食遠溫服。

十四味建中湯

治羸弱少力，面色黧黑。

當歸　白芍炒　白术炒　麥門冬去心　人參　黃芪蜜炙，各五分　甘草炙，二分　川芎　肉桂去皮　大附子炮　熟半夏各三分　肉蓯蓉去鱗　大熟地各七分　白茯五分　生薑一錢

右剉劑，大棗一枚，水一鍾半，煎一鍾，去渣，空心溫服。

固真飲子

治中年以上之人，陰陽兩虛，血氣不足，諸虛百損等症。

人參　乾山藥　當歸身　黃芪　黃柏炒，各一錢　熟地黃一錢五分　白术　澤瀉　陳皮　白茯各八分　杜仲炒　甘草炙，各七分　補骨脂　山茱萸肉各五分　五味子十粒

右㕮咀，一服，水二鍾半，砂鍋內或銀器煎至八分，食前溫服。此藥最能益氣、補氣血、和脾胃、固腎水、添精、壯筋骨、消痰降火、清氣治痰，平和無偏僻，久服耐[2]老壯氣血，妙不盡述。

六味地黃丸

治腎氣虛損，形體憔悴，寢汗，潮熱發熱，五臟齊損，瘦弱虛煩，骨蒸痿

1　去皮尖：疑誤。據《太平惠民和劑局方》卷五“十全大補湯”作“甘草炙”，義長。

2　耐：原作“奈”。當爲“耐”之音訛，據文義改。

弱，下血，亦治腎消泄瀉、赤白濁，俱效。

山藥薑汁炒，四兩　山茱萸去核，淨肉四兩　白茯苓去皮　澤瀉去毛　牡丹皮去木，各三兩　懷慶熟地黃酒蒸，八兩

右爲末，煉蜜爲丸如梧桐子大。每服八九十丸，空心白湯下。加附子制、桂心各一兩，名八味丸，治下部虛寒。

人參[1]固本丸

清金補水，養血滋陰。

天門冬去心　麥門冬去心　生地黃　熟地黃俱懷慶者，各二兩；四味熬膏，曬乾，取淨末四兩　人參去蘆，一兩

右爲末，煉蜜爲丸如梧桐子大。每服八九十丸，空心白湯送下。按古方四味酒煮搗膏，人參末和丸，不能用蜜，且渣滓滯隔，胃弱痰火人用，多作痞悶，今易此法甚效。再加知母、黃柏、枸杞子各一兩、五味子五錢，尤妙。

固本腎氣丸

治人多因酒色，脾腎所傷。

人參一兩　麥門冬去心　天門冬去心　懷熟地酒煮　懷生地酒洗，各三兩　澤瀉一兩，白者　白茯苓　山茱萸淨肉　牡丹皮酒洗　枸杞子各二兩　懷山藥四兩，炒

右爲末，煉蜜爲丸梧桐子大。空心淡鹽湯吞百丸。

加味坎離丸

能生津益血，升水降火，清心明目。蓋此方取"天一生水，地二生火"之意，藥輕而功用大，久服而取效速，王道之藥無出於此。上盛而下虛之人，服之極效。

川芎大而白者，洗淨，小的不用　當歸全，用好酒浸三日，洗淨曬乾　白芍藥好酒浸一日，切片，曬乾　甘州枸杞子去梗　女貞實即冬青子，冬至日採，蜜水拌，九蒸九曬，淨，各四兩　甘菊花去梗葉淨，三兩，野的不用　懷慶熟地黃八兩；一半和砂仁一兩，以

1　人參：二字原漫漶。據《普濟方》卷二百二十六"人參固本丸"補。

絹袋盛之，放罐底，用酒二碗煮乾，去砂仁不用；一半用白茯苓二兩研末，如前用酒一碗煮乾，去茯苓不用　知母肥大者，八兩，四制與黃柏同　川黃柏去皮，八兩；二兩酒浸，二兩鹽水浸，二兩人乳浸，二兩蜜浸，各一晝夜，曬乾，炒茶褐色

右九味修制如法，合和一處鋪開，日曬夜露二晝夜，取天地之精，日月之華。再爲細末，煉蜜爲丸如梧桐子大。每服八九十丸，空心滾水打炒鹽湯送下。

安神定志丸

清心肺，補脾腎，安神定志，消痰去熱，臺閣勤政勞心，燈窗讀書刻苦，皆宜服之，奇效。

人參一兩五錢　白茯苓去皮　白茯神去心　遠志去心　白术炒　酸棗仁去殼，炒　菖蒲去毛，忌鐵　麥門冬去心，各一兩　辰砂二錢五分，草伏水飛過，另研爲衣　牛黃一錢，另研

右爲末，圓眼肉四兩，熬膏，和煉蜜三四兩爲丸如梧桐子大，朱砂爲衣。每服三十丸，清米湯下，不拘時候，日三服。

滋腎丸

平補氣血，滋陰降火。少年氣血素弱人服極效，女人亦宜。

川芎一兩　當歸身酒浸，烘乾，二兩　白芍藥酒炒　懷熟地黃　川牛膝去蘆，酒洗　白术土炒　白茯苓去皮　甘州枸杞去梗　人參去蘆，各二兩　知母去皮，蜜水拌炒，二兩　黃柏童便浸炒，二兩　赤、白何首烏黑豆蒸七次，各四兩　甘草炙，一兩

右爲末，煉蜜爲丸如梧桐子大。每服九十丸，空心鹽湯送下。

大補陰丸

溫補下元，滋陰降火。酒色人年五十以上服之，極效。

川黃柏淨四兩；一兩鹽酒浸炒，一兩蜜水浸炒，一兩童便炒，一兩醋浸炒，俱要炒褐色，勿令焦　鎖陽一兩　女貞實卽冬青子，冬至日採，蜜水九蒸九曬，四兩　牛膽槐子淨八兩，臘月裝入牛膽，至仲春取出聽用　鹿角膠二兩　鹿角霜四兩　龜板膠二兩　龜板霜四兩　熟地黃四兩　乾薑炒過，三兩　虎脛骨一兩，酥炙　知母四兩，四制，同黃柏一樣制　北五味子去梗，一兩　山茱萸去核，二兩　雄豬脊髓一條

右爲末，煉蜜一斤，先將龜鹿膠化開，和爲丸梧桐子大。每服九十丸，空心煨鹽湯送下。一方有烏藥葉四兩。

班龍百補丸

此藥不寒不熱，性溫平，實爲補養聖藥。

鹿角霜十兩　鹿角膠　白茯苓　乾山藥炒　人參　川牛膝酒洗　懷生地酒炒　芡實粉　鮮知母鹽水炒　黃芪酒炒　黃檗[1]夏月加，各四兩　五味二兩　川當歸酒洗　甘枸杞　川杜仲薑汁拌，炒去絲，各三錢

右煉蜜和膠丸如梧桐子大，空心鹽湯下百餘丸。

保真丸

補心神，固腎精，堅筋骨，潤肌膚，澤容顏，烏鬚髮，久服亦能續嗣延年，功難盡述。

牛膝十兩，用黑豆三升鋪甑內，九蒸九曬九露，黑豆一蒸一易，如數完，竹刀切片聽用　菟絲子三兩，酒浸，去殼　生地黃十二兩，酒洗；用一半拌砂仁，去皮、白茯苓末各五錢，蒸一晝夜，熟透錘用　柏子仁八兩，湯泡七次，去油　補骨脂四兩，用核桃肉二兩研碎，拌勻，按實瓷器內一日，炒乾用　何首烏二十兩，忌鐵器，同牛膝蒸之　白茯苓用牛乳二碗浸透，曬乾　白茯神人乳二碗浸透，曬乾　天門冬去心　麥門冬去心　枸杞子去蒂　當歸酒洗，各六兩　人參三兩，去蘆　杜仲炒去絲　山藥各四兩

右爲末，煉蜜爲丸如梧桐子大。每服七十丸。如陽氣弱而精不固者，加山茱萸四兩、鎖陽四兩、肉蓯蓉四兩。如健忘者，加九節菖蒲三兩、遠志三兩。如思慮過度，損心太甚而不能寐者，加炒熟棗仁三兩爲度。

山精丸

健脾除濕，去火消痰，神效。

蒼术二斤，茅山者，先用米泔水浸三日，竹刀刮去粗皮，陰乾　甘枸杞一斤，去梗　地骨皮去木、土，一斤　桑椹紫熟者一斗，取自然汁，去渣，將蒼术浸入汁內令透，取出曬乾，又浸又曬，如此者九次，用水臼搗爲細末

1　檗：原作“蘗”。同“檗”，據改。後同徑改。

右并曬爲末，與蒼朮末和勻，煉蜜爲丸彈子大。每服二丸，百沸湯下。按此方強脾益腎，老少極效。

十精丸

補血明目，多用極效。

甘菊花家園者，去梗葉，二兩　石斛去根　五加皮去木，洗　柏子仁去殼，炒　人參去蘆　菟絲子去砂，酒煮搗餅，曬乾　白朮土炒　肉蓯蓉去心膜　川巴戟去心　鹿角霜各二兩

右爲末，將鹿角膠酒化開，加煉蜜爲丸如梧桐子大。每服九十丸，空心滾白湯送下。

啓陽固精丸

治精氣衰于下，陽虛于上，精絶陽痿之症。

人參　熟附子　川芎各一兩　破故紙四兩，炒　黃芪酒洗，二兩　小茴香炒　山藥炒，各四兩　官桂二兩　菟絲子八兩，酒煮，搗爲餅　巴戟天二兩，去心　鎖陽二兩，火炕　川杜仲三兩，薑汁炒去絲

右爲末，煉蜜爲丸如梧桐子大。空心酒吞百丸。

增損黑錫丹

治一切上盛下虛，火上水下，陰陽不交，或頭目眩運無常，上重下輕，頭大頭重，心慌神亂，睡臥不安。

黑錫丹　磁石各一兩　巴戟天[1]　附子　破故紙　木香　桂心　黑沉香　川楝子　肉豆蔻各一錢　小茴香二錢

右爲末，酒糊爲丸如梧桐子大。每服五十丸，鹽姜湯下。

八寶丹

平調氣血，滋補五臟。

何首烏赤、白各一斤，竹刀刮去粗皮，米泔水浸一夕，用黑豆一斗，每次三升三合，以

---

1 巴戟天：原作“天巴戟”。據《證類本草》卷六“巴戟天”藥名乙正。

水泡漲，每豆一層在底，何首烏一層在上，重重鋪畢，用砂鍋柳木甑蒸之，以豆熟爲度，揀去豆，曬乾，又蒸如此九次，將何首烏曬乾爲末，聽用之 　赤茯苓用竹刀刮去粗皮，木槌打碎爲末，用盆盛水，將藥傾入盆内，其筋脉浮水上者去之，沉盆底者留用。如此三次，濕團爲塊，就用黑牛乳五碗，放砂鍋内慢火煮之，候乳盡入茯苓内爲度，仍曬，研爲細末，淨用一斤 　甘枸杞曬乾爲末，淨用八兩 　川牛膝去蘆，酒浸一宿，待何首烏蒸至七次，再將牛膝同鋪豆上，蒸二次，研爲細末，淨八兩 　白茯苓制如赤苓法，用人乳煮，候煮乳盡，曬乾爲末，淨用一斤 　川當歸酒浸一宿，曬乾，爲末，淨用八兩 　破故紙用黑芝麻如數同炒，芝麻熟爲度，去芝麻，將故紙研爲細末，淨四兩 　菟絲子去沙土淨，酒浸生芽，搗爲餅，曬乾爲末，淨用八兩 　懷慶山藥薑汁炒爲末，淨用四兩 　一方有杜仲去粗皮，薑汁炒斷絲，爲末，淨用八兩

右藥不犯鐵器，各爲末，秤足和匀，煉蜜爲丸如彈子大，一百五十丸，每日三丸，空心酒浸下一丸，午前姜湯浸下一丸，晚下鹽湯浸下一丸。餘藥，丸如梧桐子大，每服七八十丸，空心鹽湯或酒送下。此藥烏鬚黑髮，延年益壽，專治陰虛陽弱無子者，服半年，即令有子，神效。忌黃白蘿蔔、牛肉。

十珍膏

補養血氣，調理脾胃，清肺滋腎。尋常預服調補，及大病後調補要藥。

人參去蘆，八兩 　白术潔白者，淨一斤 　北五味子去梗，四兩 　川歸身酒洗淨，去頭足，烘乾，淨用八兩 　黃芪去蘆梢 　麥門冬去心淨 　甘枸杞子去梗，各八兩 　懷熟地黃肥大，沉水不枯者 　懷生地黃肥大，沉水不枯者，各十兩 　天門冬去心淨，八兩

右藥切片制淨，入銅鍋内用水浸，高於藥二寸，文武火熬至藥面上無水，以新布絞取清汁另放，將渣入臼内搗如泥。下鍋内，仍用水高二寸再熬，候藥面上水乾，又絞取清汁。將渣又熬，如此三次，以渣無味爲度，去渣不用。將前後三次藥汁再入鍋内，文火熬如稀糊樣，下煉蜜八兩，再熬二三沸，收起。隔宿，必有清水浮上，亦宜去之。其膏放井水缸内，出火毒三日。每服半盞，滾白湯空心食遠時調服，一日二次，極有奇效。

八仙早朝糕

專補脾胃虛弱，膨悶泄瀉，不思飲食，服之神效。

白术炒，四兩 　白茯苓去皮，二兩 　陳皮去白，二兩 　山藥薑汁炒 　蓮肉去皮心，

各四兩　芡實去殼淨　薏苡仁炒，各四兩　人參去蘆，二兩　桔梗炒乾，一兩

右爲末。白粳米五升半、糯米二升，共七升半，同粉。共藥和勻，用蜜三斤，如無蜜，沙糖四斤代之，拌勻，如做糕法，入籠中畫片，蒸熟焙乾，瓦罐封貯。飢時取三五片食之，白湯漱口。小兒用加山查肉四兩、麥芽麨四兩，去人參。按此方不拘男女大小，皆可用，出外甚便。

仙靈酒

此方壯陽，固筋健骨，補精髓，廣嗣延年。中年之人及老人氣血不足者宜服之。

仙靈脾　金櫻膏各四兩　川牛膝　大川芎　巴戟天去心　厚官桂　小茴香炒　補骨脂炒　川杜仲薑炒，各一兩　黑沉香五錢　菟絲子制，二錢　當歸身二兩

右用細花燒酒，二十斤一壇，上藥爲粗末，絹袋盛，懸胎煮三炷香，放土地上三宿，作十小瓶，以泥封口。時服必有奇效，久服有通仙之巧。

中進炁

能治一切虛損，上中下之三消，內有取坎填離，枯樹接枝之妙。

大附子一兩三四錢重者用　細辛三錢　當歸五錢　白芷三錢　葱頭七根　木通二錢半　防風二錢　甘草二錢　人參三錢　黃芪五錢　乳香三錢半

○其附子用童便浸七宿，取起。將前藥同附子一處入瓷罐內，加陰陽水二三碗煮大半日，取起。削去皮臍，臨用之時切如銅錢厚片，用簪腳刺七個眼。用絲綿包之，放臍上，用童女對藥錢以口氣呵之。進氣一次，用壯實女子三四人方可。不然，用方不到，則非呵炁，乃吹炁也。訣云：吹則生風寒戰來；呵爲暖氣入三台。倘室女不便，卽少壯婦人不食葱蒜者亦可用也。一藥用三五次，卽另換新藥錢，不用舊藥，恐力弱不能助炁耳。

口訣云

住命機，歸魂竅，採先天，長生道。覓真鉛，二八妙，審潮源，探玄兆。
霎時間，先天到，游天日，身不靠。出漕溪，竅對竅，入吾廷，立見效。
賞中秋，日日奧，遁陰曹，無老貌。密密行，休語言，七十二，傾天道。

金丹説

曰：凡人未生前無相無形，太虛一體，光明朗照，焉有生死。蓋緣因妄有生，因生有滅，因妄想中立。因緣性得乾父之真精，陽中之陰，坤母之真血，陰中之陽。以真神真意，靈氣交感，金水相停，一鑄成功。先生左腎爲精區，既生右腎爲命門。精區屬水，命門屬火；水爲玄，火爲牝。此水火之中是爲橐籥，即炁往來之根，又名先天祖炁。先從祖炁根源，後生百脉四肢。一炁鴻蒙，隨母呼吸，自一月而至十月，五行相全，天地數足，如天船轉柁之象，団的一聲，任督分位，先天元神，自虛無中來。二聲落地，剪斷臍帶，哇哇不已。此後吞津食乳，日復一日，漸生知覺，喜怒哀樂，百般變幻，盡屬五行，故有生死。人至十六歲，烏兔藥物，以全二八一斤，天機自然，知覺乾體自破，乾中一點，走入坤宮，以成離卦。女子十四歲，天癸至，受乾中一點，坤卦成坎卦。故乾坤先人之象，坎離後天之象。真人還丹先築基煉己，次取坎填離，後一得永得。子進陽火，午退陰符，朝迎暮蒙，如龍養珠，一日功完，脱胎神化，默朝上帝，纔是大英雄得志之秋也。噫！此個玄機無處訴，惟有天邊明月知。

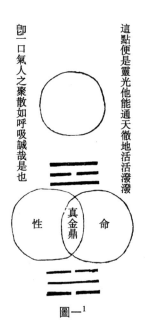

圖一[1]

1　圖一：圖上題字注，右行："這點便是靈光，他能通天徹地，活活潑潑。"左行："即一口氣，人之聚散如呼吸，誠哉是也！"

附　虛損單方 并附陰痿效方

一方

治虛損，以枸杞子三升，打碎，好酒十壺浸七日，任意飲之。或用菟絲子酒浸煮，爲丸服。

凡陽事不舉，人多以爲命門火衰，精氣虛冷，不知内有鬱火致痿者多矣。治宜以清熱之劑，堅腎之藥，使鬱火散而原氣生，自然復舊。用四物合涼膈，加山藥、枸杞、知母、黃柏各一撮，煎服，自效。

養老 男年八八喜尺旺，女年七七喜寸旺。若脉濡氣虛，脉濇血虛，細濡濇多壽，弦緊洪多病，甚則帶歇。

老人無非血液衰也。當知兩腎中間，白膜之内，一點動氣，大如箸頭，鼓舞變化，火闔周身，薰蒸三焦，消化水穀，外御六淫，内當萬慮，晝夜無停，至年老精血俱耗，平居七竅反常，啼號無淚，哭如雨流，鼻不嚏而出涕，耳無聲而蟬鳴，吃食口乾，寐則涎溢，溲不利而自遺，便不通而或瀉，晝則對人瞌睡，夜則獨臥惺惺。此老人之病也，亦有陽虛陰虛，氣虛血虛，痰症火症之分，治宜因類。

養老主方

懷熟地黃酒蒸,四兩　山茱萸去核,淨二兩　山藥薑汁炒,一兩　牡丹皮去木,一兩五錢　益智仁去殼,鹽水炒,一兩,古方澤瀉　五味子去梗,一兩　麥門冬去心,一兩

右爲末，煉蜜爲丸如梧桐子大。每服七八十丸。空心鹽湯下。○如老人陰虛，筋骨痿弱無力，面無光澤或黯慘，食少痰多，或嗽或喘，或便溺數濇，陽痿，足膝無力，形體瘦弱，因腎氣久虛，憔悴寢汗，發熱作渴，依本方。○夏月，不用鹽。○腰痛，加鹿茸、當歸、木瓜、續斷各一兩。○消渴，去茯神，倍用麥門冬、五味子。○老人下元冷，胞轉，不得小便，膨急切痛，四五日困篤垂死者，用澤瀉二兩，去益智仁。○諸淋數起不通，倍用茯苓、澤瀉，益智減半。○腳氣痛連腰胯，加牛膝、木瓜各一兩。○夜多小便，依本方，茯苓減半。○虛壅牙齒疼痛，浮而不能嚼物，并耳聵及鳴，去麥門冬，加附子炮、桂心淨，各一兩。○耳聾或作波濤鍾鼓之聲，用全蝎四十九枚,炒微黃色,爲末，每服三錢，

溫酒送下一百丸[1]，空心服。

三子養親湯

老人形衰，苦於痰喘咳嗽，氣急胸滿，艱食，不可妄投蕩滌峻利之藥，及耗真氣。是有三人求治其親，靜中精思以成此方，隨試隨效。又謂三子者，出自老圃，性度和平芬暢，善佐飲食，善脾胃，使人親有勿藥之喜，故仁者取焉。

紫蘇子 主氣喘咳嗽，用紫色，真正年久者佳　蘿葍子 主痞悶兼理氣，用白種者　白芥子 消痰下氣寬中，白者佳，紫色不用

右各洗淨，去砂土，曬乾，紙上微炒，細研。看何經病多，以所主爲君，餘次之。每劑不過三錢，用生絹或細布小袋盛之，煮湯可隨甘旨飲啜，亦不拘時。勿煎太過，令味苦辣口。若大便素實，入熟蜜。一時冬寒，加姜一片，尤妙。

調老飲

治老人奉養太過，飲食傷脾，時或瀉痢。

白术　白芍 酒浸略炒，如後重腹痛，用生的　甘草 炙　當歸　陳皮　枳殼　黃芩　黃連　茯苓

右作一劑，水煎，不拘時候。

養老散

養胃順氣，化痰健脾，定喘止嗽。老年人併孀婦，兼有滯鬱者甚宜。但中氣弱者，不宜服之。

陳皮　青皮　枳殼　柴胡　白术　當歸　芍藥　桑白皮　杏仁　人參　天門冬　蘇子　茴香　白芥子　麥門冬　香附　三棱　蘿葍子　莪术　大黃 酒炒　青木香　天花粉　山查　厚朴 薑炒　甘草　神麯　知母　貝母　麥芽　瓜蔞仁　阿膠　枳實　渴加烏梅

右爲末，以天、麥二冬，各攪汁，慢火熬煎，少注白蜜再熬，收瓷器內。每服一二匙，入滾白水內調散服之。

1　一百丸：疑衍。

補腎旺氣丹

能肥體健身，固精旺氣，黑髮烏鬚，延年種子。

懷熟地八兩　山茱萸去核，淨四兩　白茯苓三兩　巨勝子四兩　韭菜子四兩，微炒存性　肉桂一兩　枸杞子去核，三兩　冬青子四兩　柏子仁三兩　升麻五錢　五加皮三兩　何首烏六兩，如乾者，米泔水浸，竹刀刮去皮，黑豆拌蒸；鮮者止用六兩一個　沙苑蒺藜四兩，如羊腎樣者　旱蓮膏四兩，熬法：取旱蓮草數十斤搗汁，砂鍋內熬成沙糖樣，瓷碟盛，曬乾　續斷　蓮蕊各二兩　人參一兩　當歸三兩　菟絲子去沙土，淨四兩，酒浸煮三日夜令透熟，搗爲薄片，曬乾　楮實子三兩，淨去皮，酒浸，浮者不用　覆盆子四兩，去蒂，東流水浸一夕，淨乾四兩

右俱忌鐵器，共爲末，煉蜜爲丸如梧桐子大。每服六七十丸或百丸，空心鹽湯或溫酒送下。

還元丹

養脾補腎最妙，老人尤宜常服，脾泄腎泄俱效。

山藥姜汁炒　白茯苓去皮　小茴香　蓮肉去皮、心　砂仁炒　薏苡仁炒　家神麴　粉草各半斤，二味共炒一時，不可焦

右爲末，用黃牛胎犢一條，一斤以下者佳，熬膏。入糯米粉四兩，和成硬糊樣，爲丸如彈子大。每服，大人二丸，小兒一丸，飢時飲湯嚼下。

經驗何首烏丸

專治老人衰弱，血氣不足，遺尿失禁，鬚髮斑白，濕熱相駁，腰背疼痛，齒瘃腳軟，行步艱難，眼目昏花，此藥皆可治之。久服輕身延年耐久，添精補髓，益氣強筋。修合務要精制，無不應效。

何首烏六兩，用黑豆水浸煮七次，曬乾，再煮，又曬，如前七次　黃柏四兩，一兩酒炒，一兩乳汁炒，一兩童便炒，一兩青鹽水炒　松子仁去殼淨，一半去油，一半不去油　柏子仁去殼　肉蓯蓉酒焙，曬乾　牛膝酒洗，去蘆　菟絲子酒煮，爛碾爲細末　天門冬去心，焙乾　麥門冬去心，焙乾　白茯苓去皮　白芍藥　小茴香酒炒　白术淨，不用油者，去梗　甘州枸杞子酒洗，炒乾　熟地黃酒洗，焙乾，各二兩　當歸酒洗，炒乾　生地黃酒洗焙乾，各二兩　人參去蘆　黃芪蜜炙，各一兩二錢

右爲細末，加核桃仁，去殼并仁上粗皮，研如泥，和煉蜜爲丸如梧桐子大。每服五十丸，空心酒、米飲任下。半月半效，一月全效。

四制黄柏丸

此藥與前藥相兼服。

用黄柏去粗皮，一斤。四兩酒炒，四兩童便炒，四兩乳汁炒，四兩青鹽水炒。共合爲一處，每日用乳汁浸，曬乾；復用乳浸曬，無度。待臭味甚作無厭，至連秤得二斤，則内有乾乳一斤矣。然後爲細末，煉蜜爲丸如梧桐子大。每服五七十丸至百丸，空心酒下，或淡鹽湯下。

一秤金

能爲老年人填精益腎，潤燥生津。

没石子五錢　沉香二錢　大茴香三錢　五加皮三錢　枸杞子三兩　破故紙新瓦炒　熟地黄　槐子各三兩

右藥共一斤，胡桃肉一斤，白糖半斤，共爲末，煉蜜爲丸如彈子大。每服二丸，空心鹽湯送下。

卻病延壽丹

年高老人，但覺小水短少，即是病進，宜服此方。

人參　白术　牛膝　白芍藥　白茯苓　陳皮　山查去核，各一錢　當歸　小甘草各五分

右用薑二片，空心服。○春加川芎七分。○夏秋加黄芩、麥門冬各五錢。○冬加乾薑二分，倍當歸，服至小水長止藥。如短少，又服此，丹溪養母方也。爲人子者，不可不知此。或用糊丸如梧桐子大，每服七八十丸，空心、食遠清米湯下。

任太史秘傳延壽方

鹿角霜一斤　覆盆子日干，半斤　菟絲子半斤　餘甘子去核，淨肉日干，二兩

右爲末，取鹿角膠半斤，用無灰好酒化開，入前末攪勻，和爲丸如梧桐子大。每早空心酒下五十丸。

取鹿角霜法：用鹿角不拘多少，截做一二寸長，于長流水內泡洗七日夜，盡去塵垢。取一大瓷罈，用豬毛泥固外，曬乾，將角入內，以桑白皮鋪底蓋面，每十斤，用黃蠟四兩、好酒四大壺，同裝壇內，仍用水漮合，以桑柴用文武火煮三晝夜，徐徐添熱水。第三日取出角，曬乾，爲末，卽霜也。將煮角之水再慢火熬成稀膠，收瓷器內陰乾，卽膠也。

烏鬚養老丹

此藥滋陰養血，固精神，強筋骨，明目止風淚，黑髮烏鬚功效甚大。此方傳之包五友者。友見寵于世宗，時百有餘歲，強健于少年，此其服食方也。

旱蓮草一斤，六月六日採起，採至七月，選壯大者用之，陰乾，去根，忌鐵器　熟地黃四兩，選懷生地壯大者，四兩五錢，用酒煮黑如漆色，搗爛和前三味，揉勻　草決明子半斤，搗薑汁同炒，去薑用。不用薑炒，生用亦可　何首烏四兩，如常法，以黑豆用柳木甑九蒸九曬　人參一兩　當歸酒洗，四兩　枸杞子去蒂，一兩

右六味同爲末，先將地黃搗爛和勻，再入煉蜜爲丸如梧桐子大。每服五六十丸，空心、臨臥時皆可服，或鹽水或酒皆可。

仙方點白還玄丹

秘傳神方，拔白換黑。

生地黃取汁　桑椹子取汁　旱蓮子取汁，三味各用汁一盞，共放鐵鍋內熬之乾，碾爲末，用一兩　沒石子煨，五錢　母丁香　真黑鉛炒，五錢

右四味共研爲末，以新小瓷罐貯之，塞口，勿令洩氣，依後開拔白日期，用小鑷子拔去白鬚，卽以墨筆點記，然後用鮮薑汁調前藥少許，點孔中。六七日後再出黑，永不白。

拔白日期

正月甲子日　二月初八日　三月十三日　四月十六日　五月廿五日　六月十四、十九日　七月廿八日　八月十九日　九月十六日　十月初十、十三日　十一月初七、十二日　十二月初七日

補脾羹

治老人脾虛，或大病後胃口虛弱怯食。

用糯米五升,浸一晝夜周時,淋乾,入鍋內慢火炒香燥,不可　外用花椒炒出汗,去目及閉口者,淨二兩　薏苡仁一斤　蓮肉一斤,去皮、心,各炒黃熟

共和爲末,再用白糖二斤和勻,瓷罐密貯。每日清晨用一白盞沸湯調服,善能補胃進食。

牛髓膏

老人常服補腎消痰。

用熟牛胻骨內髓四兩　核桃仁去皮,二兩

右二味各擂成膏。空心、食少,入些鹽。

猪肚羹

老人常服,能補脾胃不足,虛羸乏力。

獖猪肚一具,洗淨　人參五錢　乾薑一錢,泡　葱白五莖,去鬚、葉　川花椒一錢,炒出汗,去目、閉口者　糯米五合

右藥研爲末,以米合和相得,入猪肚內縫合,勿令泄氣,以水五升,用砂鍋內慢火煮令極爛。空心服之,次飲酒三五杯。

猪腰子粥

老人常食,能治耳聾及補腎臟氣憊。

猪腰子二對,約八兩　葱白四莖,去鬚切碎　人參五分　防風五分　粳米八合　薤白少許

右五味和米煮粥,入鹽空心食之。

羊肉粥

老人常服,補虛損羸瘦,助元陽,壯筋骨。

羊肉二斤,去骨　人參去蘆,一兩　黃芪一兩,生用　茯苓去皮,一兩　大棗去核,五枚　糯米三合

右先將羊肉去皮脂,取精肉四兩,細切豆大。餘一斤十二兩,并藥四味,用水五大碗煎取汁三碗,絞去渣。入米煮粥,再下前細切生羊肉同煮

熟，入五味調和，空心食之。

羊脊髓粥

老人常食，能補脾胃氣弱，虛損不下食者。

用大羊脊髓一條透肥者，搗碎、用青粱米四合，淘淨。以水五升煮取汁一升，下米煮作粥，入五味和勻，空心食之。常用極有補益。

蓮肉粥

老人常食，能補脾胃，養心腎。

用蓮肉三兩，去皮心、淨糯米三合和勻，作二次煮粥，空心食之。

薏苡仁粥

老人常服，補脾胃，疏風濕，壯筋骨。

用薏苡仁四兩、粳米三合，照常煮粥，不拘時服。

雞頭實粥

老人常食，益精強腎，聰耳明目。

用雞頭實不拘多少，去殼淨粉三合，粳米三合，照常煮粥，空心食之。

固本酒

老人常服，補脾清肺，養心益腎，大補陰血。

人參一兩　甘州枸杞子　天門冬去心　麥門冬去心　懷慶生地黃各一兩　懷慶熟地黃一兩

右好燒酒十二斤浸，春秋半月，夏七，冬二十一日，密封固瓶口，待浸日完取出，絞去渣。每日空心、食遠各飲二盞。其渣再用白酒十斤煮熟，去渣，每日隨意用之。

菊花酒

能爲老人清心明目，養血疏風。

家菊花五斤　　生地黃懷慶者，五斤　　地骨皮去木土，淨五斤

右三味搗碎，一處用水一石煮取淨汁五斗，次用糯米五斗炊飲，細麪麴五斤拌令勻，入甕內，密封三七日，候熟澄清去渣，另用小瓶盛貯。每服二三盃，不拘時候。

菖蒲酒

老人常服，通血脉，調榮衛，聰耳明目，壯旺氣力，益壽延年。

用五月五日、六月六日、七月七日取菖蒲，不拘多少，搗爛取清汁五斗。糯米五斗，蒸熟，入細酒麴五斤，南方只用三斤，搗碎拌勻，如造酒法，下缸密蓋。三七日榨起，新罈盛，泥封固。每次溫服二三杯，極妙。

紫蘇子酒

老人常服，調中益臟，下氣補虛，潤心肺，消痰順氣。

用紫蘇子三升，炒香，研細，清酒三斗，壇貯，將蘇子納入酒中，密封，浸一七，濾去渣。每日隨意飲三五盃。

求　嗣

求嗣之理，非玄微，只婦人要調經，男子要神足。男子陽精微薄，雖遇血海虛靜，流而不能直射子宮，多不成胎。蓋因平時嗜欲不節，施泄太多所致。宜補精元，兼用靜工存養，無令妄動，候陽精充實，依時而合，一舉而成矣。女人陰血衰弱，雖投真精，不能攝[1]入子宮，雖交不孕，雖孕而不育。是以男女配合，必當其年。未笄之女，陰氣未完；欲盛之婦，所生多女。性行和者，經調易挾；性行妒者，月水不勻。太肥脂滿，子宮不能受精；太瘦子宮無血，精不能聚。俱不宜乎，不可不知。且男精女血者，皆兼氣血陰陽，總屬腎與命門。精血充盛，別無雜病，宜交會得時，乃成胎孕。凡經盡一日至三日，新血未盛，精勝其血，男胎成矣。四日至六日，新血漸長，血勝其精，女胎成矣。六日至十日，鮮有成者，縱成亦皆女胎。欲求子者，全在經盡三日以里，

---

1 攝：原作“拼”。同“攝”，據改。

于夜半子時。及平日調經補腎，至如服藥求嗣，陰陽必貴得宜。若見命門脉微細似絶，陽事痿弱，法當補陽。若見命門脉洪大鼓擊，陽事堅舉，是爲相火妄動，法當滋陰。若或腎脉浮大芤緊，遺精尿血，法當補陰。若帶洪數，兼以瀉火。若見腎脉微甚欲絶，別無相火爲病，法當陰陽雙補，依法調之，庶爲妥當。

求嗣主方

清河參　麥門冬　生地黃　熟地黃　厚杜仲　天門冬　甘枸杞　巴戟天　厚黃柏　白茯神　白茯苓　杭白芍各四兩　川牛膝　大當歸　黑桑椹　芡實肉　圓眼肉　鹿角膠各五兩　白术不油者　沙苑蒺藜各五分

右制爲末，用雄鹿血和蜜丸如梧桐子大。每空心溫湯、鹽湯任下。

壯陽種子方

人參一錢五分　當歸一錢

右二味碾爲細末，用雄豬腰一個，切爲二半，去血與筋淨，將腰子內花爲細紋，用前藥摻入，合爲一個，以豆腐皮一個水濕包裹，外加濕草紙又包，灰火內稍遠用炭火炙之，候熟，侵晨用酒數杯食之。每三日用一次，共用四次爲妙，尋常用之更妙。

長春廣嗣丹

此方專治男子勞損羸瘦，中年陽事不舉，精神短少。未五旬，鬚髮早白，步履艱難。婦人下元虛冷，久不孕育者。

枸杞子甘州者，去蒂　柏子仁　五加皮各三兩　旱蓮膏四兩，熬法在後　人參一兩　何首烏六兩，如乾[1]者，米泔水浸，竹刀刮去皮，黑豆拌蒸。鮮者，止用六兩一個　沙苑蒺藜四兩，如羊腎樣者　菟絲子去沙土，淨四兩，酒浸煮三日夜，令透熟，搗爲薄片，曬乾　肉桂一兩　升麻五錢　續斷二兩　蓮蕊二兩　當歸三兩　覆盆子四兩，去蒂，東流水浸一宿，淨乾四兩　柏實子三兩，淨去皮末，酒浸浮者不用

---

1 乾：原作“柑”，文義不通。與下文“鮮”字相對應，當爲“乾”字音誤，因改。

右藥俱忌鐵器，共爲末，煉蜜爲丸如梧桐子大。每服六七十丸或百丸，空心湯或溫酒送下。

熬旱蓮草膏法：取旱蓮不拘多少，或百十斤，搗汁，用砂鍋熬成沙糖樣，瓷盤盛，曬乾。

還少丹

治陽脫痿弱，精冷而薄，或來慢，不能直射子宮，命脉微細無子者。

牛膝肉酒浸三日　石菖蒲桑枝同蒸　巴戟肉枸杞子湯浸軟，再酒浸一時，同後菊花焙黃　小茴香　五味子蜜蒸一日　白茯神水飛去浮濁　楮實子水浸去浮者，用酒浸一日　肉蓯蓉酒蒸，去甲　枸杞子酒洗　熟地黃酒蒸　厚杜仲鹽酒炒斷絲　山茱萸去核　肥遠志甘草水煮，去骨　淮山藥　家菊花

右各等分，去各制藥，共爲末，煉蜜和棗肉爲丸如梧桐子大。每三五十，空心鹽湯、溫酒任下。

巨勝子丸

治命門脉虛欲脫，陽痿不舉，無子者。

懷熟地四兩　懷生地四兩　巨勝子　何首烏　牛膝肉　天門冬去心　枸杞子　菟絲子　肉蓯蓉　白茯苓　柏子仁　破[1]故紙　五味子　酸棗仁　淮山藥　巴戟天　川續斷　楮實子　覆盆子　天雄各一兩　川花椒　芡實肉　蓮花蕊　胡巴各五錢　木香二錢半

右各制爲末，煉蜜爲丸如梧桐子大。每空心溫酒下七十丸，虛甚者百丸。

壯陽丹

治男子陰痿多致無子者。

熟地黃四兩　巴戟天去心　破故紙炒，各三兩　桑螵蛸真的，焙　陽起石煅，別研，水飛，各半兩　仙靈脾一兩

已上六味合陰之數，研末，煉蜜丸如梧桐子大。每三十丸，空心只一服酒下。

1　破：原作“合”。據規範藥名改。

補陰丸

治因誤服壯陽辛燥之藥,鼓動命門之火,煎熬北海之水,以致邪火妄動,真水漸涸,失其養生之道,去死不遠矣。

黃柏鹽水炒,四兩　知母酒洗,四兩　熟地黃酒蒸,焙,六兩　天門冬焙,三兩,各勿犯鐵

右各取末和勻,煉蜜丸如梧桐子大。每服五十丸,空心食前百沸湯下。

螽斯丸

治男子陽道不強,陰痿不起,或陰起而不堅、不振,或交接之時,其精泄流而不射,散而不聚,冷而不熱者。

當歸　牛膝　杜仲薑汁炒　巴戟　續斷　肉蓯蓉　菟絲子酒蒸　枸杞子　茱萸去核　山藥　芡實　柏子仁各一兩　破故紙黑麻油炒　熟地黃二兩　益智去殼　五味子各半兩

已上十六味,各制研末,秤定和勻,煉蜜丸如梧桐子大。每服五十丸,空心酒下。

延齡育子丸

治南人少年斲[1]喪,中年無子,婦人血虛,不能孕育者。

天門冬去心　麥門冬去心　懷生地肥大沉水者　懷熟地肥大沉水者　甘枸杞去梗　川巴戟去心　菟絲子酒浸酒蒸,搗成餅,曬乾　人參去蘆　川牛膝去蘆,酒洗淨　鹿角霜　白茯苓去皮、心,乳浸,曬　白茯神去皮、心,乳浸,曬　白术陳土炒　柏子仁炒,去殼淨　鹿角膠真者　山藥薑汁炒　山茱萸去核淨　肉蓯蓉去内心膜　蓮花蕊開者不用　沙苑蒺藜炒,各五兩　酸棗仁炒,淨　遠志去蘆,甘草燈心湯泡,去心淨　北五味子去梗,各二兩　石斛去根,一兩

右藥二十四味合二十四氣,一百單八兩合一年氣候之成數,爲生生不息之妙。各制淨爲末,將鹿膠以酒化開,和煉蜜爲丸如梧桐子大。每男人服九十丸,女人服八十丸,空心滾白湯下。忌煎、炙、葱、蒜、蘿蔔。按此方南人服效。

---

1 斲:原作"斲"。同"斲"。後同徑改。

秘傳六神丸

治北人斫喪無子，婦人血虛，不能孕育者。

蓮蕊鬚未開者佳，漸采漸曬，勿令器淨，用四兩　生芡實大者五百個，去殼　覆盆子淨二兩　龍骨煅，五錢　沙苑蒺藜炒，四兩，要真者五兩[1]　山茱萸鮮紅者，去核，淨肉二兩

右先將蒺藜搗碎，水熬膏，濾去渣，其渣仍曬乾，和眾藥爲末，煉蜜和蒺藜膏爲丸如桐子大。每服九十丸，空心煨鹽湯下。按此方北人服效，但宜夫婦齊服，服盡卽孕，累經奇驗。

三子二香丸

治老年無子，陽事痿弱者。

肉蓯蓉酒浸　菟絲子酒炆　蛇床子　五味子　蓮花蕊　廣木香　淮山藥　黑沉香　遠志　益智各一兩

右爲細末，煉蜜爲丸如梧實大。每服三十丸，空心酒湯送下。久服房事勝常，必致孕育。

大補丸

能養血氣，滋腎水，固元陽，添精髓，壯腰膝，潤膚體，育心神，及種中年無子者。

甘州枸杞子擇去枝蒂，酒拌蒸，四兩　沙苑蒺藜酒洗，蜜酒拌蒸，三兩　山藥人乳拌曬三次，二兩　當歸身酒洗，三兩　人參去蘆　黃芪蜜炙，二兩　山茱萸水洗，去核，童便拌曬　龜板酒洗，酥炙　白茯苓去皮，漂去筋膜，人乳拌曬三次　牡丹皮去心，酒洗　懷生地黃酒洗　懷郭地黃酒洗　天門冬水洗，去心　麥門冬水洗，去心　杜仲去粗皮，薑汁炒斷絲，各二兩　補骨脂酒浸蒸，二兩　黃檗以秋石入酒，炒褐色，一兩五錢　知母用秋石入酒，炒褐色，一兩五錢　肉蓯蓉酒洗，炙，一兩五錢　牛膝去蘆，酒洗，黑豆蒸二時，去豆，二兩　菟絲子水淘去炒，酒浸蒸，搗成餅，焙乾，二兩　鹿角霜四兩　虎脛骨酒浸，酥炙，二兩　鎖陽酒浸，酥炙，一兩二錢

右各爲細末，先以鹿角膠用無灰好酒溶開，和煉蜜爲丸如梧桐子大。

1　五兩：二字疑衍。

每服三錢,空腹微鹽湯送下。

龜鹿二仙膠
治男婦真元虛損,久不孕育,或多女少男。

鹿角用新鮮麋鹿殺,角解的不用,馬鹿角不用,去角稍□[1]骨二寸絕斷,劈開,淨用二斤　龜板去弦,洗淨,五斤,捶碎

右二味袋盛,於長流水內浸三日,用鉛壜一隻,如無鉛壜,底下放鉛一大塊亦可,將角并板放入壜內,用水浸高三五寸,黃蠟三兩封口,放大鍋內,桑柴火煮七晝夜。煮時,壜內一日添熱水一次,勿令沸起,鍋內一日夜添水五次。候角酣取出,洗濾淨,去渣,卽鹿角霜、龜霜也。將清汁另放,外用人參十五兩、枸杞子三十兩,用銅鍋以水三十六碗熬至藥面上無水,以新布絞取清汁。將渣石臼木槌搗碎細,用水二十四碗,又是如前又濾、又搗、又熬,如此三次,以渣無味爲度。將前龜汁并參杞汁和入鍋內,文火熬至滴水成珠不散,乃成膠也。候至初十日起,日曬夜露至十七日,七日夜滿採日精丹月華之氣。如本月陰雨缺幾日,下月補曬如數,放陰涼處風乾。每服初一錢五分,十日加五分,加至三錢止,空心酒化下。此方專生無子,全要精專,常服方能延年育子。

益陽廣嗣丹
男服。

山茱萸水浸,去核　天門冬水浸,去心皮　麥門冬水浸,去心淨,各五兩　黃芪去皮,蜜炙,二兩　補骨脂酒浸,水洗,炒黃,八兩　枸杞三兩　菟絲子揀淨,酒浸二夕,曬乾,二兩　大當歸酒洗,全用,二兩　蛇床子水洗淨,微炒,三兩　覆盆子微炒,三兩　淮山藥洗淨,一兩　川巴戟酒浸,去心,四兩　熟地黃酒浸,搗如泥,三兩　白龍骨火煅七次,童便、鹽酒浸淬,布包懸井底三日,三兩　黃犬腎蜜炙,焙乾,三副　清河參一兩五錢　家韭子酒洗淨,三兩,炒　真鎖陽酒洗,酥炙,二兩　不油白术水洗去白,微炒,一兩　厚杜仲去皮酥炙,一兩五錢　廣陳皮水洗,去白,微炒,一兩　紫河車一具,初生方胎者佳,將米泔水洗,用銀鍼挑破,擠去紫血,待淨入水壜內,好酒五斤,封固,重陽煮煉,搗如泥

---

1 □:原字殘缺。殘迹似"腦"字。

右爲極細末，入煉蜜，木臼内搗極勻，丸如梧桐子大。每服六十丸，漸加至百丸止，空心鹽湯下。出外減半服之。

補陰廣嗣丹

女服。

山茱萸酒浸，去核，五兩　香附子去毛，四制，五兩　川芎酒洗，三兩　益母草三兩　條芩酒炒，二兩　熟地黃酒洗，搗極爛，三兩　白芍藥去皮，酒炒黃，五兩　蛇床子水洗淨，微炒　玄胡索微炒　覆盆子微炒　陳皮去白，各二兩　大當歸酒洗，去蘆，全用，三兩　茅山蒼术米泔浸一夕，三兩　縮砂仁去殼，一兩半　丹參水洗，二兩

右用白綠毛烏骨雄雞一隻，預先餵養一月，不令與雌雞同處，臨合將線緝死，不出血，乾去毛，剖開去腸内污物件，并膆内宿食，肫内黃皮，用酒洗淨。一應事件，仍裝入雞肚内，不令見水，置墰内，入酒二斤，封固，重湯煮爛。取出，刮下淨肉，搗如泥。仍將雞骨酥油和原汁或酒，炙酥爲末，入藥末拌勻，同雞肉、地黃、入醋煮米糊拌勻，木臼内搗極細，丸如梧桐子大。每服四五十丸，漸加至八九十丸，空心清米飲下。〇如月信先期而至者，加黃芩、地骨皮、黃連各一兩五錢，清米飲下。〇如月信後期而至者，加黃芪一兩、人參、白术各一兩五錢，溫淡鹽湯任下。〇如下白帶者，加蒼术、白术、柴胡、升麻、白芷各一兩五錢，淡姜湯送下。

附　種子單方

凡遇侍妾等輩，多鬱不暢，經水不調，久不能孕，必須開鬱。用香附[1]子去毛，每斤入陳艾四兩，於砂鍋内以陳醋煮之乾，則添醋[2]，以煮爛爲度。去艾，將香附焙乾爲末，醋麵糊爲丸如梧桐子大。每服百丸，白湯送下。〇凡遇婦人曾生育後，年久不復生者，用白土牛膝根、檜樹根二味，俱要忌鐵器，將木插去，取各一兩，用白毛烏肉小雄雞一隻。重一斤斤半爲止，線繩緝死，去毛，篾刀割開，取去腸屎，將前藥及心、肝、腎、腔俱入在雞肚内，瓦罐盛之，陳好酒炆熟，取黃土埋倒瓦罐，去火氣。停二三日後，每早將藥酒與雞同食，酒隨

1　香附：原二字漫漶。據本方功用爲開鬱而皮外有毛之特點補出二字。
2　添醋：原字漫漶。據文義補。

人量飲。但有寒在身者，宜先服發散一貼。

凡遇男子陰痿無子，用雄雞肝一具、鯉魚膽一枚，陰乾百日，爲末，雀卵和爲丸。每服一丸。如吃素者，只用五味子一斤爲末，酒服，百日效。忌猪、魚、蒜、醋。

校 後 記

　　明末龔居中《内科百效全書》8 卷,可能成書於明崇禎(1628—1644)末年,是一部實用内科書。此書在國内失傳已久,近年纔從日本複制回歸。本次將其校點出版,可使更多的讀者瞭解該書的學術價值。

一、作者與内容
(一) 作者與成書

　　作者龔居中(？—1646),字應圓,號如虚子、壽世主人。豫章雲林(卽金溪,今屬江西)人。龔氏"初習舉子業,能屬文。髫年善病,因棄而學醫"(明·龔居中:《萬壽丹書》虞桂序,崇禎刻本)。本書喻文子序中也提到,龔應圓"始攻儒術,未遂,則以此道旋乎物我之間,而盡調燮陰陽、裁成天地之略,併歸此道。"可見龔氏具有一定的儒學根基,但仕途無望,纔轉而業醫。當時的人形容他"似儒流,亦似散人;似大醫王,又似玄宗主。包涵無限,莫可名狀"(《萬壽丹書》虞桂序,崇禎刻本)。也就是説他是一個亦醫、亦儒、亦道的人物。

　　龔氏在明末頗有醫名。明崇禎間,龔氏"夙游金陵,往來建陽書林,聲名藉藉。達官貴人多下榻投轄,奚囊甚富"(明·龔居中:《萬壽丹書》周懋文序,崇禎刻本)。可見其主要醫學活動地域是在金陵(今江蘇南京)和建陽(今屬福建)一帶。他既以醫術游走于達官貴人之間,又和出版界來往密切。至崇禎之時,"先生之書,前後數十萬言。布之海内,已户誦家傳之"(喻文子《内科百效全書》序)。

　　現知龔居中留存下來的著作甚多,計有《痰火點雪》4 卷、《女科百效全書》4 卷、《幼科百效全書》3 卷、《外科百效全書》4 卷(附《經驗全書》)、《小兒痘疹醫鏡》2 卷、《外科活人定本》4 卷、《萬壽丹書》5 卷、《萬壽仙書》2 卷、《經驗良方壽世仙丹》10 卷、《内科百效全書》8 卷等。綜觀龔氏所撰諸書,頗有章法,且各書形成自己的一個體系。雖然其書中和明代大多數的著作一樣,也不免要抄輯一些前人著作的内容,但畢竟還是融貫了作者自己的臨床經驗和學術見解。在他所有的醫書中,以《内科百效全書》成書最晚,故該書應當更能體現作者晚年的治療經驗和學術水平。

　　分析龔居中的行醫場所,可知他并不是一名普通的鄉村甚至市鎮醫生。他周旋于當時江南士林官場之間,善於社會交際,故《内科百效全書》序中稱他"善涉世,罔人不可相善,尤篤友誼"。龔氏既混迹於上層社會,自然也會迎合達官貴人的時俗。明萬曆前後,社會权貴阶層中盛行服紅鉛、談采戰的淫風邪術,許多著名的醫家也捲入這股風潮。龔居中是這股風潮的推波助瀾者之一。他因爲撰寫了房中采戰的《福壽仙丹》,受到了蕭京嚴厲的批評(見明·蕭京《軒岐救正論》卷六,12頁,清初蕭震氏刻本)。

但龔氏畢竟是當時一位著名的醫家,醫學造詣很深。從《内科百效全書》可以看出龔氏實際上對臨床疾病治療非常在行。他的《内科百效全書》中除了個別之處(如"中進炁"一方),一般与淫邪之術無關,仍可説是一部甚有益於内科臨床的好書。

關於該書的成書年代,書中的喻文子序并未署作序時間,但其文字卻可以提供重要的年代考證依據。該序稱:"先生之書,前後數十萬言。布之海内,已户誦家傳之。此書則近以新得成。訖成,委文子序之"。可知此書撰成之時,晚于已知的龔氏其他醫書。又喻文子序中言:"今國家方有大病,聖明旰宵。先生方抱忠悃,熟民故,學兵法,行將以醫人之心醫國而寓意於此者。孰謂先生醫隱而已哉!"所謂"國家方有大病,聖明旰宵",當指明朝在崇禎末年已經是風雨飄搖,滿清入關,雖然崇禎皇帝"旰宵"勤政,也無法挽回大廈將傾的局面。因此,該書有可能成書於明崇禎末年。

(二)其書内容及特色

此書8卷。卷一相當於總論,而卷二至卷八是病症各論,這是全書的重點内容。

1. 首出總論,匯診斷、辨證、用藥等基本知識於一卷

卷一共有四大内容:持脉節要、藥性纂要、引經報使、病機總略。

"持脉節要"主要包含了脉診基本内容,其中主體内容是"四言脉要"。這部分内容是在元·張道中《玄白子西原正派脉訣》(後世託名爲宋《崔嘉彦脉訣》)基礎上,再加以充實改編。例如該"四言脉要"之前,加了一段鋪陳:"脉乃血脉,氣血之先。血之隧道,氣息應焉。其象法地,血之府也。心之合也,皮之部也。資始於腎,資生於胃……"龔氏將脉學内容放在全書之首,表明了他臨證重視脉診的特點。這一特點在以後各卷疾病診治方面再次予以突出。

"藥性纂要"的主體是轉錄明·龔廷賢《萬病回春·藥性歌》,共錄四言藥性歌240首。

　　"引經報使"中不僅轉錄金元諸家的學説，而且涉及藥物的十八反、十九畏、各種用藥宜忌等。其中的"煎藥則例"，簡要介紹各種性質的藥物煎煮法。例如"凡用沉香、木香、乳、没一切香末藥味，須研極細，待湯熟，先傾汁小盞，調香末服迄，然後盡飲湯藥"。類似的記載較好地總結了中醫傳統的煎藥法。此後還有"服藥序次""因時用藥"等節，均與臨床用藥緊密相關。

　　"病機總備"首先用四言歌訣的形式，介紹了各種病因病機辨證以及立法施治的要點。其後又附"診百病生死脉訣"。上述內容雖然有不少是引自前人之書，但卻將與臨證密切相關的診斷、辨證、用藥等基本知識匯於一卷，頗有益於初學者。

　　2. 各論病症，以脉驗證、因證立治、由治定方，簡捷實用

　　全書的重點內容是卷二至卷八。這部分醫學知識以病症爲單元，介紹各種內科相關疾病的診治。此 7 卷共有病證 69 篇。首爲傷於風、寒、暑、濕乃至瘟疫諸證，次爲痛風、痹、咳嗽、霍亂、瘧、痢等，乃至於鼻、口舌、牙齒、喉等身體部位的疾病、各種痛證、虛損等證，末以養老、求嗣終卷。所選病症，皆爲當時的常見多發病。

　　該書論證的特色，與龔氏另一名著《痰火點雪》有相似之處，都是沿著以脉驗證、因證立治、由治定方的思路。其論證簡捷實用，體現了作者深厚的臨床功底。

　　各病症的論證體例一般是先在病名之下用小字注出脉診要點。其特色是用寥寥幾個字，突出該病脉象的宜忌、吉凶。例如："中風　脉浮大而遲者吉，實大洪數急疾者死。治則總以活血利氣爲主"；"瘧 脉宜弦遲，若脉散而歇不治"；"霍亂 脉多伏絶。洪浮易治"；"喘 脉滑靜而手足溫者易愈，脉浮澀身冷難治"，等等。這樣提綱挈領地憑脉預後，對臨床內科疾病的診治具有重要的參考作用。

　　書中各病症的論説內容大多短小精悍。例如一般內科書把各種出血症都分別立條，然後分別講述其病因病機，難免重複冗遝。但《內科百效全書》則不然，該書設"血症"一篇，將各種出血症揉合於其中。今不妨以該篇爲範例，來説明此書論證的風格特色。

　　"血症"一病之下，照例是雙行小字談脉之宜忌吉凶："脉宜沉細而芤，忽浮大者死。又云：見血，身熱脉大者難治。血證復下惡痢者，易得愈也。"

　　然後將常見出血症逐一述其病因病機：

吐血者，血從上出。陽盛陰虛，有升無降，血不下行，隨火而上出。嘔血者，嘔出全是血。咳血者，嗽動便有血，或與痰相伴。咯血者，隨咳而出，皆是血疙瘩。衄血者，血從鼻出是也。名雖不同，均爲熱症。故《經》曰：火載血上，錯經妄行。陽氣拂鬱於上，所以血出也。

在簡要分析各種上部出血症之後，該篇立卽轉入治法的議論：

法當以清熱降火之劑，以下其逆熱之氣。其後以行經和血之藥，以散其上行之火。若虛勞吐、咯血者，以滋陰降火、兼以清肺爲主。

此後又再議論下部出血症的診治：

如小便血出，熱結於小腸，移於膀胱，而爲血淋。涼血降火，利小便爲主。大便下血，熱結於大腸，隨糞而出，爲之臟毒。又當清火、除濕、涼血，以解臟毒，清其源而塞其流耳。但身熱脉大者難治，血證復下惡痢者易愈。

以上總共不過200多字，就將主要出血症逐一介紹停當，簡明易行。在議病之後，首先出一主方。這是《內科百效全書》《痰火點雪》二書共同的特點。該主方之後，一般都有多種加減用藥法，藉以適應多種兼症的治療。主方之後，又附諸方，其方數量比較豐富，組方藥味、劑量、炮製、煎服法等均很齊備，最適合臨床選用。

該書所論疾病大多都像"血症"一樣，理法方藥俱全。其編寫體例很近似臨床實用診療手冊，既便查索，又實用有效。

3. 方重配伍，藥重炮製，制法丰富，服法多樣

書中的方劑也很有特色。首先，龔氏很重視藥物之間的配伍，有時甚至會把方解（卽各藥在方劑中所發揮的作用）逐一點明，以顯示其處方中的每一味藥都能各司其職。如卷六《眼目》之"石膏羌活散"的方藥組成：

治久患兩目不見光明，遠年近日內外氣障，風熱上攻，昏暗，拳毛倒睫，一切眼疾，并宜服之。

羌活治腦熱頭風　密蒙花治羞明怕日　木賊退翳障　白芷清利頭目　甘菊花明目去風　麻子起拳毛　細辛起倒睫　川芎治頭風　蒼术行氣開鬱　石膏去胃熱　甘草和諸藥　荊芥治目中生瘡　片黃芩退肺火　藁本治偏正頭風，各等分

而方劑中的藥物炮製也非常講究精細，如卷八《虛損》"八寶丹"：

何首烏赤、白各一斤，竹刀刮去粗皮，米泔水浸一夕，用黑豆一斗，每次三升三合，以水泡漲，每豆一層在底，何首烏一層在上，重重鋪畢，用砂鍋柳木甑蒸之，以豆熟爲度，揀去

豆，曬乾，又蒸如此九次，將何首烏曬乾爲末，聽用之　赤茯苓用竹刀刮去粗皮，木槌打碎爲末，用盆盛水，將藥傾入盆内，其筋脉浮水上者去之，沉盆底者留用。如此三次，濕圍爲塊，就用黑牛乳五碗，放砂鍋内慢火煮之，候乳盡入茯苓内爲度，仍曬，研爲細末，淨用一斤　甘枸杞曬乾爲末，淨用八兩　川牛膝去蘆，酒浸一宿，待何首烏蒸至七次，再將牛膝同鋪豆上，蒸二次，研爲細末，淨八兩　白茯苓制如赤苓法，用人乳煮，候煮乳盡，曬乾爲末，淨用一斤　川當歸酒浸一宿，曬乾，爲末，淨用八兩　破故紙用黑芝麻如數同炒，芝麻熟爲度，去芝麻，將故紙研爲細末，淨四兩　菟絲子去沙土淨，酒浸生芽，搗爲餅，曬乾爲末，淨用八兩　懷慶山藥薑汁炒爲末，淨用四兩　一方有杜仲去粗皮，薑汁炒斷絲，爲末，淨用八兩

該書中的藥物在不同的方劑中，可能有不同的炮制方法。現舉兩例，如熟地黃：懷慶熟地黃酒蒸九次，乾曬，五兩（虛損主方）、熟地黃酒浸，搗如泥，三兩（益陽廣嗣丹）、熟地黃俱懷慶者，各二兩；四味熬膏，曬乾，取淨末四兩（人參固本丸）、懷熟地黃酒洗，同生地黃煮爛，二味同入石臼内搗如泥（育神夜光丸）、熟地黃四兩，選懷生地壯大者，四兩五錢，用酒煮黑如漆色，搗爛和前三味，揉匀（烏鬚養老丹）、懷慶熟地黃八兩；一半和砂仁一兩，以絹袋盛之，放罐底，用酒二碗煮乾，去砂仁不用；一半用白茯苓二兩研末，如前用酒一碗煮乾，去茯苓不用（加味坎離丸）。

又如菟絲子：菟絲子酒煮，二兩（搜風順氣方）、菟絲子去砂，酒煮搗餅，曬乾（十精丸）、菟絲子三兩，酒浸，去殼（保真丸）、菟絲子揀淨，酒浸二夕，曬乾，二兩（益陽廣嗣丹）、菟絲子二兩，酒浸三宿，煮菟絲子乾爲度（治遺精方）、菟絲子水淘去炒，酒浸蒸，搗成餅，焙乾，二兩（大補丸）、菟絲子酒洗去土，再以酒浸經宿，煮爛搗成餅，曬乾聽用（育神夜光丸）、菟絲子去沙土淨，酒浸生芽，搗爲餅，曬乾爲末，淨用八兩（八寶丹）、菟絲子去沙土，淨四兩，酒浸煮三日夜令透熟，搗爲薄片，曬乾（補腎旺氣丹）。

一般来说，養生强壯方藥，需要長服者，炮制會更爲考究。

此外，在服藥法方面，亦非一成不變。這種變化包括服藥的劑量、服丸藥所用的湯液，以及附加藥物等，還可能根據服藥人的體質提出不同的要求。如卷四《積塊》之"肥氣丸"："初服二丸，一日加一丸，漸加至大便微溏，再從二丸加，周而復始。積減大半勿服。"卷六《眼目》之"萬選方"："初服用大黃，痛加羌活，或加些雄黃。"卷四《鼓脹》之"三香愈蠱丸"："每服，看人虛實加減，壯者二錢，虛者五分。初服姜湯下，五更空心；二次服，陳皮湯下；三次，桑白皮湯下。"

二、底本與校本的挑選確定

（一）本書的流传与版本

龔氏的著作甚多，今存於國内者亦復不少，但《内科百效全書》卻在國内早已失傳，明清書志中均未見著録。該書在大約 300 年前通過海上輸入日本，得以珍藏。今從日本國立公文書館内閣文庫將此書複制回歸，并將其影印，以饗讀者，使之重新爲當代中醫的發展服務。

（二）底本的選擇與來源

本次校點的底本是從日本國立公文書館内閣文庫複制回歸的明刊本。該本扉頁書有"龔應圓先生手授　内科百效全書　黎光堂梓"，説明作者爲龔應圓（名廷賢），書名爲《内科百效全書》，由黎光堂梓行。全書 8 卷 3 册。書框高 25.6 釐米，寬 14.5 釐米。每半葉 10 行，行 25 字。全書軟體上版，書品尚佳，全書均有句讀，雖有不少錯誤之處，但對初學者来说，還是更便閲讀。其書由明末潭陽劉孔敦（若樸）參訂，黎光堂梓行。

三、本次校點的若干說明

該書雖爲明末醫方書，但在國内已無收藏。雖然其書中和明代許多醫書一樣，不免要抄輯一些前人著作的内容，可其中畢竟融貫了作者自己的臨床經驗和學術見解。除卷一總論部分來源相對清晰之外，病症各論很少能從其他前代醫書中找到完全相同的處方与論述文字，在常用的前代内科學著作及大型方書幾乎檢核不到，其方劑出處難以追溯。因此，對校與他校的方法均不適用於校勘本書。基本只能通過本校和理校的方法來完善此書，也留下少量存疑之處。

本書原目録非常簡單，惟有各卷篇名，而無處方名。爲了方便讀者檢索使用，也爲了更符合現代出版物的體例，本次校點，據正文重新編制包括方名在内的具體目録。僅將原目録作爲一項内容編進目録之中。原書無名方無檢索意義，新編目録中則不予收録。

最後要説明的是，本書所載方劑限於當時的用藥習慣與認識水平，還存在與現代用藥不一致之處，以及一些封建迷信及巫術的用藥治法内容，甚至某些現代看來是没落的東西，爲保持古文献原貌，均未予改動，再次提請讀者在閲讀引用時注意鑒别。